内蒙古卫生职业院校课程改革规划教材

供中等卫生职业教育护理、助产专业使用

妇产科护理学习指导

主　编　张海丽
副主编　范凤卿
编　委　（以姓氏汉语拼音为序）
　　　　范凤卿　（内蒙古自治区人民医院附属卫生学校）
　　　　林霄红　（呼和浩特卫生学校）
　　　　沙日娜　（鄂尔多斯市卫生学校）
　　　　王　娥　（鄂尔多斯市卫生学校）
　　　　王　磊　（锡林郭勒职业学院）
　　　　辛润梨　（内蒙古自治区人民医院）
　　　　张海丽　（锡林郭勒职业学院）

科学出版社

北京

·版权所有，侵权必究·

举报电话：010-64030229；010-64034315；13501151303（打假办）

内 容 简 介

本书与内蒙古卫生职业院校课程改革规划教材《妇产科护理》配套编写而成。为帮助广大中职学生更准确地掌握课程学习重点，编者们以科学、严谨、客观、规范的态度，依据最新的护考大纲和考试精神编写本书。考题模拟护士执业资格考试题型，着重考查考生的妇产科护理知识和临床操作能力，题型全面，题量丰富，随学随测，有利于及时有效考查和反馈学生的学习效果，强化记忆。

本书既适合于中职护理、助产专业学生使用，也可供有一定妇产科护理工作经验的人员参阅。

图书在版编目（CIP）数据

妇产科护理学习指导/张海丽主编．—北京：科学出版社，2016.12
内蒙古卫生职业院校课程改革规划教材
ISBN 978-7-03-050883-6

Ⅰ．妇… Ⅱ．张… Ⅲ．妇产科学－护理学－中等专业学校－教学参考资料 Ⅳ．R473.71

中国版本图书馆CIP数据核字（2016）第287090号

责任编辑：张 茵 / 责任校对：贾娜娜
责任印制：赵 博 / 封面设计：铭轩堂

版权所有，违者必究。未经本社许可，数字图书馆不得使用

科学出版社 出版
北京东黄城根北街16号
邮政编码：100717
http://www.sciencep.com

保定市中画美凯印刷有限公司 印刷
科学出版社发行 各地新华书店经销
*

2016年12月第 一 版　开本：787×1092　1/16
2016年12月第一次印刷　印张：12
字数：307 200

定价：28.00元
（如有印装质量问题，我社负责调换）

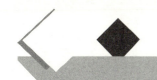

总 前 言

为贯彻《国家中长期教育改革和发展规划纲要（2010—2020）》《教育信息化十年发展规划（2011—2020）》精神，促进"适应需求、有效衔接、多元立交"的职业教育的体系建设，按照2014年教育部颁布的首批《中等职业学校护理专业教学标准（试行）》要求，内蒙古自治区教育厅于2015年年初开始新一轮的课程改革工作。

在教育厅相关处室的指导下，在科学出版社的严密组织下，由全区医学职业院校专家学者、各类中等职业学校护理专业骨干教师、临床一线护理人员组成编写队伍，通过多次调研，在充分了解医学院校需求的基础上，对原有教材进行调整和改进，力求实用、新颖，更加贴近中等职业教育护理专业教学需求。

一、编写原则

1. 按照专业教学标准安排课程结构

本套系列教材是为适应内蒙古自治区卫生职业院校学生就业、升学需求的教学目标编写的，严格按照专业教学标准的要求设计科目、安排课程。根据内蒙古自治区地方特点，在课程结构和教学时数上略作调整。全套教材分基础课、专业课、学习指导三类，共计36种。

2. 紧扣最新护考大纲调整内容

本套教材还参考了"国家护士执业资格考试大纲"的相关标准，围绕考试内容调整学习范围，突出考点与难点，方便学生在校日常学习与护考接轨，适应护理职业岗位需求。

3. 特色鲜明，贴近自治区教学实际

（1）解决了内蒙古自治区职业教育护理专业在培养目标、课程体系建设、教学内容、技能训练、质量评价等方面与学生就业岗位，特别是中职学生接受高一级职业教育过程中存在的脱节、断层或重复的问题，有利于形成衔接贯通、分工协作、优势互补的现代职业教育格局。

（2）综合参考多所院校教学实际，在教学安排、课程设置、实训指导等方面，顺应教学改革需要，满足学校需求。

（3）内容设计方面，以案例分析、链接、考点模块为特色，确保实用、够用。

（4）符合内蒙古自治区高等职业院校中等职业学校毕业生对口升学教学用书的要求。

二、教材种类

本套系列教材计划出版36种，详见封底。

本套系列教材的编写，邀请自治区二十余所中高职院校、十余家医院参与，参编人员涉及的学校多、部门广、学科种类繁，力求实现教材与教学接轨，满足内蒙古自治区教学的地方特色需求。

编 者
2016年6月

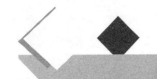

前　言

为了帮助同学们更好地掌握《妇产科护理》学习的重点内容，提高学习效果和学习效率，我们《妇产科护理》教材编写组的所有成员一同编写了这本《妇产科护理学习指导》。

本书编写时依据最新的全国护士执业资格考试大纲，针对本学科应掌握的专业知识和操作技术，对相关重点和难点进行了归纳和提炼，突出了基本理论、基本知识、基本技能，对执业护士资格考试中本科目的考点有极强的引导性和参考性。

编者们按照护士执业资格考试的命题要求精选习题，力求专注考点，强调覆盖面广，重应用。每道题都附有参考答案，以供同学们检验学习效果。

本书在编写过程中参考了很多知名编者的权威资料，也得到了很多同行的支持和帮助，在此一并表示感谢。限于编写时间和编者水平，书中难免有不足之处，望广大使用者批评指正。

编　者
2016 年 7 月

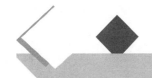

目 录

第 1 章　女性生殖系统解剖及生理　　　　　　　　　　　　　　　　　　　　　1
第 2 章　正常妊娠期妇女的护理　　　　　　　　　　　　　　　　　　　　　　9
第 3 章　正常分娩期妇女的护理　　　　　　　　　　　　　　　　　　　　　　25
第 4 章　正常产褥期母婴的护理　　　　　　　　　　　　　　　　　　　　　　34
第 5 章　异常妊娠孕妇的护理　　　　　　　　　　　　　　　　　　　　　　　41
第 6 章　妊娠合并症孕妇的护理　　　　　　　　　　　　　　　　　　　　　　63
第 7 章　异常分娩妇女的护理　　　　　　　　　　　　　　　　　　　　　　　72
第 8 章　分娩期并发症产妇的护理　　　　　　　　　　　　　　　　　　　　　80
第 9 章　胎儿及新生儿异常的护理　　　　　　　　　　　　　　　　　　　　　90
第 10 章　异常产褥妇女的护理　　　　　　　　　　　　　　　　　　　　　　　97
第 11 章　产科助产手术妇女的护理　　　　　　　　　　　　　　　　　　　　　101
第 12 章　妇产科疾病护理病历　　　　　　　　　　　　　　　　　　　　　　　105
第 13 章　女性生殖系统炎症患者的护理　　　　　　　　　　　　　　　　　　　109
第 14 章　女性生殖系统肿瘤患者的护理　　　　　　　　　　　　　　　　　　　129
第 15 章　妊娠滋养细胞疾病患者的护理　　　　　　　　　　　　　　　　　　　142
第 16 章　月经失调妇女的护理　　　　　　　　　　　　　　　　　　　　　　　150
第 17 章　妇科其他疾病妇女的护理　　　　　　　　　　　　　　　　　　　　　160
第 18 章　妇产科常见局部护理技术及常用诊疗技术护理　　　　　　　　　　　　165
第 19 章　计划生育与妇女保健　　　　　　　　　　　　　　　　　　　　　　　174
参考答案　　　　　　　　　　　　　　　　　　　　　　　　　　　　　　　　185

第1章 女性生殖系统解剖及生理

内容提要

一、女性生殖系统解剖

(一)外生殖器

1. 范围 又称外阴,包括两股内侧从耻骨联合到会阴之间的组织。
2. 组成
(1)阴阜:女性从青春期开始长出呈倒三角分布的阴毛。
(2)大阴唇:含丰富的血管、淋巴管和神经,损伤后易形成血肿。
(3)小阴唇:富含神经末梢,敏感。
(4)阴蒂:有勃起性,富含神经末梢,极敏感。
(5)阴道前庭:为两侧小阴唇之间的菱形区。大阴唇后部有一对前庭大腺,阴道口覆有一层薄膜为处女膜,处女膜可因性交或剧烈运动破裂,分娩时进一步破损仅留处女膜痕。

(二)内生殖器

1. 阴道
(1)功能:为性交器官,是经血排出及胎儿娩出的通道。
(2)解剖结构:上宽下窄,前壁短(7~9cm),后壁长(10~12cm),下端开口于前庭后部,上端包绕子宫颈,环绕子宫颈周围的组织称为阴道穹隆,阴道后穹隆较深,其顶端是盆腔的最低部位直肠子宫陷凹,临床上可经此穿刺或引流。
(3)组织结构:阴道黏膜由复层扁平上皮覆盖,无腺体,受性激素影响发生周期性变化。
2. 子宫
(1)功能:是孕育胚胎、胎儿和产生月经的器官。
(2)解剖结构:成人非孕时子宫长7~8cm,宽4~5cm,厚2~3cm,容量约5ml,重约50g。子宫体与子宫颈的比例:婴儿期为1:2,成年妇女为2:1,老年人为1:1。子宫体与子宫颈之间的最狭窄部分称为子宫峡部。在非孕期长约1cm,子宫峡部的上端因在解剖上较狭窄称解剖学内口,下端因黏膜组织在此处由子宫内膜转变为子宫颈黏膜,称组织学内口。
(3)组织结构:分为黏膜层(子宫内膜)、肌层、浆膜层三层。子宫颈外口柱状上皮与鳞状上皮交界处是宫颈癌的好发部位。
(4)子宫韧带
圆韧带:维持子宫呈前倾位置。
阔韧带:保持子宫位于盆腔中央。
主韧带:固定子宫颈位置,防止子宫下垂。

宫骶韧带：间接地保持子宫前倾位置。

3. 输卵管　全长8~14cm。由宫腔向外依次为：间质部、峡部（结扎部位）、壶腹部（受精部位）和伞部（拾卵）。

4. 卵巢　性腺器官，具有生殖和内分泌功能。成年妇女卵巢约4cm×3cm×1cm。

（三）内生殖器的邻近器官

1. 尿道　女性尿道短而直，接近阴道，易发生泌尿系统感染。

2. 膀胱　位于子宫前方。

3. 输尿管　为一对肌性圆索状管道，从肾盂开始下行，于子宫颈外侧2cm处，在子宫动脉下方穿过，向前下入膀胱。切除子宫结扎子宫动脉时应避免损伤输尿管。

4. 直肠　前为子宫及阴道，妇科手术、分娩时应避免损伤肛管及直肠。

5. 阑尾　阑尾炎时可能累及生殖器官。

（四）骨盆

1. 骨盆的组成及分界

（1）组成：骨盆由骶骨、尾骨及左右两块髋骨组成。

（2）分界：以耻骨联合上缘、髂耻缘及骶岬上缘的连线为界，将骨盆分为上下两部分，上称假骨盆（大骨盆）；下称真骨盆（小骨盆），是胎儿娩出的通道，又称骨产道。

2. 骨盆的平面及径线

（1）入口平面：呈横椭圆形。

1）入口前后径：真结合径。平均值为11cm。

2）入口横径：左右髂耻缘间的最大距离，平均值为13cm。

3）入口斜径：左右各一，平均值为12.75cm。

（2）中骨盆平面：为骨盆的最小平面，呈纵椭圆形。

1）中骨盆前后径：平均值约为11.5cm。

2）中骨盆横径：也称坐骨棘间径。两坐骨棘间的距离，平均值为10cm。

（3）出口平面：由两个不在同平面的三角形组成。

1）出口前后径：平均值为11.5cm。

2）出口横径：两坐骨结节内侧缘的距离，平均值约为9cm。

3）出口前矢状径：平均值约为6cm。

4）出口后矢状径：骶尾关节至坐骨结节间径中点间的距离。平均值为8.5cm。

附件歌诀

卵巢输卵管，二者称附件。

若有罹患时，两者常受难。

二、女性生殖系统生理

（一）妇女一生各阶段的生理特点

1. 胎儿期　XX合子发育为女性。

2. 新生儿期 出生后4周内。出生后几日内可出现乳房肿大、假月经等生理现象。

3. 儿童期 从出生4周到12岁。

4. 青春期 从月经初潮至生殖器官逐渐发育成熟的时期为青春期。月经初潮是青春期的标志。

5. 性成熟期 有周期性排卵及性激素分泌的时期。具有旺盛的生殖功能。

6. 绝经过渡期 包括绝经前后一段时期。此期卵巢功能逐渐减退。

7. 绝经后期 一般为60岁后的妇女，此期卵巢功能完全衰竭，雌激素水平低落，生殖器官进一步老化，并因性激素减少，易发生代谢紊乱。

（二）卵巢的周期性变化

1. 卵泡的发育与成熟。
2. 排卵 排卵时间一般为下次月经来潮前的14天左右。
3. 黄体形成 一般于排卵后7～8天成熟。黄体可分泌雌、孕激素。
4. 黄体退化 卵子未受精，排卵后9～10天黄体开始萎缩，寿命平均为14天。

（三）卵巢激素的生理功能

1. 雌激素 于排卵前和排卵后7～8天分别达高峰。

（1）促卵泡发育。

（2）促子宫发育；提高子宫平滑肌对缩宫素的敏感性；使子宫内膜增生，呈增殖期改变；使宫颈口松弛，子宫颈黏液分泌增多、稀薄、易拉丝。

（3）促进输卵管发育与收缩。

（4）促进阴道上皮增生和角化。

（5）促进乳腺管增生。

（6）通过对下丘脑的正负反馈调节，控制垂体促性腺激素的分泌。

（7）促水钠潴留；促进高密度脂蛋白合成，抑制低密度脂蛋白合成；降低循环胆固醇水平；维持和促进骨基质代谢。

2. 孕激素 排卵后7～8天达高峰。

（1）降低子宫对缩宫素的敏感性；使子宫内膜呈分泌期改变；抑制子宫颈黏液分泌，性状变黏稠。

（2）抑制输卵管的收缩。

（3）促阴道上皮迅速脱落。

（4）促乳腺腺泡和小叶发育。

（5）使排卵后基础体温升高0.3～0.5℃。

（6）促水钠排泄。

（7）对下丘脑有负反馈作用，抑制垂体促性腺激素的分泌。

3. 雄激素

（1）是合成雌激素的前体。

（2）维持女性正常生育功能；促进阴毛和腋毛的生长。

（3）促蛋白质的合成；促红细胞生成。

（四）子宫内膜的周期性变化

1. 增殖期　月经周期的第 5～14 天。
2. 分泌期　月经周期的第 15～28 天。
3. 月经期　月经周期的第 1～4 天。

（五）月经的周期性调节

月经周期的调节是通过下丘脑-垂体-卵巢轴实现的。

（六）月经的临床表现

1. 月经　是指有规律的伴随卵巢周期性变化而出现的子宫内膜周期性脱落及出血，是性功能成熟的外在标志之一。
2. 月经初潮　月经第一次来潮称为月经初潮。
3. 月经周期　两次月经第 1 日的间隔时间称为一个月经周期，一般为 28～30 天。
4. 月经期　月经持续的天数称为月经期，正常月经持续 2～7 天，一般为 3～5 天。
5. 月经量　一次月经的总失血量，一般为 30～50ml。
6. 特征　月经血呈暗红色，多不凝，出血多时可有血凝块。有些妇女可有下腹及腰骶部下坠感、头痛、失眠、精神抑郁、易激动、恶心等症状，一般不影响工作和学习，需要注意经期卫生和休息。

（七）经期保健指导

月经是一种生理现象，应解除不必要的思想顾虑，保持精神平和。经期应注意盆腔卫生及避免盆腔压力加大。经期应注意防寒保暖；保持外阴清洁、干燥，禁止阴道冲洗、盆浴、游泳及性生活；少吃寒凉、忌食辛辣等刺激性食物；避免举重物、剧烈运动和重体力劳动。

练 习 题

专业实务

A$_1$ 型题

1. 外阴局部受伤后，易形成血肿的部位是（　　）
   A. 阴阜　　　　　B. 大阴唇
   C. 小阴唇　　　　D. 阴蒂
   E. 阴道前庭

2. 不属于女性外生殖器的是（　　）
   A. 小阴唇　　　　B. 大阴唇
   C. 前庭大腺　　　D. 阴道
   E. 处女膜

3. 具有内分泌功能的内生殖器是（　　）
   A. 阴蒂　　　　　B. 阴道
   C. 子宫　　　　　D. 输卵管
   E. 卵巢

4. 关于阴道的解剖结构叙述正确的是（　　）
   A. 下宽上窄　　　B. 黏膜无腺体
   C. 后穹隆较浅
   D. 前邻直肠，后邻膀胱
   E. 下端开口于前庭前部

5. 有关正常成人非孕子宫的描述错误的是（　　）
   A. 子宫位于盆腔中央，坐骨棘水平以下
   B. 子宫长 7～8cm，宽 4～5cm，厚 2～3cm
   C. 子宫重约 50g
   D. 子宫腔容积约 5ml

E. 前倾前屈，呈倒置扁梨形
6. 下列关于女性内生殖器的描述错误的是（　　）
   A. 环绕子宫颈周围的部分称为阴道穹隆，前穹隆是腹腔的最低部位
   B. 宫颈癌的好发部位是宫颈外口鳞状上皮与柱状上皮交界处
   C. 非孕子宫峡部正常情况下长约1cm
   D. 输卵管是精子与卵子相遇结合的部位
   E. 卵巢为性腺器官，具有生殖和内分泌功能
7. 能够发生周期性变化并产生月经的部位是（　　）
   A. 阴蒂　　　　　　B. 阴道
   C. 子宫　　　　　　D. 输卵管
   E. 卵巢
8. 子宫解剖结构最狭窄的部位是（　　）
   A. 子宫颈外口　　　B. 子宫颈管
   C. 子宫角　　　　　D. 子宫体
   E. 子宫峡部
9. 女性每次月经来潮后，子宫内膜的增生来自（　　）
   A. 黏膜层　　　　　B. 肌层
   C. 浆膜层　　　　　D. 基底层
   E. 功能层
10. 在子宫的四对韧带中，起自子宫角前面，终止于大阴唇前端的韧带是（　　）
    A. 圆韧带　　　　　B. 阔韧带
    C. 主韧带　　　　　D. 宫骶韧带
    E. 骶结节韧带
11. 固定子宫颈于盆腔中央，并防止子宫下垂的韧带是（　　）
    A. 圆韧带　　　　　B. 骨盆漏斗韧带
    C. 主韧带　　　　　D. 宫骶韧带
    E. 阔韧带
12. 下列不属于生殖器官的邻近器官的是（　　）
    A. 膀胱　　　　　　B. 尿道
    C. 输尿管　　　　　D. 结肠
    E. 直肠
13. 骨盆的组成是（　　）
    A. 尾骨、坐骨及2块髋骨
    B. 骶骨、尾骨及2块髋骨
    C. 骶骨、坐骨及2块髂骨
    D. 坐骨、耻骨及2块髂骨
    E. 骶骨、尾骨及2块髂骨
14. 正常骨盆各平面的形态是（　　）
    A. 骨盆的入口平面呈纵椭圆形
    B. 骨盆的中骨盆平面呈横椭圆形
    C. 骨盆的出口平面呈两个不同平面的长方形
    D. 骨盆的出口平面由两个不同平面的三角形组成
    E. 骨盆的入口及出口平面呈横椭圆形，中骨盆平面呈纵椭圆形
15. 正常骨盆出口平面的横径为（　　）
    A. 9cm　　　　　　B. 10cm
    C. 11cm　　　　　D. 12cm
    E. 13cm
16. 骨盆分界线为（　　）
    A. 耻骨联合下缘、髂耻缘、骶岬中部的连线
    B. 耻骨联合下缘、髂耻缘、骶岬下缘的连线
    C. 耻骨联合上缘、髂嵴、骶岬上缘的连线
    D. 耻骨联合上缘、髂耻缘、骶岬上缘的连线
    E. 耻骨联合下缘、髂嵴、骶岬下缘的连线
17. 关于会阴的描述错误的是（　　）
    A. 会阴是指阴道口与肛门之间的软组织
    B. 呈楔状
    C. 中心腱是会阴的组成部分
    D. 会阴包括皮肤、筋膜、部分肛提肌
    E. 分娩时会阴伸展性很小
18. 女性生殖功能成熟的外在标志主要为（　　）
    A. 体格发育完全　　B. 第二性征发育
    C. 内生殖器发育　　D. 规律月经
    E. 乳腺丰满
19. 有关卵巢的周期性变化，下述不正确的是（　　）
    A. 排卵多发生在月经来潮前14天左右
    B. 排卵后7~8天黄体发育成熟
    C. 如卵子未受精，黄体于排卵后9~10天开始萎缩
    D. 黄体衰退，月经即来潮
    E. 黄体细胞只分泌孕激素
20. 黄体发育成熟，雌、孕激素水平达高峰是在排

卵后（　　）
  A. 7～8 天　　　　B. 9～10 天
  C. 11～12 天　　　D. 13～14 天
  E. 15～16 天

21. 一般排卵发生在月经来潮前的（　　）
  A. 10 天左右　　　B. 14 天左右
  C. 16 天左右　　　D. 18 天左右
  E. 20 天左右

22. 下列属于雌激素生理功能的是（　　）
  A. 使子宫颈黏液分泌减少
  B. 使子宫内膜由增殖期变为分泌期
  C. 降低子宫对缩宫素的敏感性
  D. 使排卵后基础体温升高
  E. 使阴道上皮增生、角化、成熟

23. 不属于孕激素生理功能的是（　　）
  A. 使子宫内膜呈分泌期改变
  B. 抑制输卵管蠕动
  C. 使乳腺腺泡增生
  D. 对下丘脑和腺垂体有负反馈作用
  E. 排卵后使基础体温下降 0.3～0.5℃

A_2 型题

24. 吕女士，26 岁，身体健康，生殖器官发育良好，其前庭大腺位于（　　）
  A. 阴蒂上端两侧
  B. 大阴唇后部，阴道口两侧
  C. 阴阜下方，大阴唇两侧
  D. 会阴上方两侧
  E. 小阴唇两侧

25. 小美，女，15 岁。下午上体育课跨栏时，意外碰到外阴。现感觉外阴部持续胀痛，其最可能受伤的部位是（　　）
  A. 阴阜　　　　　B. 小阴唇
  C. 大阴唇　　　　D. 阴蒂
  E. 阴道前庭

26. 王女士，28 岁，G_1P_1，剖宫产术后 42 天。今日回医院产后复查，妇检见子宫颈外口形状为（　　）
  A. 圆形　　　　　B. 椭圆形
  C. 横裂状　　　　D. 纵裂状

  E. 不规则形

27. 尚女士，19 岁，身体健康，其子宫颈与宫体的比例为（　　）
  A. 1 : 1　　　　　B. 1 : 2
  C. 1 : 3　　　　　D. 2 : 1
  E. 3 : 1

28. 刘女士，27 岁，已婚，未孕。既往身体健康，其子宫峡部长度约为（　　）
  A. 1.0cm　　　　　B. 2.0cm
  C. 3.5cm　　　　　D. 7.0cm
  E. 10.0cm

29. 刘女士，29 岁，G_2P_1。因意外妊娠 50 天行吸宫术，术中不慎损伤阴道后壁，最可能伤及的邻近器官是（　　）
  A. 直肠　　　　　B. 尿道
  C. 膀胱　　　　　D. 阑尾
  E. 输尿管

30. 黄女士，29 岁，既往身体健康。2 年前已生育一个女儿，平时月经规律。该女性目前处于的时期是（　　）
  A. 青春前期　　　B. 青春期
  C. 性成熟期　　　D. 围绝经期
  E. 老年期

31. 马女士，48 岁。1 年前出现月经紊乱，近 2 个月不时出现面部潮红、心慌、易激动，该患者目前处于女性一生中的（　　）
  A. 青春期　　　　B. 生育期
  C. 性成熟期　　　D. 围绝经期
  E. 老年期

32. 小燕，女，20 岁。平时月经规律，月经周期为 28 天，经期为 5～6 天，其子宫内膜分泌期变化发生在月经周期（　　）
  A. 第 5～14 天　　B. 第 15～28 天
  C. 第 1～4 天　　 D. 第 25～28 天
  E. 第 10～12 天

33. 谢女士，30 岁。现妊娠 12 周，妇科检查发现阴道变软、皱襞增多，促使其阴道上皮增生变厚从而增强抵抗力的激素是（　　）
  A. 雌激素　　　　B. 孕激素

C. 雄激素　　　D. 人绒毛膜促性腺激素

E. 黄体生成素

34. 牛女士，24岁。13岁月经第一次来潮。最初两年月经周期不规则，现已规律。今天月经来潮，脱落的是子宫的（　　）

    A. 黏膜层　　　B. 肌层

    C. 浆膜层　　　D. 基底层

    E. 功能层

35. 小娟，女，13岁。月经来潮半年，总认为对其学习、生活造成很多不便，心情不好。护士指导其经期应注意（　　）

    A. 保持外阴清洁

    B. 为了减少浪费，卫生护垫应湿透才更换

    C. 要多做体育运动

    D. 可以多喝冷饮

    E. 可以盆浴

36. 小丽，女，15岁。月经来潮后一直不规则，甚为苦恼，很想了解月经的有关知识。护士下列的解答中，不属于月经临床表现的是（　　）

    A. 月经周期一般为28～30天，提前或延后3天属于正常情况

    B. 正常月经一般持续2～7天

    C. 每次月经量一般为30～50ml

    D. 多数妇女月经期无特殊症状，少数妇女可有下腹及腰骶部下坠感，一般不影响工作和学习

    E. 月经血呈暗红色，凝固

37. 刘女士，23岁。初潮13岁，月经规则，月经周期30天，其排卵时间一般在月经周期的（　　）

    A. 第5天　　　B. 第12天

    C. 第14天　　　D. 第16天

    E. 第19天

38. 李红，女，17岁。因临近考试，最近比较紧张，每天看书复习较晚才睡，这个月的月经推迟了2周还没来，可能的原因是（　　）

    A. 闭经　　　B. 紧张和劳累

    C. 贫血　　　D. 感染

    E. 妊娠

39. 某妇女，产后8个月，体健，决定为小孩断奶，现需退奶，可给予（　　）

    A. 雌激素　　　B. 孕激素

    C. 雄激素　　　D. 促卵泡素

    E. 黄体生成素

40. 患者，女，25岁。停经46天，少量阴道流血1天，诊断为"先兆流产"，给予"黄体酮"保胎，其用药原理是运用了孕激素功能中的（　　）

    A. 使子宫内膜由增殖期转为分泌期

    B. 使子宫颈闭合，黏液减少变稠

    C. 降低子宫肌肉对缩宫素的敏感性

    D. 抑制输卵管的蠕动

    E. 对下丘脑、垂体的负反馈作用

41. 沈女士，30岁。婚后两年一直未孕。妇科检查：子宫颈黏液分泌量多，稀薄，易拉丝。子宫颈黏液的这种特性是受哪种激素影响（　　）

    A. HCG　　　B. 泌乳素

    C. 雌激素　　　D. 孕激素

    E. 雄激素

42. 王女士，26岁，已婚。平时月经规律，子宫内膜病理学检查见：内膜厚约4mm，腺体多，间质致密，间质内小动脉增生延长呈螺旋状。目前子宫内膜属于（　　）

    A. 月经期　　　B. 增殖期

    C. 分泌早期　　　D. 分泌期

    E. 月经前期

43. 小红，女，16岁。自诉经前常出现轻微下腹坠胀，乳房胀痛，月经来潮后缓解。护士指导其经期卫生保健措施中，错误的是（　　）

    A. 应保持外阴清洁

    B. 每日阴道冲洗1次

    C. 经期可照常工作

    D. 避免寒冷刺激

    E. 使用消毒卫生巾

A_3/A_4型题

（44～46题共用题干）

初孕妇，26岁，初次产检，骨盆测量各径线均在正常范围内。

44. 孕妇骨盆入口平面的形态呈（　　）

A. 圆形 B. 菱形
C. 三角形 D. 横椭圆形
E. 纵椭圆形

45. 孕妇骨盆上口平面前后径约为（ ）
   A. 11cm B. 12cm
   C. 13cm D. 14cm
   E. 15cm

46. 孕妇中骨盆平面的横径约为（ ）
   A. 8cm B. 9cm
   C. 10cm D. 11cm
   E. 12cm

（47~48题共用题干）

李女士，20岁。平素月经规则，月经周期为29天，经期6天。

47. 推算其排卵日大约在月经周期的（ ）
   A. 第10天 B. 第14天
   C. 第15天 D. 第16天
   E. 第18天

48. 以下检查结果提示该女性有排卵的是（ ）
   A. 子宫内膜呈增殖期改变
   B. 基础体温呈单相型
   C. 子宫颈黏液涂片见典型羊齿叶状结晶
   D. 阴道脱落细胞涂片检查见未成熟舟状细胞
   E. 子宫颈黏液稀薄、易拉丝

（49~50题共用题干）

郭女士，23岁，平时月经规律，28天一次，每次持续5~6天。上次月经来潮是在5月11日，距今已有25日，近日觉子宫颈黏液分泌量减少，变稠厚。

49. 该女士子宫颈黏液的变化受什么激素影响（ ）
   A. 雌激素 B. 孕激素
   C. HCG D. 雄激素
   E. 泌乳素

50. 其子宫颈黏液的变化提示该女士（ ）
   A. 已排卵 B. 未排卵
   C. 月经来潮 D. 妊娠
   E. 闭经

（51~53题共用题干）

胡女士，20岁，月经初次来潮后周期向来规律，末次月经是在2013年10月30日，其月经周期表示为13（3~5）/29。

51. 该女士月经周期是（ ）
   A. 3~5天 B. 13天
   C. 24~26天 D. 29天
   E. 30天

52. 其初潮年龄是（ ）
   A. 3~5岁 B. 13岁
   C. 24岁 D. 29岁
   E. 30岁

53. 该女士的经期是（ ）
   A. 3~5天 B. 13天
   C. 11天 D. 29天
   E. 30天

第 2 章 正常妊娠期妇女的护理

内 容 提 要

一、妊娠生理

妊娠是胚胎和胎儿在母体内发育成长的过程。受精是妊娠的开始,妊娠一般为280天,即40孕周。

(一)受精及受精卵的植入

1. 受精 精子与卵子结合的过程称为受精。
2. 着床 晚期囊胚侵入子宫内膜的过程,称为着床。在受精后6~7天开始,11~12天完成。

(二)胎儿附属物的形成与功能

胎儿附属物是指胎儿以外的组织,包括胎盘、胎膜、脐带和羊水。

1. 胎盘
(1)胎盘的形成:由羊膜、叶状绒毛膜和底蜕膜组成。
(2)胎盘的结构:约在妊娠12周末基本形成。足月胎盘呈圆形或椭圆形盘状,直径16~20cm,厚约2.5cm,中间厚、边缘薄,重450~650g,由18~20个胎盘小叶组成。
(3)胎盘的功能
1)气体交换。
2)营养物质供应。
3)排出胎儿代谢产物。
4)防御功能:母血中的IgG可以通过胎盘,对胎儿起保护作用。但胎盘的屏障功能很有限,各种病毒可通过胎盘侵袭胎儿。
5)合成功能:胎盘能合成多种激素和酶。
2. 胎膜 由绒毛膜和羊膜组成。
3. 脐带 是连接胎儿与胎盘的条索状组织,足月时长30~70cm,内有一条脐静脉和两条脐动脉。
4. 羊水 为充满羊膜腔内的液体。正常足月妊娠羊水量约1000ml。妊娠早期的羊水,主要为母体血清经胎膜进入羊膜腔的透析液;妊娠中期以后,胎儿尿液是羊水的主要来源。功能:保护母体与胎儿。

(三)胚胎、胎儿的发育及生理特点

1. 妊娠8周末 初具人形,超声可见心脏搏动。受不良因素影响易畸形。

2. 妊娠 16 周末　从外生殖器可确定胎儿性别。部分经产妇自觉有胎动。

3. 妊娠 20 周末　临床可听到胎心音。自 20 周至满 28 周前娩出的胎儿，称为有生机儿。

4. 妊娠 28 周末　胎儿身长约 35cm，体重约 1000g。此期出生者易患特发性呼吸窘迫综合征。若加强护理，可以存活。

5. 妊娠 36 周末　胎儿身长约 45cm，体重约 2500g，皮下脂肪发育良好，毳毛明显减少，指（趾）甲已达指（趾）尖。出生后能啼哭及吸吮，生活力良好。

6. 妊娠 40 周末　身长约 50cm，体重约 3000g 或以上。体形外观丰满，皮肤呈粉红色，男性胎儿睾丸已降至阴囊内，女性胎儿大小阴唇发育良好。出生后哭声响亮，吸吮能力强，能很好存活。

二、妊娠期妇女的生理及心理变化

（一）生理变化

1. 生殖系统

（1）子宫

1）子宫体：增大变软，妊娠 12 周子宫增大超出盆腔，在耻骨联合上方可触摸到宫底，足月时子宫大小为 35cm×22cm×25cm，容积达 5000ml，重量达 1000g。妊娠晚期子宫稍右旋。

2）子宫峡部：非孕时长约 1cm，临产时可达 7～10cm 而形成子宫下段。

3）子宫颈：充血水肿，肥大，呈紫蓝色。宫颈管腺体因受孕激素影响分泌增多，形成黏稠的黏液栓，有防止细菌侵入的作用。

（2）阴道：黏膜着色、皱襞增多，伸展性增加。分泌物增多呈糊状。

（3）外阴：充血，色素沉着，伸展性增加。

（4）卵巢：略增大，停止排卵。

（5）输卵管：伸长。

2. 乳房　增大，乳头乳晕变黑，形成蒙氏结节。

3. 循环系统

（1）心脏：心尖区可闻及柔和的吹风样收缩期杂音。心率增加 10～15 次 / 分。

（2）心排血量与血容量：心排出量妊娠 32～34 周达高峰，第二产程心排血量增加最显著。血容量妊娠 32～34 周达高峰，增加 30%～45%，量约 1500ml，维持此水平直至分娩。血浆增加多于红细胞增加，使血液稀释，出现生理性贫血。

（3）静脉压：增大的子宫压迫下腔静脉使血液回流受阻，孕妇易发生下肢、外阴静脉曲张和痔；若长时间仰卧，可引起回心血量减少，心排血量降低，血压下降，导致仰卧位低血压综合征。

（4）血液成分：妊娠后期白细胞计数可增加至（10～15）×10^9/L。凝血因子增加使血液处于高凝状态，对预防产后出血有利。红细胞沉降率加快。

胎儿发育过程

二月具人形，三月分性别，四月知胎动，五月听胎心，六月眉毛现，

七月皮红皱，八月睾降阴，九月生活良，十月足月生。

4. 泌尿系统　肾脏负担加重。孕妇仰卧位尿量增加，故夜尿多。易患急性肾盂肾炎，以右侧多见。

5. 呼吸系统　呼吸道黏膜充血、水肿，易发生上呼吸道感染。

6. 消化系统　停经6周左右约50%的妇女出现早孕反应。肠蠕动减弱，易便秘。

7. 其他　孕妇妊娠期体重一般增加12.5kg。

（二）心理变化

1. 孕妇常见的心理反应　常有惊讶/震惊、矛盾心理、接受、情绪不稳定、内省等心理反应。

2. 孕妇的心理调节　美国心理学家鲁宾（Rubin）认为孕妇必须完成四项心理发展任务。

（1）确保自己及胎儿能安全顺利地度过妊娠期、分娩期。

（2）促使家庭重要成员接受新生儿。

（3）学习为孩子贡献自己。

（4）情绪上与胎儿连成一体。

三、妊娠诊断

根据妊娠不同时期的特点，临床将妊娠全过程分为三个时期：妊娠13周末及以前称早期妊娠，第14～27周末称中期妊娠；第28周及以后称晚期妊娠。

（一）早期妊娠的诊断

1. 临床表现

（1）停经：是妊娠最早、最重要的症状。

（2）早孕反应：于停经6周左右出现，于12周左右自行消失。

（3）尿频：因增大的子宫压迫膀胱引起，一般于12周后消失。

（4）乳房：轻度胀痛及乳头刺痛，乳头及乳晕着色，蒙氏结节形成。

（5）妇科检查：阴道黏膜及子宫颈充血，呈紫蓝色。子宫峡部极软，感觉子宫颈与宫体似不相连，称黑加征。

2. 辅助检查

（1）妊娠试验：测尿或血中HCG含量，是协助诊断早期妊娠最常用的方法。

（2）超声检查：确诊方法。最早妊娠5周末可见妊娠环，超声多普勒最早于妊娠7周听到胎心音。

（3）黄体酮试验：每日肌内注射黄体酮20mg，连用3～5天，若停药后超过7天仍未出现阴道流血，则早期妊娠的可能性很大。

（4）基础体温测定：停经后高温相持续18天不下降，早孕的可能性大。

（二）中晚期妊娠的诊断

1. 临床表现

（1）子宫明显增大，自感胎动，闻及胎心，触及胎体，容易确诊。

（2）子宫增大：子宫逐月增大，宫底逐月升高（表2-1）。

表 2-1 不同妊娠周数的子宫底高度及子宫长度

妊娠周数	手测子宫底高度	尺测子宫长度（cm）
12 周末	耻骨联合上 2～3 横指	
16 周末	脐耻之间	
20 周末	脐下 1 横指	18（15.3～21.4）
24 周末	脐上 1 横指	24（22.0～25.1）
28 周末	脐上 3 横指	26（22.4～29.0）
32 周末	脐与剑突之间	29（25.3～32.0）
36 周末	剑突下 2 横指	32（29.8～34.5）
40 周末	脐与剑突之间或略高	33（30.0～35.3）

（3）胎动：妊娠 18～20 周时开始自觉胎动，正常胎动数 3～5 次/小时。

（4）胎心音：妊娠 18～20 周用胎心听诊器在孕妇腹壁上可听到胎心音，正常胎心率为 120～160 次/分。

2. 辅助检查 超声检查。

（三）胎产式、胎先露和胎方位

1. 胎产式 胎体纵轴与母体纵轴的关系称胎产式。
2. 胎先露 最先进入骨盆入口的胎儿部分称胎先露。
3. 胎方位 胎儿先露部的指示点与母体骨盆的关系称胎方位，简称胎位。枕先露以枕骨为指示点。正常胎方位有：枕左前、枕右前。

四、妊娠期管理

产前检查从确诊早孕开始，妊娠 28 周前每 4 周检查一次，妊娠 28 周后每 2 周检查一次，妊娠 36 周后每周检查一次。凡属高危妊娠者，应酌情增加产前检查次数。

（一）护理评估

（1）健康史。

（2）孕产史。

（3）预产期推算：以末次月经（LMP）的日期推算预产期（EDC）是最常用的方法。计算方法为：从末次月经第 1 天起，月份减 3 或加 9，日期加 7。

（二）身体评估

1. 全身检查

（1）测量体重：妊娠晚期体重增加每周不超过 500g。

（2）测量血压：正常孕妇血压不超过 140/90mmHg。

2. 产科检查

（1）腹部检查：排尿后取仰卧位，头部稍抬高，双腿略屈曲分开。检查者站在孕妇右侧。

1）视诊：注意腹形及大小，有无妊娠纹、手术瘢痕和水肿。

2）触诊：四步触诊法。第一步，测宫底高度，估计宫底处胎儿部位；第二步，分辨胎背、胎肢；第三步，分辨胎先露并判断先露部是否入盆；第四步：核对胎先露并了解先露部入盆程度。

3）听诊：枕先露时，胎心音在脐下方右侧或左侧；臀先露时，胎心音在脐上方右侧或左侧；肩先露时，胎心音在脐部下方听得最清楚。

（2）骨盆测量：分为骨盆外测量和骨盆内测量两种。

1）骨盆外测量

髂棘间径：正常值为23～26cm。

髂嵴间径：正常值为25～28cm。

骶耻外径：第5腰椎棘突下凹陷处至耻骨联合上缘中点的距离，正常值为18～20cm。

坐骨结节间径：又称出口横径。正常值为8.5～9.5cm，平均值为9cm。

耻骨弓角度：正常值为90°。

2）骨盆内测量：一般于妊娠24～36周测量。

（3）阴道检查：妊娠最后1个月应避免。

（4）肛诊。

（5）绘制妊娠图：将各项检查绘成曲线图，动态观察妊娠的变化。

（三）心理社会评估

1. 妊娠早期　重点评估孕妇对妊娠的态度及接受程度。
2. 妊娠中、晚期　重点评估孕妇对妊娠有无不良的情绪反应等。

预产期推算歌

末次月经头天起，月份减3或加9；日期加7或15，胎儿分娩在朝夕。

（四）妊娠期常见症状

1. 恶心、呕吐　约妊娠6周出现，12周消失。
2. 尿频、尿急、白带增多　于妊娠初3个月及末3个月明显，注意排除假丝酵母菌、滴虫、淋球菌、衣原体等感染。
3. 下肢水肿　孕妇在妊娠后期常有小腿水肿，经休息后消退，属正常现象。若下肢有明显指压性水肿或经休息后不消退者，应警惕妊娠高血压综合征的发生。
4. 便秘　由于妊娠期间肠蠕动减弱，增大子宫的压迫，加之孕妇运动量减少，容易发生便秘。
5. 腰背痛　妊娠期间由于关节韧带松弛，增大的子宫向前突使躯体重心后移，腰椎向前突使背肌处于持续紧张状态，常出现轻微腰背痛。
6. 下肢肌肉痉挛　是孕妇缺钙的表现，发生于小腿腓肠肌，常在夜间发作。
7. 仰卧位低血压综合征　妊娠晚期孕妇长时间取仰卧位，增大的子宫压迫下腔静脉，使回心血量及心排血量骤然减少，出现低血压。
8. 下肢、外阴静脉曲张　增大的子宫压迫下腔静脉使血液回流受阻，孕妇易发生下肢、外阴静脉曲张和痔。

9. 贫血　血容量增加导致血液稀释，出现生理性贫血。

（五）护理措施

1. 恶心、呕吐　少量多餐，避空腹；吃清淡食物，避免难以消化或特殊气味的食物；给予精神鼓励和支持。妊娠剧吐需住院治疗。

2. 尿频、尿急　不必处理。

3. 白带增多　保持外阴部清洁干燥。

4. 水肿　左侧卧位休息，下肢垫高15°；避免长时间地站或坐。适当限制盐的摄入，不必限制水分。

5. 下肢及外阴静脉曲张　孕妇应避免长时间站立、行走，并注意时常抬高下肢；指导孕妇穿弹力裤或弹力袜；会阴部静脉曲张者，可于臀下垫枕，抬高髋部休息。

6. 便秘　定时排便，多喝水，多吃水果、蔬菜等含粗纤维的食物，不可随便使用大便软化剂或轻泻剂。

7. 腰背痛　穿低跟鞋，卧床休息，局部按摩或热敷等。

8. 下肢肌肉痉挛　局部按摩或热敷，遵医嘱口服钙剂。

9. 仰卧位低血压综合征　左侧卧位。

10. 贫血　应自妊娠4~5个月开始补充铁剂，指导餐后20分钟服用，以减轻对胃肠道的刺激。增加含铁食物如动物肝脏、瘦肉、蛋黄、豆类等。

五、评估胎儿健康的技术

（一）胎儿宫内监护

1. 妊娠早期　妇科检查子宫大小是否与孕周相符；B超检查妊娠第5周可见到妊娠囊；超声多普勒妊娠第7周能探到胎心音。

2. 妊娠中期　通过评估宫高、腹围判断胎儿大小是否与孕周相符；B超检查测胎头双顶径，了解胎儿发育情况；监测胎心率，了解有无胎儿缺氧。

3. 妊娠晚期

（1）胎动计数：孕妇可自测胎动判断胎儿宫内的安危。

（2）胎心听诊：当胎心率过快（＞160次/分）、过慢（＜120次/分）或不规则，都表明胎儿有缺氧情况。

（3）胎儿电子监护

1）宫缩与胎心关系

A. 无变化。

B. 加速。

C. 减速。

a. 早期减速：宫缩时胎头受压的表现，不因体位或吸氧而改变。

b. 变异减速：子宫收缩时脐带受压迷走神经兴奋所致。

c. 晚期减速：是胎盘功能不良、胎儿缺氧的表现。

2）预测胎儿宫内储备能力

A. 无应激试验（NST）：观察胎动与胎心率的关系。

B. 缩宫素激惹试验（OCT）或宫缩压力试验（CST）。

（二）胎盘功能检查

1. 尿中雌三醇（E_3）测定　妊娠晚期24小时尿E_3<10mg，或前次测定值在正常范围，此次测定值突然减少达50%以上，均提示胎盘功能减退。

2. 雌激素与肌酐比值（E/C）测定　取任意尿测E/C，10~15为警戒值，≤10为危险值。

3. 血清胎盘生乳素（HPL）测定　妊娠足月HPL为4~11mg/L，若该值于妊娠足月<4mg/L或突然降低50%，提示胎盘功能低下。

4. 缩宫素激惹试验（OCT）　阳性者为胎盘功能低下。

5. B超检查　若见到胎盘绒毛膜板与基底板相连（三级胎盘），形成明显的胎盘小叶，表示胎盘成熟，提示胎儿已成熟。

6. 测定孕妇血清妊娠特异性糖蛋白　此值于妊娠足月<170mg/L，提示胎盘功能低下。

7. 胎心　如果胎心率<120次/分或>160次/分，提示胎盘功能不良。

（三）胎儿成熟度检查

1. 胎龄及胎儿大小　胎龄<37周为早产儿；37~42周为足月儿；≥42周为过期儿。体重<2500g为早产儿或足月小样儿，≥4000g为巨大儿。

2. 测宫高及腹围　从孕20~34周，宫底高度平均每周增加约1cm，34周后宫底增加速度转慢，子宫底高度在30cm以上表示胎儿已成熟。

3. B超检查　胎头双顶径>8.5cm者，表示胎儿体重>2500g，提示胎儿已成熟。双顶径>10cm者，可能为巨大儿。

4. 羊水分析

（1）卵磷脂/鞘磷脂比值（L/S）：≥2，表示胎儿肺成熟。

（2）肌酐值：≥176.8mol/L（2mg/dl）表示胎儿肾成熟。

（3）胆红素值：<0.02表示胎儿肝脏成熟。

（4）淀粉酶值：≥450U/L，提示胎儿唾液腺成熟。

（5）脂肪细胞计数：橘黄色细胞>20%，表示胎儿皮肤成熟。

（四）胎儿先天畸形及遗传性疾病的宫内诊断

1. B超检查　可观察胎儿体表畸形。

2. 羊膜腔内胎儿造影　诊断胎儿体表畸形及泌尿系统、消化系统畸形。

3. 胎儿镜检查　对胎儿进行直接体表检查。

4. 绒毛细胞染色体检查　用以诊断胎儿染色体异常疾病。

5. 抽取孕妇外周血提取胎儿细胞行遗传学检查。

6. 羊水检查

（1）羊水细胞染色体检查：用以诊断染色体异常疾病。

（2）甲胎蛋白测定：可诊断开放性神经管缺陷畸形。

（3）测定某些酶：用以诊断先天性代谢缺陷疾病。

练 习 题

一、专业实务

A_1型题

1. 着床的开始时间是受精后（　　）
   A. 第1～2天　　B. 第3～4天
   C. 第6～7天　　D. 第8～9天
   E. 第11～12天

2. 正常脐带内含有（　　）
   A. 一条脐动脉，一条脐静脉
   B. 两条脐动脉，两条脐静脉
   C. 两条脐动脉，一条脐静脉
   D. 一条脐动脉，两条脐静脉
   E. 两条脐动脉

3. 胎盘在妊娠后几周末形成（　　）
   A. 12周　　B. 14周
   C. 16周　　D. 18周
   E. 20周

4. 胎盘合成HCG达高峰的时间是妊娠的（　　）
   A. 8～10周　　B. 9～11周
   C. 10～12周　　D. 12～14周
   E. 14～16周

5. 关于胎盘功能的叙述错误的是（　　）
   A. 供给营养物质及排泄作用
   B. 能替代胎儿的呼吸功能
   C. IgG可通过胎盘使胎儿获得抗体
   D. 能阻止细菌、病毒及药物通过
   E. 能合成激素和酶

6. 具有促乳腺生长发育，促进蛋白质合成作用的是（　　）
   A. 人绒毛膜促性腺激素
   B. 胎盘生乳素
   C. 雌激素
   D. 孕激素
   E. 酶

7. 具有促妊娠黄体形成，维持早期妊娠功能的是（　　）
   A. 人绒毛膜促性腺激素
   B. 胎盘生乳素
   C. 雌激素
   D. 孕激素
   E. 酶

8. 羊水的功能不包括（　　）
   A. 保持羊膜腔恒温
   B. 排泄胎儿代谢产物
   C. 提供活动空间
   D. 防止胎体粘连
   E. 分娩时促宫口扩张

9. 有关妊娠期母体生殖系统的变化，正确的是（　　）
   A. 阴道黏膜变薄，皱襞减少
   B. 卵巢增大，停止排卵
   C. 输卵管缩短
   D. 子宫增大变软，稍左旋
   E. 子宫峡部形成子宫下段，临产时长10～12cm

10. 下列不属于孕妇血液生理变化的是（　　）
    A. 高凝状态　　B. 红细胞沉降率增快
    C. 白细胞总量增多　　D. 红细胞总量减少
    E. 血容量增多

11. 孕产妇血流动力学变化最显著的阶段是（　　）
    A. 妊娠早期　　B. 妊娠中期
    C. 妊娠晚期　　D. 分娩期
    E. 产褥期

12. 妊娠期心血管系统所发生的变化，不会出现的是（　　）
    A. 心排血量增加
    B. 心率加快
    C. 大血管扭曲
    D. 心尖部可闻及舒张期杂音
    E. 膈肌上抬，心脏移位

13. 妊娠期血容量增加达高峰的时间是在妊娠（　　）

A. 24～26 周 B. 27～28 周
C. 29～30 周 D. 32～34 周
E. 36～40 周

14. 妊娠 5 个月后胎儿身长（cm）的计算公式为（ ）
    A. 妊娠月数 ×5 B. 妊娠月数 ×4
    C. 妊娠月数 ×3 D. 妊娠月数 ×2
    E. 妊娠月数的平方

15. 胎先露是（ ）
    A. 最先进入骨盆入口的胎儿部分
    B. 胎儿先露部的指示点与母体骨盆的关系
    C. 胎体纵轴与母体纵轴的关系
    D. 胎儿身体各部分的相互关系
    E. 胎儿位置与母体骨盆的关系

16. 胎方位是（ ）
    A. 最先进入骨盆入口的胎儿部分
    B. 胎儿先露部的指示点与母体骨盆的关系
    C. 胎体纵轴与母体纵轴的关系
    D. 胎儿身体各部分的相互关系
    E. 胎儿位置与母体骨盆的关系

17. 最多见的胎先露是（ ）
    A. 枕先露 B. 肩先露
    C. 臀先露 D. 面先露
    E. 足先露

18. 不属于纵产式的是（ ）
    A. 枕先露 B. 面先露
    C. 臀先露 D. 肩先露
    E. 膝先露

19. 高危妊娠是指（ ）
    A. 对胎儿有高度危险的妊娠
    B. 对母亲有高度危险的妊娠
    C. 对新生儿有高危险的妊娠
    D. 凡能危害母亲胎儿或导致难产的妊娠
    E. 凡可能导致难产的妊娠

20. 国际上对围生期的规定有四种，我国采用围生期 I，是指（ ）
    A. 自胚胎形成至产后 1 周
    B. 自孕满 20 周至产后 1 周
    C. 自孕满 20 周至产后 4 周

D. 自孕满 28 周至产后 1 周
E. 自孕满 28 周至产后 4 周

A_2 型题

21. 妊娠合并糖尿病初孕妇，妊娠 30 周，B 超检查了解羊水情况。不属于羊水量正常范围的是（ ）
    A. 300ml B. 500ml
    C. 600ml D. 700ml
    E. 800ml

22. 周女士，28 岁，初孕妇，孕 34 周。她的血容量比未孕时增加（ ）
    A. 20% B. 30%
    C. 40%～45% D. 50%
    E. 60%

23. 孔女士，25 岁，初孕妇，孕 20 周。至医院产检，护士进行健康指导时，对其解释妊娠期母体泌尿系统发生的改变，下述正确的是（ ）
    A. 肾脏负担减轻 B. 仰卧位尿量减少
    C. 输尿管轻度收缩 D. 妊娠期尿量减少
    E. 易患急性肾盂肾炎

24. 郭女士，25 岁，初孕妇，孕 20 周。至医院产检，护士进行健康指导时，对其解释妊娠期母体变化，不正确的是（ ）
    A. 妊娠 32～34 周血容量增加达高峰
    B. 妊娠晚期易发生外阴及下肢静脉曲张
    C. 长时间仰卧后可出现血压下降
    D. 妊娠末期孕妇血液处于低凝状态
    E. 妊娠后卵巢不排卵

25. 赵女士，23 岁，初孕妇。胎体初具人形，B 超示胎心搏动。此时的妊娠周数为（ ）
    A. 孕 8 周末 B. 孕 16 周末
    C. 孕 20 周末 D. 孕 30 周末
    E. 孕 36 周末

26. 夏女士，29 岁，G_2P_1，孕 30 周。至医院产检，因胎心异常行超声多普勒检查。此检查不能探测（ ）
    A. 胎心音 B. 胎动音
    C. 胎儿肝功能 D. 脐带血流音
    E. 胎盘血流音

27. 王女士，24岁，G_1P_0，孕32周。至医院产检，常规在孕妇腹壁上听诊，与母体心率相一致的音是（　　）
    A. 胎心音　　　　B. 子宫杂音
    C. 脐带杂音　　　D. 胎动音
    E. 肠蠕动音

28. 孟女士，30岁，婚后2年。现停经40天。2天前出现恶心、呕吐症状，疑怀孕。早期妊娠的辅助检查不包括（　　）
    A. 妊娠试验　　　B. 超声检查
    C. 黄体酮试验　　D. 尿雌三醇值测定
    E. 基础体温测定

29. 某孕妇，平时月经规律，现妊娠满24周，孕期进展顺利。估计胎儿身长约为（　　）
    A. 30cm　　　　　B. 35cm
    C. 40cm　　　　　D. 45cm
    E. 50cm

30. 陈女士，26岁，初孕妇。平时月经规则，现胎儿已长出头发，通过外生殖器可分辨男女，孕妇偶感胎动。估计胎儿孕龄是（　　）
    A. 孕12周末　　　B. 孕16周末
    C. 孕20周末　　　D. 孕32周末
    E. 孕36周末

31. 王女士，23岁，G_1P_0。自然分娩一个男婴，身长35cm，体重1000g，皮下脂肪少，头发、指（趾）甲已长出，新生儿娩出后能啼哭、吞咽，但生活能力很差。估计该新生儿的孕周为（　　）
    A. 16周　　　　　B. 20周
    C. 24周　　　　　D. 28周
    E. 32周

32. 钱女士，26岁，孕30周。自诉怀孕后乳房胀大，乳晕上能触及散在的结节状小隆起，这些隆起是（　　）
    A. 乳晕淋巴结　　B. 乳晕色素沉着
    C. 乳晕增生　　　D. 乳晕小叶
    E. 蒙氏结节

33. 初孕妇，25岁。孕2个月起出现尿频，1个月后尿频症状自行消失。可能的原因是（　　）
    A. 孕妇饮水减少
    B. 增大的子宫超出盆腔
    C. 使用药物治疗
    D. 胎位异常
    E. 水钠潴留

34. 王女士，36岁，停经17周。产检子宫大于停经月份，与多胎妊娠或异常妊娠鉴别的最佳方法是（　　）
    A. 测羊水AFP　　B. 超声多普勒
    C. X线检查　　　D. B型超声
    E. 胎儿心电图

35. 李女士，28岁，G_1P_0，现孕33周。自怀孕以来常为一些小事生气、哭泣，护士告知这是孕妇常见的心理反应，属于（　　）
    A. 惊讶　　　　　B. 震惊
    C. 接受　　　　　D. 矛盾心理
    E. 情绪不稳定

36. 钟女士，26岁。婚后1年，素来身体健康，首次产检行骨盆测量，外测值均在正常范围内，其耻骨弓角度为（　　）
    A. 60°　　　　　 B. 70°
    C. 80°　　　　　 D. 90°
    E. 100°

37. 温女士，29岁，经产妇，现孕36周。其长时间仰卧后出现血压下降，主要原因是（　　）
    A. 脉率加快　　　B. 脉压增大
    C. 脉压减少　　　D. 回心血量增加
    E. 回心血量减少

38. 习女士，26岁，初孕妇，孕35周。因胎动频繁急到医院产检，需了解胎盘情况，目前常用的胎盘功能检查方法是测定尿中的（　　）
    A. 皮质醇　　　　B. 孕二醇
    C. 雌二醇　　　　D. 雌三醇
    E. 醛固酮

39. 韩女士，26岁，初孕妇，孕36周。因妊娠高血压综合征就诊，需了解胎儿是否成熟，了解胎儿肺成熟度的检查是（　　）
    A. 血清胎盘生乳素测定
    B. 羊水卵磷脂与鞘磷脂比值测定

C. 无应激试验
D. 缩宫素激惹试验
E. 羊水胆红素测定

A_3/A_4 型题

（40~41题共用题干）

林女士，28岁，初孕妇，孕33周，重度子痫前期患者。

40. 行B超检查了解胎儿发育情况，常测径线是（　）
   A. 双顶径　　　B. 枕额径
   C. 枕颏径　　　D. 双颞径
   E. 枕下前囟径

41. 现需了解胎盘情况，用于判断胎盘功能检查方法中错误的是（　）
   A. 血清胎盘生乳素测定
   B. 血雌三醇测定
   C. 缩宫素激惹试验
   D. 尿雌三醇测定
   E. 羊水胆红素测定

（42~43题共用题干）

花女士，33岁，婚后5年，现停经38天，较为紧张兴奋，迫切希望确定是否妊娠。

42. 早期妊娠的确诊方法是（　）
   A. 妊娠试验　　B. 超声检查
   C. 黄体酮试验　D. 妇科检查
   E. 基础体温测定

43. B超显像检查，最早可见到妊娠环的时间是停经（　）
   A. 4周　　　　B. 5周
   C. 6周　　　　D. 7周
   E. 8周

二、实践能力

A_1 型题

44. 妊娠最早、最重要的症状是（　）
   A. 尿频　　　　B. 早孕反应
   C. 停经　　　　D. 乳房变化
   E. 子宫增大

45. 正常妊娠时，子宫增大超出盆腔的孕周为（　）
   A. 6周　　　　B. 8周

C. 10周　　　　D. 12周
E. 14周

46. 妊娠早期黑加征是指（　）
   A. 子宫增大变软　B. 子宫呈球形
   C. 子宫颈充血变软，呈紫蓝色
   D. 阴道充血变软，呈紫蓝色
   E. 子宫峡部极软，子宫颈和宫体似不相连

47. 下述确诊早孕的依据是（　）
   A. 恶心、呕吐　　B. 停经
   C. 乳房增大　　　D. 子宫增大
   E. B超显示胎心

48. 胎心音的正常范围是每分钟（　）
   A. 80~120次　　B. 90~130次
   C. 100~140次　D. 120~160次
   E. 130~170次

49. 孕妇开始自觉胎动的时间是妊娠（　）
   A. 12~14周　　B. 14~16周
   C. 16~18周　　D. 18~20周
   E. 20~22周

50. 中晚期妊娠的临床表现不包括（　）
   A. 半数妇女有早孕反应
   B. 子宫增大使腹部逐渐膨隆
   C. 孕18~20周起自感胎动
   D. 孕18~20周起在腹壁听到胎心
   E. 孕20周后在腹壁触到胎体

51. 首次产前检查的时间是（　）
   A. 从确诊早孕开始　B. 孕2个月开始
   C. 孕3个月开始　　D. 孕4个月开始
   E. 孕5个月开始

52. 预产期（公历）的推算方法是（　）
   A. 末次月经第1天起，月份减7或9，日期加7
   B. 末次月经第1天起，月份减3或加7，日期加7
   C. 末次月经第1天起，月份减3或加9，日期加15
   D. 末次月经第1天起，月份减2或加9，日期加7
   E. 末次月经第1天起，月份减3或加9，

期加7

53. 推算预产期最常用的依据是（ ）
   A. 末次月经干净之日
   B. 末次月经开始之日
   C. 初觉胎动时间
   D. 早孕反应开始的时间
   E. 胎儿大小和宫底高度

54. 关于四步触诊法的叙述错误的是（ ）
   A. 前三步检查者面向孕妇头部
   B. 第四步检查者面向孕妇足部
   C. 第二步触诊主要查胎背、胎肢在何侧
   D. 第三步主要检查先露部大小
   E. 第四步主要了解先露部入盆程度

55. 髂棘间径的正常范围为（ ）
   A. 23～26cm   B. 25～28cm
   C. 18～20cm   D. 12.5～13cm
   E. 8.5～9.5cm

56. 骶耻外径的正常范围为（ ）
   A. 23～26cm   B. 25～28cm
   C. 18～20cm   D. 12.5～13cm
   E. 8.5～9.5cm

57. 关于骨盆径线的描述错误的是（ ）
   A. 髂棘间径是两髂前上棘内缘间的距离
   B. 骶耻外径<18cm时提示骨盆入口狭窄
   C. 坐骨结节间径＋出口后矢状径>15cm，表明骨盆出口狭窄不明显
   D. 对角径长度减去1.5～2cm即为骨盆入口前后径长度
   E. 坐骨棘间径<10cm时中骨盆可能狭窄

58. 不属于产检复查内容的是（ ）
   A. 检查胎方位   B. 推算预产期
   C. 测血压、体重   D. 询问病史
   E. 孕期宣教

A_2型题

59. 李女士，28岁，初孕妇。因不明原因妊娠终止，娩出胎儿身长30cm，皮肤呈皱缩状。估计妊娠月份是（ ）
   A. 3个月   B. 4个月
   C. 5个月   D. 6个月

   E. 7个月

60. 朱女士，24岁。平时月经规律，月经周期为30天，现停经48天，黄体酮试验无阴道流血，最可能的诊断是（ ）
   A. 子宫内膜炎   B. 早期妊娠
   C. 继发性闭经   D. 卵巢早衰
   E. 子宫颈粘连

61. 陈女士，25岁，初孕妇，妊娠8周，其临床表现不包括（ ）
   A. 有早孕反应
   B. 出现尿频现象
   C. 在耻骨联合上扪及子宫底
   D. 乳房增大，乳晕着色
   E. 尿妊娠试验阳性

62. 罗女士，25岁，已婚。因停经40天后就诊，要求明确是否怀孕，应做何项检查（ ）
   A. 测HCG
   B. B超
   C. 测孕激素
   D. 子宫颈黏液涂片检查
   E. 基础体温的测定

63. 罗女士，29岁，初孕妇。现孕30周，家中自测胎动，护士告知其正常范围是（ ）
   A. 1～2次/小时   B. 3～5次/小时
   C. 6～8次/小时   D. 9～12次/小时
   E. 13～15次/小时

64. 赵女士，G_1P_0，末次月经日期记不清，来医院检查时子宫底在脐下一横指，胎心音正常，估计孕龄为妊娠（ ）
   A. 16周末   B. 20周末
   C. 24周末   D. 28周末
   E. 32周末

65. 王女士，25岁，初孕妇。产检时常规在孕妇腹壁上听诊，用木制听筒或普通听诊器在孕妇腹壁开始听到胎心音的时间是（ ）
   A. 孕12～14周   B. 孕16～18周
   C. 孕18～20周   D. 孕20～22周
   E. 孕28～30周

66. 宫女士，27岁，初孕妇。末次月经记不清，

经四步触诊法检查后，其宫底高度在脐上3指，估计孕龄为妊娠（　　）
A. 20周　　　　　B. 24周
C. 28周　　　　　D. 32周
E. 36周

67. 黄女士，25岁。平素月经规律，末次月经日期为2013年9月20日，估计预产期是（　　）
A. 2014年5月27日
B. 2014年6月15日
C. 2014年7月5日
D. 2014年6月27日
E. 2014年7月17日

68. 张女士，28岁，G_1P_0。平时月经不规律，末次月经日期不明确，来医院请医生推算预产期，不能作为推算依据的是（　　）
A. 体重　　　　　B. 早期妇科检查
C. 末次月经　　　D. 妊娠反应
E. B超检查

69. 梦女士，28岁，初孕妇，妊娠39周。主诉：肋下有块状物。腹部检查：子宫呈纵椭圆形，胎先露较软且不规则，胎心音在脐上偏左听得最清楚，其先露是（　　）
A. 枕先露　　　　B. 臀先露
C. 复合先露　　　D. 肩先露
E. 面先露

70. 刘女士，29岁，初孕妇。初次产前检查，测量骶耻外径时，护士指导孕妇采取的测量体位是（　　）
A. 左侧卧位，右腿屈曲，左腿伸直
B. 左侧卧位，左腿屈曲，右腿伸直
C. 右侧卧位，左腿屈曲，右腿伸直
D. 右侧卧位，右腿屈曲，左腿伸直
E. 仰卧位，两腿弯曲外展，双手抱膝

71. 梁女士，30岁，G_2P_1，孕33周，骶右前位。胎心音听诊最清楚的部位在（　　）
A. 脐下左侧　　　B. 脐下右侧
C. 脐上右侧　　　D. 脐上左侧
E. 脐周

72. 李女士，初孕妇，孕32周，四步触诊结果：子宫底部触到软而宽不规则部位，耻骨联合上方触圆而硬部位，胎背位于母体腹部左前方。胎方位为（　　）
A. 枕左前　　　　B. 枕右前
C. 骶左前　　　　D. 骶右前
E. 骶左横

73. 陈女士，29岁，G_2P_1，妊娠37周。在脐下右侧处听诊胎心音最清楚，估计胎位为（　　）
A. 枕右前位　　　B. 枕左前位
C. 骶左前位　　　D. 骶右前位
E. 肩左前位

74. 全女士，30岁，初孕妇，妊娠3个月。产检时进行骨盆外测量，其中最重要的外测径线是（　　）
A. 髂棘间径　　　B. 髂嵴间径
C. 骶耻外径　　　D. 粗隆间径
E. 坐骨结节间径

75. 初孕妇，25岁，初次产检，骨盆外测量骶耻外径<18cm，应进一步测量的径线是（　　）
A. 出口前矢状径　B. 出口后矢状径
C. 坐骨棘间径　　D. 对角径
E. 出口横径

76. 初孕妇，妊娠24周。产检为其测量坐骨结节间径是7.5cm，能否经阴道分娩，需进一步测量（　　）
A. 出口前矢状径　B. 坐骨棘间径
C. 耻骨弓角度　　D. 骶耻内径
E. 出口后矢状径

77. 初孕妇，31岁，妊娠32周。孕期进展顺利，今日产检发现下肢水肿（++），正确的护理是（　　）
A. 严格限制盐的摄入
B. 严格限制水的摄入
C. 适当限制水的摄入
D. 适当限制盐的摄入
E. 可不做任何限制

78. 李女士，24岁。停经43天时诊断为"早期妊娠"，此前因感冒服用过抗病毒药，故非常担心胚胎畸形，护士告知与致畸无关的是（　　）

A. 吸烟及饮酒　　B. 喷洒农药

C. 补充乳酸钙　　D. 口服甲硝唑

E. 病毒感染

79. 陈女士，31岁，G_2P_1，孕32周。近来晚上长时间仰卧后出现头晕、血压下降现象，取左侧卧位后很快缓解，最可能的诊断是（　　）

A. 妊娠高血压综合征

B. 前置胎盘

C. 胎膜早破

D. 仰卧位低血压综合征

E. 产后出血

80. 吴女士，24岁，初孕妇，妊娠35周。因平卧于床上看书，感觉心悸、出汗，正确的护理措施是（　　）

A. 改为左侧卧位　　B. 给予口服升压药

C. 立即坐起　　D. 改为右侧卧位

E. 起身进行户外活动

81. 初孕妇，25岁，现妊娠12周。孕期进展顺利，今日至医院进行产检。护士进行有关孕期宣教，不正确的是（　　）

A. 饮食应多样化　　B. 孕早期慎用药物

C. 孕晚期应取仰卧位

D. 妊娠最后3个月避免盆浴

E. 孕妇宜穿宽松、柔软的衣服

82. 王女士，28岁，G_3P_0，停经49天。因担心"流产"，向护士咨询孕期哪段时间应禁止性生活，正确的回答是（　　）

A. 妊娠前2个月内及最后1个月

B. 妊娠前2个月内及最后2个月

C. 妊娠前3个月内及最后半个月

D. 妊娠前3个月内及最后1个月

E. 妊娠前3个月内及最后3个月

83. 秦女士，23岁，初孕妇，妊娠28周到医院复查，护士对其进行有关孕期常见症状的解释，错误的是（　　）

A. 早孕反应在孕12周左右消失

B. 早期尿频、尿急为泌尿系统感染

C. 肠蠕动减弱易致便秘

D. 下肢肌肉痉挛为缺钙表现

E. 孕晚期下肢水肿，休息后消退属正常

84. 钱女士，28岁，G_1P_0，孕35周。近来晚上长时间仰卧后出现头晕、血压下降，发生仰卧位低血压综合征，正确的护理是（　　）

A. 给予口服升压药　　B. 改为左侧卧位

C. 立即坐起　　D. 改为右侧卧位

E. 立即站立

85. 患者，女，25岁，已婚。现停经70天，诊断为早孕。目前该妇女出现尿频、尿急现象，正确的护理是（　　）

A. 嘱孕妇多饮水

B. 嘱孕妇保证充足的睡眠

C. 给予抗感染药物

D. 给予抗利尿药物

E. 属孕期生理现象，无需处理

86. 罗女士，25岁，妊娠28周，宫内活胎，产前检查均正常。咨询如何监护胎儿在宫内的情况，护士指导孕妇在家中可采用最简单的方法是（　　）

A. 胎心音听诊　　B. 自数胎动

C. B超检查　　D. 称体重

E. 测激素水平

87. 郑女士，28岁，妊娠30周，产前检查均正常，近几天出现便秘，自行处理方法不正确的是（　　）

A. 注意适当的活动

B. 多吃水果、蔬菜

C. 自行服用泻药

D. 养成定期排便的习惯

E. 吃含纤维素多的食物

88. 徐女士，28岁，妊娠34周。近日发现双下肢水肿到医院检查，护士告知不属于孕期常见症状的是（　　）

A. 便秘　　B. 腰背痛

C. 阴道流血　　D. 仰卧位低血压综合征

E. 下肢静脉曲张

89. 陶女士，29岁，初孕妇，妊娠32周。到医院复查，护士进行健康指导时，告诉孕妇休息时多取（　　）

A. 仰卧位　　　B. 头脚各抬高 15°
C. 左侧卧位　　D. 右侧卧位
E. 半卧位

A₃/A₄ 型题

（90～92 题共用题干）

肖女士，28 岁，已婚，未生育。现停经 60 天，有早孕反应。妇科检查：宫口闭，子宫如孕 2 个月大小，质软，双附件（−）。

90. 最常用而简单的辅助检查是（　　）
    A. 尿妊娠试验　　B. B 超
    C. 阴道镜　　　　D. 阴道后穹隆穿刺
    E. 腹腔镜

91. 最可能的诊断是（　　）
    A. 闭经　　　　　B. 月经失调
    C. 早期妊娠　　　D. 子宫肌瘤
    E. 假孕

92. 护士进行有关健康指导时，告诉孕妇其泌尿系统可能出现的生理症状是（　　）
    A. 尿痛　　　　　B. 尿潴留
    C. 排尿困难　　　D. 尿失禁
    E. 尿频

（93～94 题共用题干）

王女士，28 岁，未产妇，平素月经规律，28 天一次，每次持续 3～4 天，其末次月经日期是 2 月 11 日，距今已有 7 周未来月经，现感觉疲乏。

93. 若考虑该妇女怀孕，妊娠早期还有可能出现的生理症状是（　　）
    A. 妊娠纹　　　　B. 胎动感
    C. 乳胀　　　　　D. 腹泻
    E. 下肢肌肉痉挛

94. 为了进一步确诊，下列可以提供确诊依据的是（　　）
    A. 停经
    B. 胎动
    C. 放射检查脊柱轮廓
    D. B 超显示胎心搏动
    E. 检查血中激素水平

（95～97 题共用题干）

陈女士，25 岁，未产妇。平时月经规律，30 天一次，每次持续 5 天。现已 6 周未来月经，自述现食欲缺乏，易疲乏，乳房触痛明显。医生诊断"早孕"。

95. 不属于早孕反应的症状是（　　）
    A. 喜食酸咸　　　B. 流涎
    C. 腹痛　　　　　D. 嗜睡
    E. 晨起呕吐

96. 该妇女尿妊娠试验（＋），此化验的原理是查尿内的（　　）
    A. 缩宫素　　　　B. 黄体酮
    C. 雌激素　　　　D. 人绒毛膜促性腺激素
    E. 黄体生成素

97. 该妇女末次月经日期是 1 月 21 日，推算预产期是（　　）
    A. 10 月 18 日　　B. 11 月 5 日
    C. 10 月 28 日　　D. 11 月 4 日
    E. 12 月 28 日

（98～99 题共用题干）

赵女士，26 岁，初孕妇。孕期进展顺利，今日至医院进行产检，触及宫底在脐与剑突之间，宫底触圆而硬的胎儿部分，耻骨联合的上方触宽而软、形态不规则的胎儿部分，胎背位于母体腹部左前方。

98. 估计孕龄为（　　）
    A. 20 周　　　　　B. 24 周
    C. 28 周　　　　　D. 32 周
    E. 36 周

99. 护士告知孕妇其胎方位是（　　）
    A. 骶左前　　　　B. 骶右前
    C. 枕左前　　　　D. 枕右前
    E. 骶左横

（100～101 题共用题干）

郭女士，29 岁。停经约 2 个月到医院就诊。尿 HCG 阳性，超声检查：宫内妊娠 8 周。

100. 护士进行孕期健康指导，正确的是（　　）
    A. 妊娠早期谨慎用药
    B. 28 周后每天数胎动 1 次
    C. 妊娠 12～28 周避免性生活
    D. 胎心率为 160～180 次 / 分
    E. 妊娠 32 周后进行乳房护理

101. 孕妇咨询什么时候开始感觉到宝宝的活动，

时间一般为（　　）

　A. 孕 12～14 周　　B. 孕 16～18 周

　C. 孕 18～20 周　　D. 孕 20～22 周

　E. 孕 28～30 周

（102～104 题共用题干）

初孕妇，30 岁，孕 36 周。孕期顺利，自诉近来晚上仰卧一段时间后出现头晕、血压下降现象。

102. 该孕妇最可能发生（　　）

　A. 贫血

　B. 妊娠合并低血压

　C. 妊娠高血压综合征

　D. 仰卧位低血压综合征

　E. 低血糖

103. 护士指导孕妇采取相应的措施是（　　）

　A. 增强营养　　　B. 给予口服升压药

　C. 口服葡萄糖溶液　D. 右侧卧位休息

　E. 左侧卧位休息

104. 孕妇胎方位是 ROA，听诊胎心音最清楚的部位在（　　）

　A. 脐下左侧　　　B. 脐下右侧

　C. 脐上右侧　　　D. 脐上左侧

　E. 脐周

（105～107 题共用题干）

风女士，30 岁，G_1P_0，现妊娠 28 周。近 10 天自觉头晕、乏力、心悸及食欲减退。查体：面色苍白，心率 100 次/分，血红蛋白 80g/L，需口服铁剂。

105. 护士告诉孕妇正确的服药时间是（　　）

　A. 餐前半小时　　B. 空腹

　C. 餐后 20 分钟　　D. 餐后 2 小时

　E. 睡前

106. 护士指导孕妇服用铁剂的同时加服（　　）

　A. 维生素 A　　　B. B 族维生素

　C. 维生素 C　　　D. 维生素 D

　E. 维生素 E

107. 护士给孕妇进行健康指导时，告知孕妇休息时不宜长时间采取的卧位是（　　）

　A. 右侧卧位　　　B. 左侧卧位

　C. 仰卧位　　　　D. 抬高下肢

　E. 半坐卧位

（108～110 题共用题干）

罗女士，28 岁，初孕妇。平时月经周期规律，孕期进展顺利，目前怀孕 36 周。

108. 胎儿身长约为（　　）

　A. 30cm　　　　　B. 35cm

　C. 40cm　　　　　D. 45cm

　E. 50cm

109. 胎儿体重约为（　　）

　A. 500g　　　　　B. 1000g

　C. 1500g　　　　 D. 2000g

　E. 2500g

110. 假设临产时，胎头于临产后迟迟不入盆，骨盆测量径线最有价值的是（　　）

　A. 髂棘间径　　　B. 髂嵴间径

　C. 骶耻外径　　　D. 坐骨棘间径

　E. 出口横径

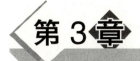

第3章 正常分娩期妇女的护理

内 容 提 要

妊娠满28周及以后,胎儿及其附属物由母体产道娩出的过程,称为分娩。妊娠满37周至不足42周间分娩,称足月产。妊娠满28周至不满37周间分娩,称早产。妊娠满42周以上分娩,称过期产。

一、影响分娩的因素

影响分娩的四因素是产力、产道、胎儿及精神心理。若四因素均正常并能相互适应,胎儿顺利经产道自然娩出,为正常分娩。

(一)产力

产力包括子宫收缩力、腹肌及膈肌收缩力和肛提肌收缩力。

1. 子宫收缩力

(1)节律性:宫缩具有节律性是临产的重要标志。

(2)对称性:正常宫缩起自两侧子宫角部,向中央集中,左右对称。

(3)极性:宫缩以子宫底部最强、最持久,向下逐渐减弱。

(4)缩复作用:宫缩时子宫体部肌纤维缩短、变宽,间歇时肌纤维放松,但不能恢复到原来的长度而较前略短。

2. 腹肌、膈肌收缩力(腹压) 第二产程时娩出胎儿的重要辅助力量;第三产程还可促使胎盘娩出。

3. 肛提肌收缩力 第二产程协助胎先露在骨盆腔进行内旋转;第三产程有助于胎盘娩出。

(二)产道

产道是胎儿娩出的通道,分为骨产道与软产道两部分。

1. 骨产道

(1)骨盆的平面及径线

1)入口平面:呈横椭圆形。

2)中骨盆平面(最小平面):呈纵椭圆形。

中骨盆横径:坐骨棘间径,平均长10cm。

3)出口平面:由两个在不同平面的三角形组成。

出口横径:坐骨结节间径平均长9cm,是骨盆出口平面的重要径线。

后矢状径:自骶尾关节至坐骨结节间径中点的距离,平均长9cm。如出口横径稍短,后矢状径略长，两者之和相加大于15cm时，胎头可利用后三角区娩出。

（2）骨盆轴：连接骨盆各假想平面中点的曲线。分娩时，胎儿沿此轴完成。

（3）骨盆倾斜度：骨盆入口与地平面所形成的角度，一般为60°。

2. 软产道

（1）子宫下段

1）子宫峡部于妊娠12周后逐渐扩展成为子宫腔的一部分，至妊娠末期逐渐被拉长形成子宫下段；临产后规律的宫缩进一步使子宫下段拉长7～10cm。肌壁变薄成为软产道的一部分。

2）由于子宫上、下段的肌肉厚薄不同，在两者内面形成一个环状隆起，称为生理缩复环。

（2）子宫颈的变化：宫颈管消失；宫口扩张。

（3）阴道和盆底软组织：临产后，胎先露下降直接压迫骨盆底和扩张阴道，阴道黏膜皱襞展平使腺道变宽。

（三）胎儿

在决定分娩的因素中，胎儿大小、胎位及有无胎儿畸形是重要因素之一。

1. 胎儿大小

（1）胎头颅骨、骨缝及囟门

1）前囟：位于胎头前方，为两额骨与两顶骨的空隙，也称大囟门，呈菱形。

2）后囟：位于胎头后方，为两顶骨与枕骨之间的三角形空隙，也称小囟门。

胎头骨缝和颅囟，有一定可塑性，分娩时颅骨可略微变形或重叠从而缩小头颅体积，有利于分娩。

（2）胎头径线

1）双顶径：为两顶骨隆突间的距离，足月时平均值约9.3cm，临床常用B超测定此值以判断胎儿大小。

2）枕额径：为鼻根上方至枕骨隆突下方的距离，足月时平均为11.3cm。

3）枕下前囟径：自前囟中心至枕骨隆突下方的距离，足月时平均为9.5cm。胎头俯屈后以此径通过产道。

2. 胎位　纵产式中头先露较臀先露易通过产道。横位时，肩先露，妊娠足月活胎不能通过产道，对母儿生命威胁极大。

3. 胎儿畸形　如脑积水、联体儿等，由于胎头或胎体过大，通过产道常发生困难。

（四）精神心理因素

采取针对性措施，尽可能消除产妇的焦虑和恐惧，以利分娩。

二、分娩机制及临产诊断

（一）分娩机制

分娩机制是指胎儿先露部随着骨盆各平面的不同形态，被动地进行一系列适应性转动，以其最小径线通过产道的全过程。

枕左前位分娩机制：

1. 衔接　胎头双顶径进入骨盆入口平面，颅骨最低点接近或达到坐骨棘水平。部分初产妇可在预产期前1～2周内衔接,经产妇多在分娩开始后衔接。

2. 下降　胎头沿骨盆轴前进的动作,称为下降。下降贯穿于分娩的全过程中。

3. 俯屈　胎头下降至骨盆底时,遇到盆底的阻力,发生俯屈,使衔接时的枕额径变为枕下前囟径。

4. 内旋转　为胎头矢状缝适应中骨盆和出口前后径一致的动作,此动作一般在第一产程末完成。

5. 仰伸　胎头沿骨盆轴下段继续向下向前的方向转向前,胎头枕骨以耻骨弓为支点,使胎头逐渐仰伸,胎头的顶、额、鼻、口、颏相继娩出。

6. 复位及外旋转　胎头娩出后,胎头枕部向左旋转45°,恢复胎头与胎肩的关系,称复位。胎肩在骨盆内下降,前肩向母体骨盆中线旋转45°,使双肩径适应骨盆出口前后径,此时胎头枕部顺势在外继续向左旋转45°,称外旋转。

7. 胎儿娩出　胎儿前肩、后肩娩出,胎体及胎儿下肢随之娩出。

骨盆平面

骨盆平面各不同,入口是横,中是纵,还有出口与中同。

(二)先兆临产

1. 子宫不规则收缩(假临产)　分娩发动前出现的不规律宫缩,常在夜间出现,白天消失;给予镇静剂可以抑制假临产。

2. 胎儿下降感　随着胎先露下降入骨盆,宫底随之下降,由于胎先露入盆又压迫了膀胱,使尿频症状再次出现。

3. 见红　是分娩的一个比较可靠的征象,在分娩发动前24～48小时内。

(三)临产的诊断

临产的标志是有规律且逐渐增强的子宫收缩,持续30秒或以上,间歇5～6分钟,同时伴有进行性宫颈管消失、宫口扩张和胎先露下降。

三、分娩期妇女的护理

(一)产程分期

1. 第一产程(子宫颈扩张期)　从开始出现间歇5～6分钟的规律宫缩到宫口开全。初产妇需11～12小时;经产妇需6～8小时。

2. 第二产程(胎儿娩出期)　从宫口开全到胎儿娩出。初产妇需1～2小时;经产妇需几分钟至1小时。

3. 第三产程(胎盘娩出期)　从胎儿娩出到胎盘娩出。需5～15分钟,不超过30分钟。

(二)产程护理

1. 第一产程妇女的护理
(1)临床表现

1)规律宫缩:从临产的规律宫缩开始,逐渐增强的子宫收缩。

2)宫口扩张:宫口开大至10cm的过程。可以分为潜伏期和活跃期。潜伏期是指从规律宫缩开始至宫口扩张3cm,约需8小时,超过16小时称为潜伏期延长。活跃期是指宫口扩张3cm至宫口开全10cm,平均需4小时,超过8小时称为活跃期延长。

3)胎先露下降:胎头下降程度以颅骨最低点与坐骨棘平面的关系为标志。胎头颅骨最低点在坐骨棘水平时,以"0"表示;在坐骨棘平面上1cm时,以"-1"表示;在坐骨棘平面下1cm时,以"+1"表示。

4)破膜:多发生在宫口近开全时,正常羊水清、色淡黄。

(2)辅助检查:胎儿监护仪等。

(3)护理措施

1)一般护理:鼓励产妇在宫缩间歇时进食高热量、易消化、清淡的食物,注意补充水分,保证体力和精力充沛。

2)灌肠:初产妇宫口开大3cm以下且无禁忌证。

3)活动和休息:若初产妇宫口近开全或经产妇宫口已扩张4cm时,应卧床。

4)破膜观察:一旦破膜立即卧床听胎心音,记录破膜时间、羊水量及性状。

5)预防尿潴留:鼓励产妇每2~4小时排尿1次,以免影响宫缩、胎先露下降。

(4)产程护理

1)观察子宫收缩。

2)监测胎心音:正常胎心率为120~160次/分。

3)在宫缩时进行肛门检查:了解尾骨活动度,子宫颈扩张程度,胎膜是否破裂,胎儿先露部及先露下降的情况等。初产妇宫口开全(10cm),经产妇宫口扩张至3~4cm,应将产妇送入产房准备接生。

2. 第二产程妇女的护理

(1)临床表现

1)胎头拨露:胎头于宫缩时露出阴道口,间歇期又稍回缩阴道内。

2)胎头着冠:宫缩间歇期胎头不再回缩。

(2)护理措施

1)指导产妇正确使用腹压。

2)消毒外阴。

3)接生。

3. 第三产程妇女的护理

(1)胎盘剥离征象:子宫底上升,子宫收缩呈球形;阴道少量流血;阴道口外露的脐带自行下降延伸;用手在耻骨联合上方按压子宫下段时,子宫体上升而外露的脐带不回缩。

(2)护理措施

1)预防产后出血:胎儿娩出后,遵医嘱注射缩宫素。

2)新生儿的即时护理

首要清理呼吸道。新生儿Apgar评分。

脐带处理:进行脐带结扎。

早开奶:在产后30分钟内,指导产妇给正常新生儿进行第一次吸吮。

眼睛的护理：出生后用眼药水滴双眼。

3）助娩胎盘；检查胎盘、软产道。

4. 产后即时护理　产后2小时内留产房观察，此时易出现产后出血，故应严密观察血压、脉搏、面色；子宫底高度及宫缩情况；膀胱是否充盈；会阴部伤口是否有血肿；询问产妇有无自觉症状。如有异常情况及时报告医师并协助处理。

 助记栏

先 兆 临 产

先兆临产要重视，其中见红最可靠。
子宫收缩不规则，更有胎儿下降感。

练 习 题

一、专业实务

A_1型题

1. 下列除哪项外均可称为产力（　　）
   A. 子宫收缩力　　B. 腹壁肌收缩力
   C. 膈肌收缩力　　D. 肛提肌收缩力
   E. 子宫韧带收缩力

2. 骨盆轴指（　　）
   A. 骨盆腔中心线
   B. 骨盆腔各平面中心线
   C. 骨盆腔各平面假想线
   D. 贯穿骨盆腔各平面弯曲的弓状线
   E. 贯穿骨盆腔各平面中心点的假想轴线，呈弯曲弓状线

3. 子宫下段在临产后可伸展为（　　）
   A. 6～7cm　　B. 7～8cm
   C. 7～10cm　　D. 5cm以上
   E. 2cm以上

4. 子宫生理性缩复环位于（　　）
   A. 子宫上段　　B. 子宫上、下段之间
   C. 子宫下段　　D. 子宫底部
   E. 以上都不对

5. 正常骨盆倾斜度是（　　）
   A. 60°　　B. 70°
   C. 80°　　D. 85°
   E. 90°

6. 正常分娩机转俯屈是胎头遇到阻力由枕额径转为（　　）
   A. 双顶径　　B. 枕颏径
   C. 枕下前囟径　　D. 双肩径
   E. 双颞径

7. 正常枕先露分娩时什么情况下发生仰伸（　　）
   A. 胎头拨露时
   B. 胎头着冠时
   C. 胎头在耻骨下露出时
   D. 后囟在耻骨下方
   E. 前囟在耻骨下方

8. 关于正常枕先露分娩机制的叙述正确的是（　　）
   A. 下降，衔接，内旋转，俯屈，仰伸，复位，外旋转
   B. 衔接，俯屈，内旋转，下降，仰伸，复位，外旋转
   C. 衔接，下降，俯屈，内旋转，仰伸，复位，外旋转
   D. 下降，俯屈，衔接，内旋转，仰伸，复位，外旋转
   E. 衔接，下降，内旋转，俯屈，仰伸，复位，外旋转

9. 枕右前位胎头通过软产道时进行内旋转，是使胎头的（　　）
   A. 矢状缝与骨盆入口横径相一致
   B. 矢状缝与中骨盆横径相一致

C. 矢状缝与中骨盆前后径相一致
D. 前囟转至耻骨弓下面
E. 后囟转至骶骨前面

A_2 型题

10. 临床中常用胎先露与中骨盆平面之间的关系来判断产程的进展，原因是（　　）
    A. 入口平面最窄
    B. 中骨盆平面不规则
    C. 中骨盆平面最窄
    D. 出口平面是两个三角形
    E. 出口平面不规则

11. 一位孕妇妊娠36周，产检胎儿已入盆，胎位正常。此胎儿的胎位可能是（　　）
    A. 骶左前　　　B. 枕左前
    C. 骶右前　　　D. 枕后位
    E. 枕左后

12. 一位孕妇，28岁，医生诊断其为"过期妊娠"，该孕妇可能妊娠达到或超过（　　）
    A. 40周末　　　B. 41周末
    C. 42周末　　　D. 43周末
    E. 44周末

13. 曹女士，32岁，G_1P_0。妊娠足月时，行B超检查，提示胎儿发育正常，已经成熟，试判断该胎头的双顶径约为（　　）
    A. 8.5cm　　　B. 9cm
    C. 9.3cm　　　D. 9.5cm
    E. 9.8cm

14. 张女士，G_1P_0，妊娠37周前来产检。医生检查后提示胎头已经衔接，指的是（　　）
    A. 胎头进入骨盆
    B. 胎头平坐骨棘
    C. 胎头双顶径进入骨盆入口平面
    D. 胎头枕额径进入骨盆入口
    E. 胎头在坐骨棘以下

15. 曹女士，G_1P_0，妊娠40周，临产。该产妇第一产程需要（　　）
    A. 2～3小时　　B. 6～8小时
    C. 11～12小时　D. 13～15小时
    E. 15～18小时

A_3/A_4 型题

（16～17题共用题干）

某产妇已临产，现出现腹部疼痛，疼痛持续一段时间后缓解一段时间，又再次有规律地出现。

16. 此为子宫收缩特性的（　　）
    A. 节律性　　　B. 极性
    C. 对称性　　　D. 缩复性
    E. 不规律性

17. 此正常的宫缩不会出现（　　）
    A. 胎儿窘迫　　B. 宫颈管缩短
    C. 宫口扩张　　D. 胎膜破裂
    E. 腹部疼痛

二、实践能力

A_1 型题

18. 胎头宫缩时暴露阴道口，当宫缩间歇时缩回阴道内，称为（　　）
    A. 胎头着冠　　B. 胎头拨露
    C. 胎头俯屈　　D. 胎头仰伸
    E. 胎头下降

19. 某产妇，G_2P_1，现宫口已开至4cm，护士应（　　）
    A. 指导其屏气用力
    B. 将其送入产房
    C. 检查有无破膜
    D. 指导其下床活动
    E. 随时检查宫口

20. 产妇王女士，第二胎，孕40周。第一胎因前置胎盘行剖宫产术。现检查宫口开大2cm，胎位为枕左前，胎心132次/分。制订的下列护理措施中错误的是（　　）
    A. 剃毛（备皮）
    B. 灌肠
    C. 鼓励少量多次进食
    D. 严密观察产程
    E. 勤听胎心音

21. 临产后肛门检查了解胎头下降程度，最常用做标记的是（　　）
    A. 骶岬　　　　B. 坐骨棘
    C. 坐骨结节　　D. 耻骨联合后面
    E. 耻骨弓

22. 临产后灌肠的适应证是（　　）
    A. 阴道流血　　　B. 胎位异常
    C. 剖宫产史　　　D. 胎儿窘迫
    E. 初产妇宫颈口开大 3cm 前

A_2 型题

23. 一位产妇，10 小时前临产，现宫口已经开全，指的是（　　）
    A. 宫口开大 4cm　　B. 宫口开大 10cm
    C. 宫口开大 8cm　　D. 宫口开大 8～10cm
    E. 宫口开大 3cm

24. 一位产妇，正常分娩，从胎儿娩出至胎盘娩出需要超过多长时间进行处理（　　）
    A. 15 分钟　　B. 30 分钟
    C. 1 小时　　D. 2 小时
    E. 3 小时

25. 一位孕妇，妊娠 39 周，已见红。一般预测该孕妇还有多长时间可能发动真正的临产（　　）
    A. 48～72 小时　　B. 24～48 小时
    C. 20～36 小时　　D. 15～18 小时
    E. 6～10 小时

26. 一位孕妇，昨晚见红。今晨入院，医生诊断为临产，下列哪项是临产的表现（　　）
    A. 子宫口开大
    B. 不规律宫缩
    C. 用镇静剂后宫缩消失
    D. 胎儿下降感
    E. 阴道"见红"

27. 一位孕妇妊娠晚期，产检胎头已入盆，自觉食欲好，食量增加，呼吸轻快，尿频，这种表现是（　　）
    A. 甲亢　　　B. 糖尿病
    C. 胎儿下降感　　D. 临产
    E. 进入第一产程

28. 某产妇已临产，护士观察产程进展，如需要进行肛查，应在何时进行（　　）
    A. 宫缩开始时　　B. 宫缩最强烈时
    C. 宫缩减弱时　　D. 宫缩间歇期
    E. 随时可查

29. 一位产妇，胎儿已娩出，助产士协助胎盘娩出时正确的护理措施是（　　）
    A. 胎盘娩出后，按摩子宫，刺激其收缩以减少出血
    B. 胎盘未完全剥离之前，用手按揉宫底
    C. 胎盘未完全剥离之前，牵拉脐带
    D. 胎盘未完全剥离之前，下压宫底
    E. 胎盘未完全剥离之前，徒手剥离胎盘

30. 某产妇，临产 10 小时，现宫口已经开全，护士可以指导产妇采取（　　）
    A. 平卧位　　　B. 左侧卧位
    C. 右侧卧位　　D. 头高足低位
    E. 膀胱截石位

31. 某产妇，15 分钟前顺产一男婴，护士想判断一下胎盘是否剥离，下列哪项不是胎盘剥离的征象（　　）
    A. 宫底升高
    B. 宫体变硬呈球形
    C. 阴道少量出血
    D. 于耻骨上压子宫下段脐带回缩
    E. 阴道大量出血

32. 初产妇，36 岁，妊娠 40 周，规律性阵发腹痛 10 小时，于 2：00 入院，宫口开大 1.5cm，9：00 宫口开大 3cm，12：00 宫口开全，13：30 胎儿娩出，13：50 胎盘娩出，最恰当的诊断是（　　）
    A. 第三产程延长　　B. 第二产程延长
    C. 活跃期延长　　　D. 潜伏期延长
    E. 正常产程

33. 初孕妇，妊娠 39 周，规律性腹痛 6 小时，于 1：00 入院。胎心音 140 次/分，宫口开大 4cm，5：00 宫口开大 6cm，10：00 宫口开大 8cm，正确的诊断是（　　）
    A. 潜伏期延长倾向　　B. 潜伏期延长
    C. 活跃期延长　　　　D. 活跃期停滞
    E. 正常产程

34. 产妇孙女士，自然分娩，产后 2 小时观察内容不包括（　　）
    A. 血压及脉搏　　B. 子宫收缩情况

C. 阴道流血量　　D. 乳汁分泌情况

E. 膀胱充盈情况

35. 某产妇，26岁，第一胎，足月临产14小时，肛查：宫口开全，胎膜已破，胎方位正常，头先露，双顶径达坐骨棘水平，胎心音正常，在处理中，首先应考虑（　　）

A. 陪伴在产妇身旁，指导使用腹压

B. 观察胎头是否已达阴道口

C. 准备产包

D. 消毒外阴

E. 洗手准备接生

36. 某产妇，8小时前临产，现检查胎方位为枕左前，先露+1是指（　　）

A. 胎头颅骨最低点在坐骨棘平面以上1cm

B. 胎头颅骨最低点在坐骨棘平面以下1cm

C. 胎儿双顶径在坐骨棘平面以上1cm

D. 胎儿双顶径在坐骨棘平面以下1cm

E. 胎儿先露部在坐骨棘平面以下1cm

37. 某产妇，孕40周分娩，现娩出一男婴，下列哪项不属于新生儿评分的体征（　　）

A. 呼吸　　　　　B. 心率

C. 肌张力　　　　D. 喉反射

E. 体温

38. 某产妇，正常阴式分娩一男活婴。1分钟内的情况是：心率100次/分，呼吸浅慢且不规则，四肢活动良好，有咳嗽反射，皮肤红润，Apgar评分是（　　）

A. 10分　　　　　B. 9分

C. 8分　　　　　D. 7分

E. 6分

39. 某产妇，30岁，妊娠32周。产前检查均正常。现咨询妊娠晚期什么时候要入院待产（　　）

A. 走路不便伴尿频

B. 上腹部较轻松

C. 不规律宫缩

D. 有胎儿下降感

E. 阴道有血性分泌物流出

40. 某产妇，25岁，妊娠39周。入院检查医生诊断为临产，现产妇感觉腹痛咨询护士，护士应指导产妇（　　）

A. 可自行用止痛药物

B. 腹部不痛时也要躺在床上休息不能活动

C. 可以俯卧减轻疼痛

D. 有便意时可以去卫生间

E. 指导产妇不要过早向下屏气用力

A_3/A_4型题

（41～42题共用题干）

一位产妇，在产程中胎膜破裂，医生诊断为"自然破膜"。

41. 该产妇破膜的时间为（　　）

A. 规律宫缩开始时

B. 宫颈管消失时

C. 宫颈口近开全时

D. 宫颈口扩大至2cm时

E. 宫颈口扩大至3cm时

42. 对于该产妇的护理，错误的是（　　）

A. 破膜后即听胎心

B. 记录破膜时间

C. 注意羊水性状

D. 胎头尚未入盆者，破膜后应卧床休息

E. 破膜超过24小时者，预防性应用抗生素

（43～44题共用题干）

某孕妇，28岁，孕39周。昨天下午出现腹部阵痛，每次持续4～10秒，间隔时间不定；晚上发现内裤上有红色分泌物。

43. 上述情况属于（　　）

A. 先兆临产　　　B. 临产

C. 进入第一产程　D. 进入第二产程

E. 进入第三产程

44. 今晨该女士入院后感下腹阵痛，每次持续时间为35秒，间隔5～6分钟。该情况为（　　）

A. 先兆临产　　　B. 未临产

C. 进入第一产程　D. 进入第二产程

E. 进入第三产程

（45～48题共用题干）

某产妇，孕39周。急诊入院，现宫口已经开大10cm，宫缩强。

45. 该产妇已经进入（　　）

A. 临产 B. 未临产
C. 第一产程 D. 第二产程
E. 第三产程

46. 此时护士不应该做的是（　　）
    A. 指导产妇屏气用力
    B. 指导产妇哈气
    C. 清洁与消毒外阴
    D. 准备接生
    E. 观察产程

47. 新生儿娩出后，首先应（　　）
    A. 用各种刺激使其大声啼哭
    B. 清理呼吸道
    C. 无呼吸者给予呼吸兴奋剂
    D. 脐带结扎
    E. 称体重

48. 胎儿娩出约20分钟后胎盘娩出，护士不应该做的是（　　）

A. 检查软产道 B. 肌内注射缩宫素
C. 检查胎盘胎膜 D. 将产妇送入爱婴区
E. 观察膀胱充盈情况

（49～50题共用题干）
某产妇，28岁，孕40周，临产。现顺产一女婴，胎盘未娩出。

49. 该产妇处于（　　）
    A. 第一产程 B. 第二产程
    C. 第三产程 D. 宫口扩张潜伏期
    E. 宫口扩张活跃期

50. 对该产妇的处理错误的是（　　）
    A. 立即挤压子宫，促使胎盘娩出
    B. 胎盘娩出后详细检查胎盘、胎膜是否完整
    C. 检查阴道、会阴有无裂伤
    D. 第三产程结束后，产妇在产房观察2小时
    E. 产后2小时情况良好，护送到休息室

第4章 正常产褥期母婴的护理

内容提要

产妇全身各器官除乳腺外从胎盘娩出至恢复或接近正常未孕状态的一段时间,称为产褥期,一般需6周。

一、产褥期妇女的生理及心理变化

(一)产褥期妇女的生理变化

1. 生殖系统
(1)子宫
1)子宫体肌纤维缩复。
2)子宫内膜再生:约于产后第3周除胎盘附着面外子宫腔内膜基本由新生的内膜完成修复,胎盘附着处内膜修复需6周。
3)子宫颈:产后4周时子宫颈完全恢复至正常状态。初产妇的子宫颈外口由产前的圆形,变为产后的"一"字形横裂。
(2)阴道及外阴:黏膜皱襞在产后3周左右开始复现。分娩后外阴有轻度水肿,产后2~3天后自然消退。

2. 内分泌系统 不哺乳产妇于产后6~10周恢复月经。哺乳产妇月经复潮延迟,平均在产后4~6个月恢复排卵。

3. 乳房
(1)主要变化是泌乳。
(2)初乳:产后7日内分泌的乳汁。初乳中含有较多蛋白质,较少的脂肪和乳糖,易于消化吸收,并有防御感染及排泄胎粪的作用,是新生儿早期理想的天然食物。
(3)过渡乳:产后7~14日分泌的乳汁为过渡乳汁。含蛋白质量逐渐减少,脂肪和乳糖含量逐渐增多。
(4)成熟乳:产后14日以后所分泌的乳汁为成熟乳汁,呈白色。
(5)初乳和成熟乳中,均含有大量免疫抗体。

4. 血液循环系统的变化 产后72小时内,回心血量增加15%~25%,原有心脏病的产妇易发生心力衰竭。

5. 消化系统 产后胃肠肌张力及蠕动力减弱,故易发生便秘。

6. 泌尿系统 妊娠期体内潴留的水分于产后迅速排出,故产后1周尿量明显增多。在分娩过程中膀胱受压致使黏膜水肿充血及肌张力降低,以及会阴伤口疼痛、不习惯卧床排尿等原因,使产妇容易发生尿潴留。

(二)产褥期妇女的心理调适

1. 依赖期　产后1～3天。产妇的很多需要是通过别人来满足的。
2. 依赖-独立期　产后3～14天。这一时期表现出较为独立的行为,改变依赖期中接受特别照顾和关心的状态。此期也容易产生压抑。
3. 独立期　产后2周至1个月。在这一时期,新家庭形成并运作。

二、产褥期妇女的护理

(一)临床表现

1. 体温、脉搏、呼吸、血压　产后体温多数在正常范围,产后24小时内略升,但不超过38℃。产后脉搏略慢,1周后恢复正常。产后呼吸14～16次/分。产后血压平稳。
2. 子宫复旧　产后第1日子宫底平脐。以后子宫底每日下降1～2cm,至产后10日子宫降入骨盆腔内,腹部扪不到宫底。
3. 恶露　产后随子宫蜕膜的脱落,血液、坏死蜕膜组织及子宫颈黏液经阴道排出,称为恶露。恶露分为血性恶露、浆液性恶露和白色恶露。列表区别三种恶露的特点(表4-1)。正常恶露有血腥味,但无臭味,持续4～6周。总量为250～500ml。
4. 产后宫缩痛　在产褥早期因宫缩引起下腹部阵发性剧烈疼痛,于哺乳时更甚,称为产后宫缩痛。于产后1～2天出现,持续2～3天后自然消失。多见于经产妇。

表4-1　三种恶露的特点

项目	血性恶露	浆液恶露	白色恶露
颜色	色鲜红	色淡红	色较白
主要成分	血液	坏死蜕膜组织	白细胞、坏死蜕膜组织
持续时间	产后3～4天	持续10天	持续3周

(二)护理措施

1. 一般护理

(1)环境:室温22～24℃,湿度55%～60%,空气新鲜,经常通风换气,保证室内有充足的光线。

(2)生命体征的观察。

(3)休息与活动:一般产后12小时内以卧床休息为主,24小时可下床活动。

(4)营养:正常分娩后稍事休息,产妇即可进食易消化、吸收的半流质饮食,以后根据具体情况进普食。

2. 生殖器官

(1)会阴护理

1)用消毒液擦洗会阴或行会阴冲洗,2次/天。

2)会阴伤口水肿严重者,应以95%乙醇纱布湿敷或50%硫酸镁湿热敷,2次/天或3次/天,每次20分钟。

3）会阴切口应单独擦洗。会阴伤口一般于产后 3~5 天拆线。

4）切口有分泌物时，可在产后 7~10 天行坐浴。

5）伤口感染应提前拆线引流，并定时换药。

6）如有侧切伤口，产妇应采取健侧卧位。

（2）尿潴留和便秘的处理

1）产后 4~6 小时应鼓励、帮助产妇排尿。如排尿有困难，可帮助产妇坐起或下床排尿，用温开水冲洗外阴或听流水声诱导排尿，如无效，应遵医嘱导尿。

2）对于便秘者，应劝其多食蔬菜、水果，尽早下床活动，同时遵医嘱给予果导、酚酞等缓泻剂。

 助记栏

产后子宫的恢复

产后 1 日底平脐，10 日降至骨盆里。

内膜修复需 3 周，胎盘附着 6 周毕。

（三）健康指导

1. 出院指导　嘱产妇在产后 42 天到医院随访。

2. 性生活指导　一般应在产后 6 周检查完毕、恶露干净、生殖器官已复原情况下恢复性生活。

三、正常新生儿的护理

妊娠 37 周末至 42 周末以前出生，体重≥2500g 的新生儿，称足月新生儿。从出生后断脐到满 28 天的一段时间为新生儿期。

（一）正常新生儿生理特点

1. 呼吸系统　新生儿呼吸浅而快，以腹式呼吸为主，出生时呼吸为 40~60 次/分，2 日后降为 20~40 次/分。

2. 血液循环系统　新生儿心率较快，120~140 次/分，易受啼哭、吸乳等影响。

3. 消化系统　新生儿胃呈水平位，贲门括约肌不关闭，易发生溢乳、呕吐。出生 24 小时内排出墨绿色糊状胎便。

4. 泌尿系统　新生儿肾浓缩功能差，故尿量多，尿色清亮、淡黄，每日 10 余次。新生儿一般在生后 6~12 小时内排尿。

5. 神经系统　新生儿大脑皮质的兴奋性低，睡眠时间长。出生时有多种先天性反射，如觅食、吸吮、握持、拥抱反射等，生后数月自然消失。

6. 免疫系统　出生前从母体获得 IgG，故出生后 6 个月内对麻疹、白喉等传染病具有免疫力。

7. 皮肤黏膜　新生儿耳后、颈部、腹股沟等处胎脂较多，存留过久易引起皮肤糜烂，应用植物油纱布轻轻拭去。新生儿皮肤细嫩，角质层薄且抵抗力差，易感染。

8. 体温　新生儿体温调节中枢发育不完善，皮下脂肪薄，体表面积相对较大，保温差，散热快,易受外界温度影响。

9. 特殊生理特点

(1) 生理性体重下降:出生后2~4天,出现生理性体重下降,一般不超过10%,4天后回升,7~10天恢复到出生时的体重。

(2) 生理性黄疸:新生儿出生后2~3天出现皮肤、巩膜黄染,4~10日自然消退,称生理性黄疸。如出现过早、持久不退,应视为病理状态。

(3) 乳腺肿大及假月经:在母体内受胎盘分泌的激素影响,新生儿出生后3~4天可发生乳腺肿大,2~3周后自然消退。女婴出生1周内,阴道可有白带及少量血性分泌物,1~2天后自然消失。

(二) 母乳喂养指导

1. 母乳喂养的概念 出生4~6个月,除母乳外,不给婴儿添加任何食物,包括水。

2. 指导产妇进行哺乳

(1) 哺乳时间:原则是按需哺乳。

(2) 正确的哺乳姿势:母亲可采取坐位和卧位,无论何种姿势,重要的是让母亲和婴儿感到舒适。

(3) 婴儿正确的含接姿势:婴儿的下颌接触到乳房,让乳头和大部分乳晕都含在婴儿口内。

3. 乳头皲裂的护理 首先应有正确的含接姿势。喂奶结束应轻轻下压婴儿下颌,以免在口腔负压情况下拉出乳头引起局部皮肤损伤。发生皲裂后,症状轻者,可先喂哺健侧乳房,再喂哺患侧。每次哺乳后,再挤出数滴奶涂于皲裂的乳头、乳晕上,有利于伤口的愈合。

4. 乳房胀痛的护理 产后3天,因淋巴和静脉充盈,乳腺管不畅,乳房逐渐胀实、变硬,触之疼痛,可有轻度发热。

(1) 尽早哺乳:产后半小时开始哺乳。

(2) 外敷乳房:哺乳前热敷乳房,以促使乳腺管通畅。两次哺乳间冷敷乳房,以减轻局部充血、肿胀。

(3) 按摩乳房:哺乳前按摩乳房,方法为从乳房边缘向乳头中心按摩。

(4) 配戴乳罩:穿戴合适的具有支托性的乳罩。

(5) 生面饼外敷:可促使乳腺管通畅。

(6) 服用药物:口服维生素B_6或散结通乳的中药。

5. 退乳护理 不哺乳者应及时退奶。分娩第2天肌内注射己烯雌酚4mg,2次/天,共3天。已泌乳者可外敷芒硝,也可用生麦芽60~90g水煎当茶饮。

(三) 正常新生儿护理

1. 母婴同室的环境条件 室温维持在22~24℃、相对湿度在55%~65%,每天定时通风消毒。

2. 新生儿日常护理

(1) 维持体温恒定:每日测体温2次,体温稳定在36~37℃。

(2) 保持呼吸道通畅:正常新生儿面色红润,呼吸均匀,哭声响亮。如出现面色苍白或青紫、啼哭异常、呼吸急促,表示呼吸道不畅,应立即清理呼吸道。

(3) 脐部护理:脐带残端一般于出生后3~7天脱落。断脐后2小时内,观察断端有无渗血。保持脐部清洁干燥。

（4）皮肤及臀部护理：产后6小时内可除去胎脂，臀部应清洁干燥，勤换尿布，防止发生红臀。

3. 预防接种　生后24小时内、1个月、6个月在右上臂三角肌外侧肌内各注射乙肝疫苗5μg；正常新生儿出生12~24小时，难产或异常者出生后3天接种卡介苗。

4. 新生儿筛查　应积极开展先天性甲状腺功能减退症及苯丙酮尿症等先天性代谢缺陷病的筛查，以便早发现、早治疗。

恶　露

产后恶露有三类，血性浆液与白色。
颜色是由成分主，血液蜕膜白细胞。

练 习 题

一、专业实务

A_1 型题

1. 产褥期指（　　）
   A. 从胎儿娩出到生殖器恢复正常
   B. 从胎盘娩出到生殖器官完全恢复正常的一段时间
   C. 从第二产程到生殖器官恢复正常
   D. 从胎儿娩出到全身恢复正常
   E. 从胎儿娩出到恶露干净这段时间

2. 关于产褥期产妇内分泌系统改变的叙述不正确的是（　　）
   A. 不哺乳的产妇一般于产后6~10周恢复
   B. 哺乳产妇月经恢复前不可能妊娠
   C. 哺乳产妇的泌乳素可抑制排卵
   D. 哺乳产妇平均在产后4~6个月恢复排卵
   E. 哺乳产妇月经恢复前有可能妊娠

3. 子宫内膜在产后几周完全愈合（　　）
   A. 1周　　　　B. 2周
   C. 3周　　　　D. 5周
   E. 6周

4. 不属于产褥期生理的是（　　）
   A. 分娩后2~3天乳汁开始分泌
   B. 产后24小时内体温38.5℃
   C. 产后脉搏60~70次/分
   D. 子宫体6~8周恢复到正常大小
   E. 产褥期白细胞为$15×10^9$/L

A_2 型题

5. 某产妇，现产后第5日，检查子宫底时，每日子宫底应较前一日宫底下降（　　）
   A. 5~6cm　　　B. 4~5cm
   C. 3~4cm　　　D. 2~3cm
   E. 1~2cm

6. 某产妇，顺产一个女婴，现会阴侧切伤口红肿，若指导该产妇坐浴，应该在产后（　　）
   A. 4天　　　　B. 6天
   C. 10天　　　 D. 7~10天
   E. 2周

7. 某产妇，28岁。自然分娩一个女婴。腹部检查：耻骨联合上方扪不到宫底，此产妇大约在产后的（　　）
   A. 当天　　　　B. 第1天
   C. 第4~6天　　D. 第8~9天
   E. 第10~14天

8. 某产妇，30岁。自然分娩一个男婴，现奶汁为乳白色的成熟乳，考虑该产妇至少在产后（　　）
   A. 3~5天　　　B. 10天
   C. 14天　　　　D. 2~3周
   E. 6周

9. 某产妇，母乳喂养，产后回院复诊，询问产后排卵的时间，正确的回答是（　　）
   A. 产后4～6周　　　B. 产后6～10周
   C. 产后8～10周　　　D. 产后4～6个月
   E. 产后6个月

二、实践能力

A_1 型题

10. 某产妇，顺产一个女婴，产后多长时间应鼓励产妇排尿（　　）
    A. 12小时　　　B. 3小时
    C. 4小时　　　D. 5小时
    E. 6小时

11. 关于产褥期护理的叙述错误的是（　　）
    A. 情况正常者24小时后下床活动
    B. 保证充分休息和睡眠
    C. 饮食富于营养，注意多吃蔬菜
    D. 衣着温度适宜
    E. 产后10小时内排尿

12. 有关会阴护理的描述错误的是（　　）
    A. 外阴水肿可用95%乙醇湿敷
    B. 外阴水肿可用50%硫酸镁湿热敷
    C. 会阴切开缝合者向患侧卧位
    D. 伤口有感染者，提早拆线
    E. 正常伤口3～5天拆线

13. 关于新生儿喂养的叙述不正确的是（　　）
    A. 按时哺乳
    B. 按需哺乳
    C. 母乳喂养
    D. 产后30分钟内开始哺乳
    E. 哺乳前温水擦洗乳头、乳晕

A_2 型题

14. 某产妇，30岁，乙肝患者。产后要求回奶，下列哪项不是常用的回奶方法（　　）
    A. 限制进汤食物
    B. 停止吸奶
    C. 不要频繁将剩余的乳汁挤出
    D. 生麦芽煎汤服
    E. 乙烯雌酚肌内注射

15. 某产妇，要求母乳喂养，护理人员促进母乳喂养成功的措施中错误的是（　　）
    A. 对所有保健人员进行技术培训
    B. 向孕妇宣传母乳喂养的好处
    C. 帮助母亲早开奶
    D. 实行母婴同室
    E. 实行按时哺乳

16. 患者，28岁，剖宫产术后10天，母乳喂养，乳房不胀，新生儿喂奶后仍哭闹，对该产妇处理不正确的是（　　）
    A. 用吸乳器吸引刺激乳汁分泌
    B. 调节饮食，加强营养
    C. 保证充足的睡眠
    D. 多喝汤水，饮用催乳剂
    E. 增加新生儿吸乳次数

17. 某产妇，行会阴侧切术，告知其会阴创口拆线时间是（　　）
    A. 3天　　　B. 4天
    C. 7天　　　D. 3～5天
    E. 6～8天

18. 某产妇，顺产一个男婴，产后4～6小时应积极处理产妇出现的（　　）
    A. 便秘　　　B. 尿潴留
    C. 褥汗　　　D. 恶露
    E. 疲乏

19. 某产妇，产后1周，咨询产后可以恢复性生活的时间是（　　）
    A. 产后3周　　　B. 产后4周
    C. 产后5周　　　D. 产后6周
    E. 产后7周

20. 患者，女，28岁。产后4周，体温升高，左侧乳房疼痛，局部红肿，有波动感。最主要的处理措施是（　　）
    A. 全身应用抗生素　　　B. 托起患侧乳房
    C. 33%硫酸镁湿敷　　　D. 局部物理疗法
    E. 及时切开引流

A_3/A_4 型题

（21～23题共用题干）

某产妇，分娩时进行了会阴左侧切开缝合，现产后3天。

21. 该产妇可能的恶露是（　　）
    A. 血性恶露　　　B. 浆液性恶露
    C. 白色恶露　　　D. 黏液性恶露
    E. 月经

22. 针对该产妇，应指导其取（　　）
    A. 左侧卧位　　　B. 右侧卧位
    C. 患侧卧位　　　D. 仰卧位
    E. 半坐卧位

23. 产后7日，发现侧切伤口局部有硬结，对于该伤口，正确的护理措施是（　　）
    A. 每日观察恶露的性状
    B. 每日观察宫缩情况
    C. 分娩后7～10天给予温水坐浴
    D. 勤换会阴垫
    E. 硫酸镁湿热敷

（24～26题共用题干）

产妇陈某，今晨经阴道分娩一个女婴，产程顺利。

24. 为预防尿潴留的发生，应指导她产后第一次排尿在产后（　　）
    A. 4小时内　　　B. 5小时内
    C. 6小时内　　　D. 7小时内
    E. 8小时内

25. 分娩第2天，乳房胀痛，无红肿，首选的护理措施是（　　）
    A. 用吸奶器吸奶　　　B. 用生麦芽煎汤喝
    C. 少喝汤水　　　D. 让新生儿多吸吮
    E. 芒硝敷乳房

26. 产后检查时间是在产后（　　）
    A. 2周　　　B. 4周
    C. 6周　　　D. 8周
    E. 10周

（27～28题共用题干）

某产妇，产后第1天，要求母乳喂养。

27. 预防产后乳房胀痛，不正确的措施是（　　）
    A. 分娩后马上吸吮
    B. 确保正确的含接姿势
    C. 坚持按时喂哺
    D. 做到充分有效吸吮
    E. 按需哺乳

28. 该产妇产后第3天，自觉乳房胀痛，检查可见双侧乳房胀实有硬结，触之疼痛，考虑乳房胀痛，对其护理中错误的是（　　）
    A. 产后尽早哺乳
    B. 哺乳前热敷乳房
    C. 两次哺乳之间热敷
    D. 婴儿吸吮力不足时，可借助吸奶器吸引
    E. 按摩乳房

第 5 章 异常妊娠孕妇的护理

内 容 提 要

一、自 然 流 产

（一）概述

凡妊娠不满 28 周，胎儿体重不足 1000g 而终止者，称为流产。流产发生在妊娠 12 周以前者为早期流产；发生在 12 周至不满 28 周者为晚期流产。流产分为自然流产和人工流产，自然流产的发生率占全部妊娠的 15% 左右，多数为早期流产。

（二）临床表现

1. 类型和发展过程

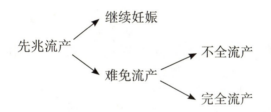

三种特殊情况：

（1）稽留流产：指胚胎或胎儿在宫内死亡尚未自然排出。

（2）习惯性流产：指自然流产连续发生 3 次或 3 次以上。

（3）流产感染：是指流产过程引起宫腔内感染，甚至并发盆腔炎、腹膜炎、败血症及感染性休克等。

2. 几种流产类型的区别　见表 5-1。

表 5-1　几种流产类型的鉴别

项目	先兆流产	难免流产	不全流产	完全流产
阴道流血	少量	流血增多	流血持续不止	流血逐渐停止
腹痛	轻微腹痛	阵发性腹痛加剧	阵发性腹痛加剧	腹痛随之消失
宫颈口	未开	已扩张	扩张	关闭
子宫大小	与孕周相符	相符或略小	小于孕周	接近正常大小
B 超	见胎心搏动	未见胎心搏动	见胚胎组织物残留	未见胚胎组织

（三）辅助检查

1. 妇科检查　了解宫颈口、子宫及双侧附件情况。
2. 实验室检查　进行绒毛膜促性腺激素、雌激素、胎盘催乳素等的定量测定。
3. B超检查　检查胎囊、胎动、胎心等情况。

（四）治疗要点

1. 先兆流产　卧床休息和对因治疗。
2. 难免流产　确诊后应尽早行清宫术或刮宫术清除宫腔内容物，刮出物送病理检查。
3. 不全流产　积极防治休克，立即行刮宫术，确保妊娠物完全排出。
4. 完全流产　无需特殊处理。
5. 稽留流产　应尽早使妊娠物排出子宫。处理前应做凝血功能检查。
6. 习惯性流产　以预防为主，对因治疗。

（五）护理诊断/合作性问题

1. 有感染的危险　与阴道出血时间过长、宫腔内有残留组织等因素有关。
2. 焦虑　与担心胎儿健康等因素有关。

（六）护理措施

1. 先兆流产的护理　卧床休息、营养及心理辅导，按医嘱给对胎儿无害的药物，如镇静剂、孕激素等。禁止性生活，避免各种刺激因素。
2. 妊娠不能继续者　积极配合医生，及时终止妊娠，加强宫缩，预防大出血。
3. 预防感染　监测体温、血象，注意观察阴道分泌物的色、质、量及腹部情况，发现有感染征象及时报告，按医嘱给予抗生素治疗，注意无菌操作，指导患者保持会阴部清洁。
4. 心理护理　安慰患者顺利度过悲伤期。

（七）健康指导

1. 妊娠期应积极预防各种传染病及其他感染，注意劳动保护，防止外伤，形成良好的生活习惯，妊娠3个月内避免性生活。
2. 有习惯性流产史者在下次妊娠的安胎治疗应超过以往流产的妊娠月份。
3. 应积极接受对因治疗。宫颈内口松弛者应在未妊娠前做宫颈内口松弛修补术，如已妊娠，则在妊娠14～16周时行子宫内口缝扎术。

二、异位妊娠

（一）概念

正常妊娠时，受精卵着床于子宫体腔内膜。受精卵在子宫体腔外着床发育时，称为异位妊娠，习称宫外孕。以输卵管妊娠最常见，约占异位妊娠的95%。发生部位以壶腹部妊娠多见，其次为峡部、伞部，间质部妊娠少见。

（二）病因

1. 慢性输卵管炎是引起输卵管妊娠的常见原因。
2. 输卵管发育异常或功能异常。
3. 输卵管结扎后再通、孕卵游走、放置宫内节育器、子宫内膜异位症等。

（三）病理

1. 输卵管妊娠流产　多见于壶腹部妊娠，发病多在妊娠 8～12 周。
2. 输卵管妊娠破裂　多见于峡部妊娠，发病多在 6 周。
3. 陈旧性宫外孕。
4. 继发性腹腔妊娠　若破裂口在阔韧带内，可发展为阔韧带妊娠。

（四）临床表现

1. 症状　停经、腹痛和阴道出血是三大主要症状。
（1）停经史：多数停经 6～8 周。
（2）腹痛：为患者就诊的主要症状。
（3）阴道出血：胚胎死亡后，常有不规则阴道出血，色深褐，量少，偶有蜕膜管型排出。
（4）晕厥与休克：出血多者可出现休克。
（5）腹部包块。
2. 体征　根据内出血情况而异。
（1）腹部检查：下腹部有明显压痛和反跳痛，尤以患侧为甚。出血多时，叩诊有移动性浊音。
（2）妇科检查：后穹隆饱满，有触痛，宫颈抬举痛，子宫稍大而软，内出血多时子宫有漂浮感。一侧附件可触及边界不清、触痛明显的包块。
3. 常用辅助检查
（1）阴道后穹隆穿刺：是一种简单可靠的诊断方法。若抽出暗红色不凝固血液或陈旧血有助于诊断。
（2）妊娠试验：放射免疫法 β-HCG 定量较宫内妊娠低，是早期诊断异位妊娠的重要方法。
（3）B 超检查：有助于诊断异位妊娠。
（4）腹腔镜检查：用于输卵管妊娠尚未流产或破裂者，有腹腔内出血伴休克者禁用。
（5）宫腔排出物送病理检查：仅有蜕膜无绒毛。

（五）治疗要点

治疗以手术为主，其次是药物治疗。

（六）护理诊断 / 合作性问题

1. 潜在并发症　出血性休克。
2. 恐惧　与担心手术失败有关。

（七）护理措施

1. 手术治疗患者的护理　严密监测生命体征、出入量；吸氧、开放静脉通道；配血、输血、输液、止血，维持血容量，做好术前准备；加强心理护理。

2. 非手术治疗患者的护理　观察生命体征，尤其注意阴道出血量及腹痛情况；卧床休息、避免腹压增大。对使用化疗药物治疗者要密切监测不良反应的发生。

（八）健康指导

注意保持外阴清洁，禁止性生活1个月。

三、前置胎盘

（一）概述

正常胎盘附着于子宫体部的后壁、前壁或侧壁。妊娠28周后胎盘附着于子宫下段，甚至胎盘下缘达到或覆盖子宫颈内口处，其位置低于胎儿先露部，称为前置胎盘。前置胎盘是妊娠晚期出血的主要原因之一，是妊娠期的严重并发症，若处理不当可危及母儿生命，多见于经产妇及多产妇。

（二）病因及病理

1. 病因　与子宫内膜病变与损伤、胎盘面积过大、胎盘异常、孕卵发育迟缓等因素有关。
2. 病理变化　妊娠晚期或临产后子宫下段逐渐伸展，附着在此位置的胎盘不能相应伸展，致前置部分的胎盘剥离，血窦破裂出血。

（三）分型

1. 完全性（中央性）前置胎盘　子宫颈内口全部为胎盘组织所覆盖。
2. 部分性前置胎盘　子宫颈内口部分为胎盘组织所覆盖。
3. 边缘性前置胎盘　胎盘附着于子宫下段，下缘不超越子宫颈内口。

（四）临床表现

（1）主要症状：妊娠晚期发生无诱因的无痛性反复阴道流血。

（2）患者可出现贫血，贫血程度与出血量成正比，出血严重时可致休克，胎儿可发生宫内窘迫甚至死亡。出血时间和量与前置胎盘的类型有关。由于胎盘占据子宫下段，常合并胎位异常、胎先露下降受阻；子宫下段收缩力差，分娩时易出现产后出血；产后易发生产褥感染。

（五）辅助检查

1. B超　是目前最安全、有效的首选方法。
2. 产科检查　子宫软、无压痛，大小与停经周数相符。
3. 阴道检查　一般不主张应用。
4. 产后检查胎盘胎膜。

（六）治疗要点

抑制宫缩、止血、纠正贫血和预防感染。

1. 期待疗法　适用于妊娠不足34周或估计胎儿体重小于2300g，阴道流血不多，全身情况良好，胎儿存活者。
2. 终止妊娠指征　①反复出现多量出血甚至休克者；②估计胎儿已成熟者；③其他产科指征。剖宫产术是处理前置胎盘的主要手段。

（七）护理诊断/合作性问题

1. 潜在并发症　出血性休克、胎儿窘迫。
2. 有感染的危险　与前置胎盘剥离面靠近子宫颈口、细菌易经阴道上行感染有关。

（八）护理措施

1. 终止妊娠　紧急情况下应迅速建立静脉通道，配血，取去枕侧卧位，吸氧，保暖；遵医嘱给予输液、输血，补充血容量；做好术前准备，监测母儿生命体征。
2. 期待疗法

（1）保证休息，减少刺激：绝对卧床休息，左侧卧位，定时、间断吸氧；腹部检查时动作要轻柔，禁止肛查及阴道检查。

（2）纠正贫血：遵医嘱用药或输血，指导孕妇多食高蛋白及含铁丰富的食物。

（3）监测病情变化：生命体征，阴道流血情况及胎儿情况。

（4）预防产后出血和感染。

（九）健康指导

保持外阴清洁，防止感染；加强孕期保健，对期待疗法的孕妇应嘱其多休息，避免剧烈活动，学会自我监测，若再出血应随时就诊。

四、胎盘早期剥离

（一）概述

妊娠20周后或分娩期，正常位置的胎盘在胎儿娩出前，部分或全部从子宫壁剥离，称为胎盘早期剥离，简称胎盘早剥。它是晚期妊娠的一种严重并发症，起病急，进展快，若处理不及时，可危及母儿生命。

（二）病因

1. 血管病变　如患有妊娠高血压综合征、慢性肾炎等疾病的孕妇。
2. 机械性因素　腹部外伤、外转胎位。
3. 宫腔内压力突然降低　当双胎分娩第一个胎儿娩出太快或羊水过多破膜时，羊水流出过快所致。
4. 子宫静脉压突然升高　当孕妇长时间取仰卧位，妊娠子宫压迫下腔静脉所致。
5. 其他高危因素　吸烟、吸毒等。

（三）病理

主要病理变化是底蜕膜出血，形成血肿，使胎盘自附着处剥离。按病理类型胎盘早剥分三种：显性剥离（外出血）、隐性剥离（内出血）、混合性剥离（混合性出血）。

（四）临床表现

1. 轻型　剥离面通常不超过胎盘的1/3，以外出血为主，多发生在分娩期。主要症状为阴道少量出血，色暗红。
2. 重型　剥离面超过1/3，以内出血和混合性出血为主，多发生在妊娠晚期，贫血程度与外出血量不相符，腹部检查子宫硬如板状、胎心消失，若剥离面超过胎盘面积的1/2，胎儿多因缺氧死亡。

（五）辅助检查

1. B超检查　可见胎盘与子宫壁之间出现液性暗区或异常增厚。
2. 实验室检查　血常规提示患者贫血或凝血功能异常。

前置胎盘和胎盘早剥的区别见表5-2。

表5-2　前置胎盘和胎盘早剥的鉴别

项目	前置胎盘	胎盘早剥
相关因素	经产妇多见	常伴发于妊娠高血压综合征或外伤史
腹痛	无腹痛	发病急，剧烈腹痛
阴道出血	以外出血为主	以内出血为主
子宫	软，与孕周相符	板样硬，有压痛，比孕周大
胎位胎心	胎位清楚，胎心音一般正常	胎位不清，胎心音弱或消失
阴道检查	宫口内可触及胎盘组织	无胎盘组织触及
B超检查	胎盘下缘低于胎先露部	胎盘位置正常，胎盘后有时有血肿
胎盘检查	无凝血块压迹	早剥部分有凝血块压迹

（六）治疗要点

纠正休克，同时立即终止妊娠、防治并发症。

（七）护理诊断/合作性问题

1. 潜在并发症　失血性休克、DIC、羊水栓塞、肾衰竭、子宫胎盘卒中。
2. 恐惧　与担心自身及胎儿生命安全有关。

（八）护理措施

1. 纠正休克：积极补充血容量，给予输液、输血、吸氧治疗，尽快改善微循环，防治休克。
2. 做好终止妊娠的准备。

3. 严密观察病情变化，及时发现并发症。

4. 预防产后出血：分娩后及时给予缩宫剂并按摩子宫，必要时做切除子宫的术前准备，同时预防晚期产后出血。

5. 产褥期护理：加强营养，纠正贫血。及时更换消毒会阴垫，保持会阴清洁，防止感染。

6. 心理护理。

（九）健康指导

根据产妇情况给予母乳喂养指导；对死产者及时给予退乳措施，可在分娩后 24 小时内尽早使用退乳药物。

五、妊娠期高血压疾病

（一）概述

妊娠期高血压疾病是妊娠期特有的疾病。多数病例在妊娠期出现一过性高血压、蛋白尿等症状，在分娩后消失，是孕产妇及围生儿死亡的重要原因之一，是目前导致我国孕产妇死亡的第二位原因。

（二）病理生理

妊娠期高血压疾病的基本病变是全身小动脉痉挛。

（三）临床表现及分类

1. 妊娠高血压综合征　BP≥140/90mmHg（间隔 6 小时，至少 2 次），无蛋白尿，妊娠 20 周后首次出现，血压于产后 12 周恢复正常。可伴有上腹不适或血小板减少，产后方可确诊。

2. 子痫前期

（1）轻度：孕 20 周以后首次出现，间隔 6 小时，至少 2 次出现 BP≥140/90mmHg、尿蛋白≥0.3g/24 小时或（＋）以上（间隔 4 小时）。

（2）重度：BP≥160/110mmHg；尿蛋白≥2g/24 小时或（＋＋）以上；血肌酐＞106μmol/L；血小板＜10×10^9/L；微血管溶血；血清谷丙转氨酶（ALT）或血清谷草转氨酶（AST）上升；持续头痛或脑、视觉障碍，持续上腹不适。

3. 子痫　子痫前期孕妇抽搐或昏迷而不能用其他原因解释者。

4. 慢性高血压（原发性高血压）并发子痫前期　慢性高血压孕妇无蛋白尿，孕 20 周后出现蛋白尿≥0.3g/24 小时；慢性高血压孕妇孕 20 周以前有蛋白尿，20 周后蛋白尿突然增加，或血压进一步增高，或出现血小板＜10×10^9/L。

5. 妊娠合并慢性高血压　BP≥140/90mmHg，孕前或孕 20 周以前已诊断高血压并持续到生产 12 周以后。

子痫分产前子痫、产时子痫和产后子痫，以产前子痫多见。

（四）辅助检查

1. 血液检查　测定血红蛋白、血细胞比容、血气分析、血液浓缩程度等。

2. 肝肾功能测定　判断肝肾功能受损情况。

3. 尿液检查　留取24小时尿液，进行蛋白定量检查。

4. 眼底检查　检查视网膜小动脉的痉挛程度等。眼底动静脉管径比例可由正常的2∶3变为1∶2或1∶4，视网膜水肿、渗出、出血。

5. 其他　心电图、超声心动图、胎盘功能、胎儿成熟度、脑血流图检查。

（五）治疗要点

解痉、降压、镇静、合理扩容及利尿，适时终止妊娠。

1. 解痉药　硫酸镁首选。有预防和控制子痫发作的作用。
2. 降压药　如肼屈嗪，适用于血压过高者。
3. 镇静药　适用于对硫酸镁有禁忌或疗效不明显时，但分娩时慎用。
4. 扩容药　白蛋白、平衡液、低分子右旋糖酐（右旋糖酐40），应在解痉的基础上进行。
5. 利尿药　呋塞米、甘露醇，仅适用于全身性水肿、急性心力衰竭等。

妊娠期高血压疾病水肿

"一小、二大、三外、四全"，即"＋"为水肿局限于小腿以下；"＋＋"为水肿延及大腿；"＋＋＋"为延及腹部、外阴；"＋＋＋＋"为全身水肿。

注：①水肿不作为诊断标准，因正常孕妇妊娠晚期均可发生，无特异性。②较基础血压升高≥30/15mmHg或舒张压升高≥15mmHg，但BP＜140/90mmHg，也不作为诊断依据，需严密观察。

（六）护理诊断/合作性问题

1. 体液过多　与下腔静脉受增大子宫压迫使血液回流受阻、营养不良性低蛋白血症有关。
2. 有受伤的危险　与发生抽搐有关。
3. 潜在并发症　胎盘早期剥离、心力衰竭、脑出血等。

（七）护理措施

1. 一般护理　饮食预防，摄入足够的蛋白质、蔬菜，补充维生素、铁和钙剂，孕20周开始每日补钙2g，左侧卧位休息以增加血供，避免精神紧张、加强产前检查。

2. 妊娠期高血压孕妇的护理　以休息为主。

（1）卧床休息：以左侧卧位为宜。

（2）饮食调节：足够的蛋白质、蔬菜，补充维生素、铁和钙剂。

（3）加强产前保健：适当增加产前检查次数。

3. 子痫前期、子痫孕妇的护理

（1）一般护理

1）需住院治疗，左侧卧位。

2）病情监测：每4小时检测血压一次，注意自觉症状。

3）监测胎心、胎动变化。

4）记出入量、测尿蛋白等。

（2）用药护理：硫酸镁是首选解痉药。

1）用药方法：肌内注射和静脉给药两种方法。

2）硫酸镁毒性反应：治疗浓度和中毒浓度相近，通常滴注速度以1g/h为宜，不超过2g/h。

中毒现象首先表现为膝反射减弱或消失，继之全身肌张力减退，呼吸抑制，严重者心搏骤停。

3）注意事项：每次用药前及用药期间须监测有无中毒现象，一旦出现膝反射减弱或消失、呼吸少于 16 次 / 分、尿量少于 25ml/h（600ml/24h）时，应立即停药并报告医生，立即给予 10% 葡萄糖酸钙 10ml 静脉注射。

（3）子痫患者的护理

1）控制抽搐：按医嘱使用硫酸镁或冬眠合剂静脉注射。

2）专人监护防止损伤：首先应保持患者呼吸道通畅，并立即给氧。

3）减少刺激，避免诱发抽搐：置于单人暗室，保持绝对安静，避免声、光刺激，治疗和护理操作尽量相对集中。

4）监测并记录：生命体征，出入量，血、尿常规和特殊检查等。

5）适时终止妊娠：子痫前期患者经积极治疗 24～48 小时仍无好转者；子痫控制后 6～12 小时可考虑终止妊娠。

4. 分娩期及产褥期的护理

（1）第一产程：严密监测。

（2）第二产程：尽量缩短。

（3）第三产程：预防出血。胎儿前肩娩出后立即注射缩宫素，禁用麦角新碱。

（八）健康指导

出院后定期复查血压、尿蛋白，有异常及时就诊；如本次妊娠婴儿死亡，嘱血压正常后 1～2 年后再怀孕，并早期到高危门诊就诊，接受产前检查和孕期保健指导。

六、早 产

（一）概述

妊娠满 28 周至不满 37 周之间分娩者称早产。此时娩出的新生儿称早产儿，出生体重多小于 2500g，各器官发育尚不够成熟。防止早产是降低围生儿死亡率的重要环节之一。

（二）病因

1. 孕妇因素 合并感染性疾病（下生殖道及泌尿道感染为早产最常见原因）、子宫畸形或肌瘤、受到刺激等。

2. 胎儿、胎盘因素 前置胎盘、胎盘早剥、胎膜早破、羊水过多、多胎妊娠、胎儿窘迫等。

（三）临床表现

1. 主要表现 子宫收缩伴有少许阴道分泌物或出血。

2. 诊断早产的依据 妊娠≥28 周至＜37 周，出现规律宫缩，伴宫颈管消失及进行性宫口扩张 2cm 以上。

（四）治疗要点

通过休息和药物治疗控制宫缩，尽量维持妊娠至足月；如早产已不可避免时，应尽可能预防新生儿合并症以提高早产儿存活率。

（五）护理诊断/合作性问题

1. 有新生儿受伤的危险　与早产儿发育不成熟有关。
2. 焦虑　与担心早产儿预后有关。

（六）护理措施

1. 预防早产　做好孕期保健，保持心情平静，多采取左侧卧位休息，避免诱发宫缩活动如抬重物及性生活；加强营养；宫颈内口松弛者可在妊娠14~16周时做宫颈内口环扎术；慎做肛门检查及阴道检查，积极治疗合并症。
2. 药物治疗的护理　首要治疗是抑制宫缩，同时还要积极控制感染。常用的抑制宫缩药物有三类：①β-肾上腺素受体激动剂；②硫酸镁；③前列腺素抑制剂。
3. 预防新生儿合并症发生　每日进行胎心监护，教会患者自数胎动；遵医嘱于分娩前给糖皮质激素（如地塞米松）促进胎儿肺成熟，避免早产儿发生呼吸窘迫综合征。
4. 分娩准备　选择合理的分娩方式，做好早产儿保暖和复苏准备。
5. 心理支持和护理。

（七）健康指导

对有早产危险因素者应加强孕期监护和保健指导；如出现临产征兆应及时就诊；指导避孕措施，无子女者至少半年后方可再次受孕。

七、双胎妊娠

（一）概述

多胎妊娠是指一次妊娠同时有两个或两个以上的胎儿。以双胎最为常见。

（二）分类

1. 双卵双胎　两个精子与两个卵子受精而发育成的双胎。50%性别相同，50%性别相异。
2. 单卵双胎　单卵受精后分裂形成的双胞胎，占双胞胎的33%，单卵双胎有相同的基因型、性别、构造与外貌。

（三）临床表现

1. 症状　早孕反应较重，压迫症状明显，自诉多处胎动。
2. 体征　宫底高度大于正常孕周，在腹部不同部位可听到两个胎心音，且两者速率不一，相差大于10次/分。

（四）辅助检查

1. 产前检查。
2. B超检查。

（五）治疗要点

1. 妊娠期　及早诊断，加强孕期管理，增加产检次数，加强营养，预防并发症。
2. 分娩期　密切观察产程进展和胎心变化。若为双头位可行阴道自然分娩。当第一个胎儿娩出后应立即断脐。
3. 产褥期　第二个胎儿娩出后立即肌内注射或静脉滴注缩宫素，防止产后出血的发生；同时腹部放置沙袋，防止腹压骤降引起休克。

（六）护理诊断/合作性问题

1. 有受伤的危险　与多胎妊娠引起早产有关。
2. 潜在并发症　早产、脐带脱垂或胎盘早剥。
3. 舒适改变　与子宫增大过快引起的压迫症状有关。

（七）护理措施

1. 一般护理　加强营养，双胎妊娠期体重一般以增加16～18kg为宜。
2. 心理护理。
3. 分娩期护理　出现分娩先兆应立即严密观察产程进展和胎心率变化，指导产妇配合。
4. 产后护理　注意观察产妇阴道出血量和宫缩情况，防止产后出血。

（八）健康指导

指导产妇正确进行母乳喂养，帮助产妇选择有效的避孕方法。

八、羊水过多

（一）概述

妊娠期间羊水量超过2000ml者，称为羊水过多。羊水的外观和性状与正常无异样，临床分急性羊水过多和慢性羊水过多。孕妇易并发妊娠高血压综合征、胎位不正、早产等。

（二）病因

1. 胎儿畸形　以中枢神经系统和上消化道畸形最常见。
2. 多胎妊娠。
3. 孕妇和胎儿的疾病：如糖尿病、妊娠高血压综合征等。
4. 胎盘脐带病变。
5. 特发性羊水过多。

（三）临床表现

1. 急性羊水过多　少见。多发生在妊娠20～24周，病发较快，数日内羊水急剧增加，孕妇出现呼吸困难，不能平卧，下肢和外阴部水肿及静脉曲张，便秘。
2. 慢性羊水过多　多见。多发生在妊娠晚期，羊水在数周内逐渐增多，多数孕妇能适应，宫高、腹围大于同期孕妇，腹壁皮肤发亮、变薄、皮肤张力大，有液体震颤感，胎位不清，胎心遥远或听不清。

（四）辅助检查

1. B超检查　是重要的辅助检查方法。
2. 其他　甲胎蛋白（AFP）与血糖测定、血型与染色体检查等。

（五）治疗要点

1. 羊水过多合并胎儿畸形者，及时终止妊娠。
2. 确定胎儿正常者，应根据胎龄及孕妇的自觉症状决定处理方法。

（六）护理诊断/合作性问题

1. 有胎儿受伤的危险　与破膜时易并发胎盘早剥、脐带脱垂、早产等有关。
2. 焦虑　与担心胎儿有可能畸形有关。
3. 舒适改变　与子宫异常增大引起的压迫症状有关。

（七）护理措施

1. 一般护理　指导注意休息，低盐饮食，防止便秘，减少增加腹压的活动。
2. 病情观察　观察生命体征，加强产检，及时发现并发症。
3. 配合治疗　①羊膜腔穿刺放羊水：症状严重孕妇无法忍受（胎龄不足37周），穿刺放羊水。放羊水每小时不超过500ml，一次放羊水量不超过1500ml。放羊水后腹部放置沙袋或加腹带包扎，以防血压骤降甚至发生休克。②终止妊娠的配合。
4. 心理护理。

（八）健康指导

再次受孕者应进行遗传咨询和孕前检查，加强孕期高危监护。

九、羊水过少

（一）概述

妊娠足月时羊水量少于300ml者称为羊水过少。常发生在妊娠晚期。羊水过少者约1/3有胎儿畸形。若羊水量少于50ml，胎儿窘迫发生率达50%以上，围生儿死亡率高达88%。

（二）病因

1. 母体因素　孕妇脱水、服用某些药物等。
2. 胎儿因素　胎儿畸形（以泌尿系统畸形多见）、胎儿成熟过度等。
3. 胎盘、胎膜因素　胎盘退行性变、羊膜病变、胎膜早破等。

（三）临床表现

孕妇于胎动时感觉腹痛，检查时发现宫高、腹围小于同期正常妊娠，子宫敏感度较高。

（四）治疗要点

监测羊水量变化，积极寻找原因，必要时及时终止妊娠。

（五）护理诊断/合作性问题

1. 有胎儿受伤的危险　与羊水过少导致胎儿粘连或宫内发育迟缓等有关。
2. 恐惧　与担心胎儿畸形有关。

（六）护理措施

1. 一般护理　教会孕妇胎动的监测方法和技巧，同时积极预防胎膜早破的发生。
2. 病情观察　观察孕妇的生命体征，定期监测宫高、腹围和体重；监测胎儿情况。
3. 配合治疗　需终止妊娠者做好阴道助产或剖宫产的准备。
4. 心理护理。

（七）健康指导

出院后注意休息，加强营养。指导产妇再次受孕应进行遗传咨询和孕前检查，加强孕期高危监护。

十、过期妊娠

（一）概述

凡平时月经周期规律，妊娠达到或超过42周而尚未临产者，称过期妊娠。

（二）病因

过期妊娠的病因包括孕晚期孕激素过多、雌激素不足；胎儿肾上腺皮质功能不全；头盆不称；无脑儿畸形等。

（三）治疗要点

1. 治疗原则　根据胎儿大小、胎盘功能、子宫颈成熟度等综合分析，选择恰当的分娩方式。
2. 立即终止妊娠指征　子宫颈条件成熟、胎儿体重≥4000g或胎儿宫内生长受限、12小时胎动<10次或胎心监护异常、尿E/C值持续降低、羊水过少或胎粪污染、重度子痫前期或子痫。

（四）护理诊断/合作性问题

1. 知识缺乏　缺乏对过期妊娠危害的知识。
2. 焦虑　与担心自身和胎儿的安危有关。
3. 有新生儿受伤的危险　与妊娠过期、胎盘老化、难产等有关。

（五）护理措施

1. 一般护理　指导休息，多取左侧卧位，间断吸氧，鼓励营养摄入；核实预产期。判断胎盘功能。

2. 观察病情　监护胎儿情况，及时发现胎盘功能减退和胎儿窘迫。

3. 配合治疗　做好阴道分娩或剖宫产终止妊娠的配合以及抢救新生儿的准备工作。

4. 心理支持。

（六）健康指导

督促定期产检；超过预产期 1 周未临产者，必须到医院检查；指导每日自数胎动计数，每 3 天胎心监护一次。

练 习 题

一、专业实务

A_1 型题

1. 妊娠满 28 周不满 37 周终止者，称为（　　）
   A. 流产　　　　　　B. 早产
   C. 难产　　　　　　D. 过期产
   E. 足月产

2. 流产感染易发生在（　　）
   A. 难免流产　　　　B. 不全流产
   C. 完全流产　　　　D. 稽留流产
   E. 习惯性流产

3. 异位妊娠最常见的发生部位是（　　）
   A. 子宫颈　　　　　B. 卵巢
   C. 腹腔　　　　　　D. 阔韧带
   E. 输卵管

4. 妊娠高血压综合征最基本的病理变化是（　　）
   A. 胎盘绒毛退行性变化
   B. 肾小管重吸收功能降低
   C. 全身小动脉痉挛
   D. 弥散性血管内凝血
   E. 水钠潴留

5. 前置胎盘好发于（　　）
   A. 巨大儿　　　　　B. ABO 血型不合者
   C. 原发不孕症患者　D. 前次有剖宫产史者
   E. 高龄初产妇

6. 哪一项不是胎盘早剥的高危因素（　　）
   A. 慢性高血压
   B. 重度妊娠高血压综合征
   C. 贫血

   D. 糖尿病
   E. 慢性肾脏疾病

7. 胎盘早期剥离最常见于（　　）
   A. 心脏病　　　　　B. 贫血
   C. 肝炎　　　　　　D. 妊娠高血压综合征
   E. 慢性肾炎

8. 胎盘早剥的病理变化是（　　）
   A. 底蜕膜出血
   B. 胎盘有炎性细胞浸润
   C. 胎盘绒毛膜出血
   D. 壁蜕膜出血
   E. 胎盘老化

9. 有血管病变者易发生（　　）
   A. 前置胎盘　　　　B. 胎盘早剥
   C. 过期妊娠　　　　D. 羊水过多
   E. 异位妊娠

10. 过期妊娠是指妊娠达到或超过（　　）
    A. 39 周末　　　　　B. 41 周末
    C. 40 周末　　　　　D. 42 周末
    E. 43 周末

11. 羊水过多指羊水量超过（　　）
    A. 600ml　　　　　　B. 800ml
    C. 1000ml　　　　　 D. 1500ml
    E. 2000ml

12. 体重超过下列哪项的胎儿称为巨大儿（　　）
    A. 3000g　　　　　　B. 3500g
    C. 4000g　　　　　　D. 4500g
    E. 5000g

13. 引起异位妊娠最常见的原因是（ ）
    A. 慢性输卵管炎　　B. 肿瘤
    C. 孕卵外游　　　　D. 盆腔炎
    E. 输卵管结扎术后再通

A_2 型题

14. 某女士，34岁，G_2P_0，妊娠7周，发生完全流产。既往身体健康，流产前有性生活，导致此次流产的原因最可能是（ ）
    A. 黄体功能不足　　B. 贫血
    C. 性生活　　　　　D. 子宫发育不良
    E. 维生素缺乏

15. 患者，33岁，G_2P_0，妊娠9周。因性生活后，出现阵发性腹痛，诊断为"先兆流产"。导致此次流产的原因属于（ ）
    A. 胎儿染色体异常
    B. 不良刺激引起
    C. 内分泌失调
    D. 生殖器官异常
    E. 维生素缺乏

16. 24岁已婚妇女来门诊检查，主诉停经50天，中下腹痛3天，下列哪项检查首选（ ）
    A. 基础体温　　　　B. 摄腹部X线片
    C. 妊娠试验　　　　D. 黄体酮试验
    E. B超检查

17. 初孕妇，停经8周，数日前开始下腹正中隐痛，伴少量持续阴道出血。妇科检查：子宫颈光滑，宫口未开，无宫颈举痛，子宫前倾前屈位，孕8周大小，附件(-)，目前最有价值的检查是（ ）
    A. 尿雌三醇测定　　B. 血HPL测定
    C. 尿HCG定量测定　D. 黄体酮试验
    E. AFP测定

18. 患者，32岁，G_3P_0，妊娠8周。主诉：出现少量阴道流血及下腹隐痛1天，初步判断为习惯性流产。关于习惯性流产的描述错误的是（ ）
    A. 自然流产连续发生2次或以上者
    B. 临床过程和一般流产相同
    C. 每次流产往往发生在相同妊娠月份

    D. 病因之一与染色体异常有关
    E. 晚期习惯性流产常因宫口松弛引起

19. 某女士，婚后2年未孕，现停经7周。常感右下腹胀痛不适，为排除输卵管妊娠，首先采取何项辅助检查（ ）
    A. B超检查　　　　B. 阴道后穹隆穿刺
    C. 腹腔穿刺　　　　D. 腹部X线
    E. 血细胞测定

20. 患者，28岁，G_2P_0，曾有流产史，现妊娠12周，阵发性腹痛及大量阴道流血，见肉块状组织排出，并有失血性休克，应首先考虑的流产类型是（ ）
    A. 感染性流产　　　B. 难免流产
    C. 不全流产　　　　D. 先兆流产
    E. 习惯性流产

21. 患者，26岁，妊娠9周。出现少量阴道流血及不规则下腹痛1天，诊断为先兆流产。经检查发现，导致该患者流产的原因正是引起早期流产的主要原因，即（ ）
    A. 接触有害毒物　　B. 黄体功能低下
    C. 宫口松弛　　　　D. 创伤
    E. 染色体异常

22. 患者，28岁，停经20周。患者曾于停经10周时出现少量阴道流血。检查发现子宫如孕8周大，自觉无胎动，听诊无胎心音，尿妊娠试验（－），诊断为稽留流产。下列哪项不属于稽留流产易致严重出血的原因（ ）
    A. 胎盘机化，粘连宫壁，易致残留
    B. 妊娠子宫血运丰富，易出血
    C. 稽留日久，易发生凝血功能障碍
    D. 胚胎物粘连宫壁，刮宫易发生子宫穿孔
    E. 雌激素不足，子宫对缩宫素不敏感，易发生宫缩不良

23. 28岁妇女，停经4个月。检查子宫体大于停经月份，为鉴别正常妊娠、多胎妊娠或异常妊娠，最佳方法为（ ）
    A. 超声多普勒　　　B. 腹部检查
    C. B超检查　　　　D. 拍腹部X线片
    E. 胎儿心电图

24. 患者，女，24岁。停经6周。常感右下腹胀痛不适，经检查确诊为输卵管妊娠。当种植在输卵管的受精卵绒毛向管壁方向侵蚀并穿透浆膜，孕卵排入腹腔时其结局为（　　）
   A. 输卵管妊娠破裂　　B. 输卵管妊娠流产
   C. 陈旧性宫外孕　　　D. 继发腹腔妊娠
   E. 胚胎死亡

25. 肖某，女，30岁，G_1P_0，妊娠33周。突然发生持续性腹痛，伴小量阴道出血，诊断为胎盘早期剥离。妊娠合并下列哪项疾病时易发生胎盘早剥（　　）
   A. 妊娠高血压综合征
   B. 肝炎　　　　　C. 糖尿病
   D. 心脏病　　　　E. 贫血

26. 患者，女，28岁。G_2P_0，妊娠32周。阴道大量流血，休克，疑为前置胎盘，以下检查最恰当的是（　　）
   A. 肛诊　　　　　B. 阴道检查
   C. 阴道窥器检查　D. B超检查
   E. X线检查

27. 患者，女，31岁。妊娠32周。夜间休息时出现阴道大量流血，休克。为确诊，最恰当的辅助检查是（　　）
   A. 肛诊　　　　　B. 阴道检查
   C. 阴道窥器检查　D. B超检查
   E. X线检查

28. 某孕妇，妊娠32周，产前检查B超提示孕妇羊水过多，胎儿未见畸形，关于羊水过多，是指妊娠期间羊水量超过（　　）
   A. 1000ml　　　　B. 1200ml
   C. 1500ml　　　　D. 2000ml
   E. 2500ml

29. 患者，女27岁。G_2P_0，妊娠21周。主诉：数日内腹部增大明显，下肢出现水肿，平卧时呼吸困难。在护理评估羊水过多孕妇的病史中，应重点询问的病史是（　　）
   A. 心脏病史　　　B. 糖尿病史
   C. 肾炎病史　　　D. 遗传病史
   E. 高血压病史

30. 某女士，27岁，G_2P_1，孕38周。产前检查发现巨大儿，需考虑的病理情况中，下列哪项除外（　　）
   A. 孕妇并发糖尿病　B. 营养过剩
   C. 经产妇　　　　　D. 父母身材瘦小
   E. 过期妊娠

31. 患者，女22岁。G_1P_0，孕35周。突感有较多液体自阴道流出，然后出现不规则腹痛，孕妇担心早产的发生。下列哪种情况是早产的最常见原因（　　）
   A. 胎膜早破、胎膜炎
   B. 妊娠合并中度贫血
   C. 前置胎盘
   D. 子宫畸形
   E. 酗酒

A_3/A_4型题

（32～33题共用题干）

初孕妇，27岁，于妊娠35周出现头痛、眼花等自觉症状。查血压170/110mmHg，尿蛋白（++），眼底动静脉比为1:2，视网膜水肿。

32. 哪项检查对了解上述病情的严重程度有实际意义（　　）
   A. B超检查　　　B. X线检查
   C. 眼底检查　　　D. HCG测定
   E. 羊水细胞学检查

33. 与重度妊娠高血压综合征的发生无关的是（　　）
   A. 双胎妊娠　　　B. 糖尿病
   C. 羊水过多　　　D. 前置胎盘
   E. 营养不良

（34～35题共用题干）

黄某，26岁，G_1P_0，孕36周。昨晚突然阴道出血，约400ml，无腹痛。检查：血压100/76mmHg，宫高与孕周相符，腹软无压痛，胎位清楚，胎心音118次/分。

34. 该患者阴道出血的原因可能是（　　）
   A. 先兆早产　　　B. 先兆临产
   C. 前置胎盘　　　D. 胎盘早期剥离
   E. 流产

35. 与此病的发生无关的是（　　）
    A. 妊娠高血压综合征　　B. 双胎妊娠
    C. 受精卵滋养层发育迟缓
    D. 胎盘面积过大
    E. 多次刮宫

（36～37题共用题干）

患者，28岁，停经50$^+$天，阴道少量流血3天。今晨起突感剧烈腹痛，伴恶心、呕吐、头晕。入院检查：血压78/48mmHg，面色苍白，腹部有移动性浊音；子宫颈着色，举痛，压痛明显，右侧附件区压痛明显；尿妊娠试验阳性。

36. 该患者出现上述临床表现最有可能的原因是（　　）
    A. 输卵管妊娠破裂
    B. 难免流产
    C. 不全流产
    D. 腹膜炎
    E. 盆腔炎

37. 为明确诊断，该患者首选的辅助检查是（　　）
    A. 血 HCG　　　　　　B. B超
    C. 后穹隆穿刺　　　　D. 腹腔镜
    E. 刮宫

（38～39题共用题干）

初孕妇，妊娠40周，阴道出血4小时，伴有持续性剧烈腹痛。检查：子宫硬如木板，压痛，胎心112次/分，胎位未触清。

38. 该患者诊断为胎盘早期剥离，其发病原因与下列哪项无关（　　）
    A. 妊娠高血压综合征
    B. 孕妇长期仰卧使子宫静脉压升高
    C. 腹部外伤
    D. 羊水过多、流出过快
    E. 前置胎盘

39. 为明确诊断，最有价值的辅助检查是（　　）
    A. 胎心监护
    B. 血红细胞计数及血红蛋白值
    C. 阴道检查
    D. 血白细胞计数及分类
    E. B超检查

二、实践能力

A$_1$型题

40. 异位妊娠患者就诊的主要症状是（　　）
    A. 停经　　　　　　B. 晕厥
    C. 腹痛　　　　　　D. 阴道流血
    E. 有便意感

41. 关于前置胎盘临床表现的叙述错误的是（　　）
    A. 常有不同程度的贫血
    B. 妊娠晚期无痛性反复阴道流血
    C. 子宫硬如木板
    D. 耻骨联合上方可听到胎盘杂音
    E. 常发生胎位异常

42. 重度子痫前期患者，首选的治疗方法是（　　）
    A. 降压　　　　　　B. 利尿
    C. 解痉　　　　　　D. 镇静
    E. 扩容

43. 用硫酸镁治疗妊娠高血压综合征，最早出现的中毒症状是（　　）
    A. 心率减慢　　　　B. 呼吸次数减少
    C. 血压降低　　　　D. 尿量减少
    E. 膝反射消失

44. 24小时尿蛋白定量达到或超过下列何项列为重度子痫前期（　　）
    A. 1g　　　　　　　B. 2g
    C. 3g　　　　　　　D. 5g
    E. 10g

45. 目前确诊前置胎盘最安全、有效的方法是（　　）
    A. 产科检查　　　　B. 阴道检查
    C. 肛检　　　　　　D. B超检查
    E. 血液检查

46. 关于胎盘早剥的症状和体征，下列叙述不正确的是（　　）
    A. 贫血程度与外出血量成正比
    B. 轻度胎盘早剥无宫底升高，无板样腹
    C. 严重者可发生DIC
    D. 严重者常发生胎死宫内
    E. 诱发肾衰竭

47. 先兆流产与难免流产主要鉴别点为（　　）
    A. 阴道流血时间的长短

B. 下腹疼痛的程度
C. 妊娠反应的轻重
D. 宫口开大程度
E. 妊娠试验结果

48. 下列哪项不是重型胎盘早剥的临床表现（　　）
    A. 以隐性出血为主　B. 多无胎儿窘迫
    C. 并发急性肾衰竭　D. 子宫硬如板状
    E. 剥离面＞1/3

49. 妊娠晚期出现阴道流血常见于（　　）
    A. 前置胎盘　　　　B. 早期流产
    C. 妊娠高血压综合征
    D. 异位妊娠
    E. 晚期流产

50. 用硫酸镁治疗妊娠高血压综合征时，下述说法不正确的是（　　）
    A. 最主要用以预防和控制抽搐
    B. 24小时硫酸镁总量不得超过10g
    C. 尿量少于25ml/h或呼吸16次/分时停用
    D. 膝反射消失者禁用
    E. 硫酸镁中毒时，用葡萄糖酸钙缓慢注射治疗

51. 预防子痫发作错误的护理措施是（　　）
    A. 保持病房光线充足
    B. 保持环境绝对安静
    C. 嘱患者绝对卧床休息
    D. 治疗护理操作集中进行
    E. 监测生命体征

52. 妊娠近足月患子痫前期的孕妇，下列的处理最恰当的是（　　）
    A. 积极治疗，等待产程发动
    B. 积极治疗1周后，予以引产
    C. 立即引产
    D. 立即行剖宫术
    E. 积极治疗24～48小时，症状无明显改善时应终止妊娠

53. 妊娠高血压综合征应用硫酸镁时，哪项护理措施是错误的（　　）
    A. 尿量不少于600ml/24h
    B. 静脉滴注维持量以1g/h为宜
    C. 膝反射必须存在

D. 呼吸不少于16次/分
E. 备解毒剂地西泮

54. 妊娠高血压综合征患者发生抽搐时，首要的护理措施是（　　）
    A. 加床挡，防止受伤
    B. 使患者取头高足低位，保持呼吸道通畅
    C. 观察病情，详细记录
    D. 用舌钳固定舌，防止舌咬伤及舌后坠
    E. 置患者于安静、暗光的单人病室

55. 关于前置胎盘的症状体征下述不正确的是（　　）
    A. 晚期反复无痛性阴道出血
    B. 贫血程度与出血量成反比
    C. 中央性前置胎盘出血较早
    D. 可出现胎儿窘迫
    E. 易发生胎位异常

A_2型题

56. 患者，女，30岁。有习惯性流产史，对于习惯性流产孕妇发生流产，其咨询治疗措施时错误的是（　　）
    A. 子宫颈内口松弛者应行子宫颈内口环扎术
    B. 妊娠早期先兆流产者，可肌内注射黄体酮
    C. 难免流产应等待自然排出
    D. 不全流产应行吸宫术或钳刮术
    E. 流产感染应先抗感染治疗后刮宫

57. 某经产妇，32岁，孕35周。因突然阴道大量流液急诊入院，无宫缩，胎心音正常，该产妇可能会发生（　　）
    A. 早期流产　　　　B. 晚期流产
    C. 早产　　　　　　D. 足月产
    E. 过期产

58. 李女士，29岁，G_3P_0，停经49天，担心流产。护士的健康指导是（　　）
    A. 加强锻炼身体，增强体质
    B. 多与人交流、沟通，学习其他人的经验
    C. 妊娠前3个月内禁止性生活
    D. 及时应用抗生素预防感染
    E. 告知不会发生习惯性流产，减少孕妇的心理负担

59. 患者，女28岁。停经50天，阴道少量流血

第5章 异常妊娠孕妇的护理

伴下腹隐痛1周。近2天腹痛加剧，出血量增多。检查宫口已开，子宫如孕7周大小，尿妊娠试验（－），可能性最大的是（　　）
- A. 先兆流产
- B. 难免流产
- C. 不全流产
- D. 稽留流产
- E. 异位妊娠

60. 患者，女，23岁。妊娠13周，自诉阵发性腹痛，阴道持续流血伴肉样组织排出；妇科检查见宫口扩张，子宫小于妊娠月份；B超检查见宫内残留胚胎组织物。应首先考虑（　　）
- A. 过期流产
- B. 难免流产
- C. 不全流产
- D. 完全流产
- E. 先兆流产

61. 患者，女，31岁。停经47天，阴道流血3天，量少伴轻微下腹痛。首先考虑（　　）
- A. 异位妊娠
- B. 不全流产
- C. 先兆流产
- D. 难免流产
- E. 葡萄胎

62. 刘女士，32岁，停经40$^+$天。阴道有少许出血，下腹部轻微疼痛。检查子宫如孕40天大小，软，宫口闭，妊娠反应（＋），在护理指导中不妥的是（　　）
- A. 卧床休息
- B. 少食纤维素食品
- C. 心理调适
- D. 保持外阴清洁
- E. 按医嘱用药

63. 张某，女，27岁，停经50$^+$天。阴道少量流血4天，今晨起突感剧烈腹痛，伴恶心、呕吐、头晕。入院时血压76/43mmHg，面色苍白，腹部移动性浊音（＋），该患者目前最主要的护理措施是（　　）
- A. 病情观察
- B. 治疗配合
- C. 生活护理
- D. 心理护理
- E. 健康指导

64. 患者，女，25岁。7天前因停经40天、妊娠试验阳性行吸宫术。今晨突然晕倒在地，体温37.5℃，血压75/50mmHg，脉搏100次/分，下腹压痛及反跳痛明显，外阴少量流血，宫颈举痛明显，宫口闭，子宫稍大、稍软，左侧似有一个包块，边缘不清，压痛，查血常规

WBC 10×10^9/L。最可能的诊断是（　　）
- A. 人工流产不全
- B. 流产后右侧附件炎
- C. 左侧输卵管妊娠破裂
- D. 宫颈粘连
- E. 急性阑尾炎

65. 李某，女，27岁，停经56天。突然发生剧烈腹痛，伴恶心、呕吐，阴道有少量流血，有排便感。查体：血压72/48mmHg，下腹压痛（＋），宫颈举痛（＋），下腹部有移动性浊音，最可能的诊断为（　　）
- A. 先兆流产
- B. 异位妊娠
- C. 急性阑尾炎
- D. 难免流产
- E. 不全流产

66. 初孕妇，妊娠37^{+2}周，基础血压不高。近几天头痛、眼花，血压160/100mmHg，尿蛋白（＋＋），胎心148次/分，此时如何处理最恰当（　　）
- A. 治疗至孕39周时终止妊娠
- B. 治疗24~48小时后终止妊娠
- C. 积极治疗，等待自然分娩
- D. 静脉滴注缩宫素引产
- E. 立即行剖宫产

67. 某孕妇，妊娠34周，全身水肿，抽搐3次，急诊入院。护理中不妥的是（　　）
- A. 左侧卧位
- B. 安置在光线好的病室便于抢救
- C. 尿常规检查
- D. 做好床边生活护理
- E. 加强胎儿监护

68. 初孕妇，28岁。因为高血压接受硫酸镁治疗，护士必须要评估孕妇（　　）
- A. 尿检测指标
- B. 血小板计数
- C. 桡动脉脉搏
- D. 呼吸频率
- E. 水肿

69. 初孕妇，30岁，孕36周。重度子痫前期。对该患者的产科处理下述不正确的是（　　）
- A. 经治疗病情好转而稳定，可继续妊娠
- B. 积极治疗24~48小时症状改善，估计胎儿可成活，应考虑终止妊娠

C. 经治疗 24~48 小时病情继续恶化，应继续治疗至病情稳定后终止妊娠

D. 应积极治疗，控制抽搐 6~12 小时终止妊娠

E. 引产失败应行剖宫术

70. 侯女士，34 岁，妊娠 35 周。诊断为妊娠高血压综合征，2 小时前突然发生持续性腹痛伴阴道少量流血。首先考虑为（　　）

A. 先兆早产　　B. 先兆临产

C. 先兆子宫破裂　D. 前置胎盘

E. 胎盘早期剥离

71. 张某，29 岁，孕 38 周。突然感到剧烈腹痛伴有少量阴道流血。血压 75/48mmHg，子宫似足月妊娠大小，硬如木板，有压痛，胎心消失，胎位不清，最大可能是（　　）

A. 临产　　　　B. 早产

C. 不完全子宫破裂　D. 前置胎盘

E. 胎盘早剥

72. 某孕妇，妊娠 36 周，突然发生剧烈腹痛，面色苍白，血压降至 80/60mmHg，脉弱，子宫硬如板状，有压痛，胎位触不清，胎心听不清，确诊为重型胎盘早期剥离，宫口开大 1cm。本病例最恰当的处理是（　　）

A. 行剖宫产　　B. 静脉滴注缩宫素

C. 人工破膜后静脉滴注缩宫素

D. 人工破膜后头皮钳牵引

E. 等待阴道分娩

73. 张某，女，27 岁，G_1P_0，孕 32 周，头位。阴道流血 3 天，量少，无腹痛，胎心正常，无明显宫缩，诊断为前置胎盘，恰当的处理是（　　）

A. 绝对卧床，给予镇静剂，观察病情变化

B. 立即行人工破膜

C. 立即行缩宫素引产

D. 立即行剖宫产术

E. 立即人工破膜及静脉滴注缩宫素

74. 彭女士，28 岁，经产妇，妊娠 34 周。今晨 6：00 突然出现阴道流血来院。检查子宫无压痛区，胎头在宫底部，胎心 140 次 / 分，血压 110/80mmHg，经 B 超诊断为前置胎盘，期待疗法有效，孕妇出院后的指导是（　　）

A. 可以和正常孕妇一样，不需要多休息

B. 可以进行力所能及的活动

C. 可以进行正常的性生活

D. 回家后自我监测胎动，定期产前检查

E. 若再次出血，量不多，可以不用回医院就诊

75. 苗女士，26 岁，初孕，妊娠 36 周，枕左前位。现出现阴道流血，无宫缩，胎心 136 次 / 分。目前最恰当的处理方法应是（　　）

A. 期待疗法

B. 静脉滴注缩宫素引产

C. 立即行人工破膜

D. 立即静脉滴注止血药物

E. 行剖宫产术

76. 杨某，女，32 岁，妊娠 31 周。少量阴道流血，曾有 3 次早产史。主要处理为（　　）

A. 抑制宫缩，促进胎儿肺成熟

B. 氧气吸入，给予止血剂

C. 注意休息，并给予镇静剂

D. 任其自然

E. 左侧卧位

77. 初孕妇，29 岁，妊娠 24 周。经 B 超检查诊断为羊水过多，现在要对孕妇进行孕期指导，正确的方法是（　　）

A. 孕妇不用控制盐的摄入量，加强营养，抬高下肢，减少增加腹压的活动

B. 孕妇的便秘不需要处理

C. 积极查明病因，针对病因防治

D. 注意休息，采取左侧卧位，不用预防胎膜早破和早产

E. 胎儿畸形者引产后不需避孕可再次受孕

78. 妊娠 32 周，产前检查 B 超提示孕妇羊水过多，胎儿未见畸形，孕妇咨询门诊护士关于羊水过多的问题不妥的是（　　）

A. 指羊水量超过 2000ml

B. 急性羊水过多，多发生在妊娠 20~24 周

C. 一次放羊水量不超过 1500ml

D. 慢性羊水过多，多发生在妊娠 28~32 周

E. 症状较轻者可继续妊娠，注意休息，不必低盐饮食

A₃/A₄型题

（79～81题共用题干）

赵某，G_3P_0，孕32周。昨晚突然阴道出血，约400ml，无腹痛。查体：BP 100/76mmHg，宫高与孕周相符，腹软无压痛，胎位清楚，胎心音130次/分。

79. 该孕妇最大的可能是（ ）
   A. 前置胎盘　　　B. 胎盘早剥
   C. 先兆早产　　　D. 先兆子宫破裂
   E. 胎膜早破

80. 该病的主要临床表现是（ ）
   A. 妊娠晚期无痛性反复阴道出血
   B. 正常位置的胎盘过早剥离
   C. 前置的胎盘剥脱出血
   D. 无病因无痛性阴道出血
   E. 阴道出血后逐渐出现腹痛性宫缩

81. 关于此患者的护理错误的是（ ）
   A. 嘱患者卧床休息，出血多时绝对卧床
   B. 保证患者充足的睡眠
   C. 保持大便通畅，以防便秘诱发大出血
   D. 做肛门检查、灌肠，做好分娩准备
   E. 监测血压、脉搏、呼吸，观察面色、意识、阴道出血量

（82～83题共用题干）

邢女士，26岁，孕38周。因反复少量阴道流血4天入院，有流产和多次刮宫史，自觉腹痛不明显。

82. 可能的诊断是（ ）
   A. 前置胎盘　　　B. 胎盘早剥
   C. 先兆早产　　　D. 先兆子宫破裂
   E. 胎膜早破

83. 护理措施错误的是（ ）
   A. 间断吸氧　　　B. 严密观察病情变化
   C. 右侧卧位　　　D. 做好输血输液的准备
   E. 减少刺激

（84～86题共用题干）

初孕妇，37岁，妊娠34周，基础血压不高。自觉近几天头晕、心悸。查体：BP 160/110mmHg，尿蛋白（＋），胎心148次/分，水肿（－）。

84. 该孕妇初步考虑为（ ）
   A. 妊娠高血压综合征
   B. 重度子痫前期　　C. 子痫
   D. 妊娠合并高血压　E. 胎盘早期剥离

85. 该孕妇首选的药物治疗是（ ）
   A. 镇静药　　　B. 降压药
   C. 解痉药　　　D. 利尿药
   E. 扩容药

86. 该孕妇经积极治疗2～3天后，血压（150～155）/（90～110）mmHg，自觉症状消失，胎心音正常，无腹痛。要维护血压正常此时常用方法是（ ）
   A. 可行剖宫产终止妊娠
   B. 继续加强降压药物治疗
   C. 等待自然分娩
   D. 静脉滴注缩宫素引产
   E. 降压6～8小时后终止妊娠

（87～90题共用题干）

某女士，29岁，已婚4年，停经50^+天，阴道有少许出血，下腹部轻微疼痛。检查子宫如孕50天大小、软，宫口闭，妊娠反应（＋）。

87. 诊断可能性最大的是（ ）
   A. 完全流产　　　B. 难免流产
   C. 习惯性流产　　D. 过期流产
   E. 先兆流产

88. 对该女士正确的处理是（ ）
   A. 立即排出宫腔内容物
   B. 防止感染
   C. 保胎治疗
   D. 静脉滴注缩宫素
   E. 无需特殊处理

89. 如在治疗过程中出现下腹坠胀感，出血量增多，宫口可容一指，此时诊断为（ ）
   A. 过期流产　　　B. 感染流产
   C. 难免流产　　　D. 不全流产
   E. 完全流产

90. 此时主要处理是（ ）
   A. 保胎　　　　　B. 清除宫腔内容物
   C. 严密观察，期待疗法
   D. 给止血药
   E. 破膜引产

（91～93题共用题干）

梁女士，30岁，孕10周，阴道少量流血伴下腹隐痛3天，现下腹阵发性疼痛加重，阴道排出一大块肉样组织，伴有阴道不凝状鲜红色流血，面色苍白。妇科检查：宫口已开，有肉样组织堵塞宫口，子宫较孕周小。

91. 该女士的诊断首先考虑可能为（　　）
 A. 稽留流产　　　B. 先兆流产
 C. 难免流产　　　D. 不全流产
 E. 感染性流产

92. 对该病例的处理原则，正确的是（　　）
 A. 入院严密观察　B. 减少阴道检查
 C. 尽早行清宫术　D. 以保胎为原则
 E. 可给予镇静剂

93. 下列护理措施中错误的是（　　）
 A. 严密监测生命体征
 B. 通知医生后再进行抢救
 C. 立即做好终止妊娠的准备
 D. 开通静脉通道，遵医嘱输血输液治疗
 E. 将术中刮出物送病理检查

（94～95题共用题干）

患者，女，24岁。10天前因停经41天，妊娠试验（+），行吸宫流产术，今晨突然晕倒在地，体温37.5℃，血压75/50mmHg，脉搏100次/分，下腹压痛及反跳痛明显，外阴少量流血，宫颈举痛明显，宫口闭，子宫稍大，稍软，右侧似有一包块，边缘不清，压痛，查血常规 WBC $10×10^9$/L。

94. 该患者的临床诊断首先考虑（　　）
 A. 异位妊娠　　　B. 先兆流产
 C. 不全流产　　　D. 阑尾炎
 E. 盆腔炎

95. 紧急的护理措施是（　　）
 A. 密切监测生命体征
 B. 注射止血药，情况不好转再手术
 C. 输血，纠正休克后再手术
 D. 边纠正休克边做术前准备
 E. 减轻疼痛的心理护理

（96～97题共用题干）

张某，女，27岁，第一次怀孕，现妊娠35周，有高血压病史。今晨突感腹部剧烈疼痛，伴少量阴道流血来诊。查体：血压80/60mmHg，脉搏120次/分，子宫如孕36周大小，板状腹，压痛明显，胎心102次/分。

96. 该患者最可能的诊断是（　　）
 A. 胎盘早剥　　　B. 前置胎盘
 C. 早产　　　　　D. 先兆子宫破裂
 E. 临产

97. 诊断明确后检查宫口未开，目前护士应马上（　　）
 A. 做好生活护理
 B. 遵医嘱静脉滴注缩宫素引产
 C. 开通静脉，做好术前准备
 D. 配合医生止血处理
 E. 加强监护

（98～100题共用题干）

林某，32岁，G_1P_0，妊娠31周。未做任何产前检查。因自感头痛、头晕2天而来院检查。查体：血压160/110mmHg，尿蛋白（++），下肢水肿（++），子宫大小与孕周相符，胎位、胎心音均正常。

98. 该患者最可能的诊断是（　　）
 A. 急性肾炎　　　B. 妊娠期高血压
 C. 轻度子痫前期　D. 重度子痫前期
 E. 子痫

99. 该患者应首选的治疗方法是（　　）
 A. 使用25%硫酸镁解痉
 B. 预防子痫和并发症的发生
 C. 适时终止妊娠
 D. 酌情使用镇静剂
 E. 适当使用利尿剂

100. 当患者使用硫酸镁过量时，最早出现的症状是（　　）
 A. 尿量减少　　　B. 全身肌张力减退
 C. 膝反射消失　　D. 呼吸抑制
 E. 心搏骤停

第6章 妊娠合并症孕妇的护理

内容提要

一、妊娠合并心脏病

（一）概述

妊娠合并心脏病是严重的妊娠合并症，妊娠32~34周、分娩期及产后3日内均是心脏病孕产妇发生心力衰竭的最危险时期。目前以先天性心脏病最多见。

（二）病理生理

不宜妊娠的心脏病患者一旦妊娠，或妊娠后心功能恶化者，流产、早产、死胎、胎儿生长受限、胎儿窘迫及新生儿窒息的发生率均明显增高。围生儿死亡率增高。心脏病孕妇功能良好者，胎儿相对安全，剖宫产机会多。

（三）临床表现

1. 心功能分级

Ⅰ级：日常体力活动不引起不适。

Ⅱ级：日常体力活动稍感不能胜任。

Ⅲ级：日常体力活动明显受限制，轻微活动即感心悸、气急，休息后无不适。

Ⅳ级：不能胜任任何活动，休息时仍有心慌、呼吸困难等心力衰竭表现。

2. 早期心衰 ①轻微活动后即出现胸闷、心悸、气短；②休息时心率超过110次/分，呼吸超过20次/分；③夜间常因胸闷而坐起呼吸或到窗口呼吸新鲜空气；④肺底部出现少量持续性湿啰音，咳嗽后不消失。

（四）辅助检查

1. X线、心电图、超声心动图等检查，可提示是否患心脏病。

2. B超、胎心电子监护仪等了解胎儿宫内情况。

（五）治疗要点

心脏病孕产妇主要死亡原因是心力衰竭和感染。心功能Ⅰ、Ⅱ级可以妊娠；心功能Ⅲ级、Ⅳ级、既往有心衰史者不宜妊娠；不宜妊娠而妊娠者，应在妊娠12周以前行人工流产术；若已发生心力衰竭应待病情控制后再终止妊娠。

（六）护理诊断/合作性问题

1. 潜在并发症 心力衰竭、胎儿窘迫。

2. 活动无耐力 与心脏负荷增加、心功能不全有关。

3. 焦虑 与担心胎儿和自身安全有关。

(七) 护理措施

1. 孕前 根据心功能指导其是否适宜妊娠。

2. 妊娠期

(1) 定期产前检查。

(2) 减轻心脏负担

1) 充分休息：每晚至少有 10 小时以上睡眠，每餐饭后有半小时的休息。左侧卧位或半卧位。

2) 饮食：进高蛋白、高维生素、低盐、低脂饮食，多吃水果及蔬菜，预防便秘。从妊娠 4 个月起，限制食盐摄入，每日不超过 4~5g。注意出入液体量的平衡，以免加重心脏负担。不使体重增加过多，整个孕期体重增加不超过 10kg。

3) 有心衰征象者立即住院。心功能Ⅰ~Ⅱ级者，应在妊娠 36~38 周提前住院待产。

3. 分娩期

(1) 左侧卧位，防止仰卧位低血压综合征的发生。分娩时采取半卧位，臀部抬高，下肢放低。可适当应用镇静剂。

(2) 缩短第二产程，减少产妇体力消耗：宫缩时不宜用力，宫口开全后需行产钳术或胎头吸引术缩短产程，做好抢救新生儿的准备工作。

(3) 预防产后出血和感染：胎儿娩出后，应腹部立即放置沙袋，持续 24 小时，以防腹压骤降诱发心力衰竭。为防止产后出血过多，可静脉或肌内注射缩宫素 10~20U，禁用麦角新碱。

(4) 一切操作严格遵循无菌操作规程，并按医嘱给予抗生素预防感染。

4. 产褥期

(1) 产后 3 日内，卧床休息并密切观察心率、呼吸、血压的变化。

(2) 预防感染，保持外阴清洁，给予消毒的会阴垫，广谱抗生素治疗 1 周。

(3) 心功能Ⅰ~Ⅱ级的产妇可以哺乳，但应避免劳累。心功能Ⅲ级或以上者不宜哺乳，指导家属协助人工喂养，同时应选用中药及时给予回奶，但不宜用雌激素回奶，以防水钠潴留。

(4) 不宜妊娠者行绝育术。未做绝育术者要严格避孕。

(5) 产后宜观察 2 周才能出院，定期产后复查。

二、妊娠合并急性病毒性肝炎

(一) 概述

妊娠合并病毒性肝炎以乙型肝炎病毒最常见。妊娠合并病毒性肝炎有重症化倾向，对母儿健康危害较大，是我国孕产妇死亡的主要原因之一。

(二) 妊娠、分娩对病毒性肝炎的影响

1. 早孕反应，使母体摄入减少，肝内糖原储备降低，使肝脏抗病能力下降。

2. 孕妇体内产生大量内源性雌激素均需在肝内灭活，且妨碍肝脏对脂肪的转运和胆汁的排泄，而胎儿代谢产物也需经母体肝内解毒，从而加重肝脏负担。

3. 妊娠期某些并发症，分娩时体力消耗，酸性代谢物质产生增多，产后出血等可进一步加重肝脏损害。

（三）病毒性肝炎对妊娠、分娩的影响

1. 对孕妇的影响
（1）加重妊娠反应，晚期使妊娠期高血压疾病发生率增高。
（2）孕产妇死亡率高，极易诱发肝性脑病和肝肾综合征。
2. 对胎儿及新生儿的影响
（1）围生儿患病率及死亡率高。
（2）易成为慢性病毒携带状态。

（四）辅助检查

1. 肝功能检查。
2. 血清病原学检测。
3. 凝血功能及胎盘功能检查。

（五）处理要点

1. 妊娠期
（1）轻型肝炎
1）妊娠早期，积极治疗待病情稳定后行人工流产术。
2）妊娠中晚期，注意休息，积极保肝治疗，加强监护，避免应用可能损伤肝脏的药物，并预防感染，有黄疸者立即住院，按重症肝炎处理。
（2）重型肝炎：保护肝脏，积极预防及治疗肝性脑病。
2. 分娩期
（1）分娩前数日肌内注射维生素 K_1，分娩时备好新鲜血。
（2）防滞产，尽量缩短第二产程，宫口开全后行阴道助产，防止母婴传播。
（3）胎儿前肩娩出后立即用缩宫素加强宫缩。
（4）重症肝炎，在积极控制病情 24 小时后及时行剖宫产。
（5）临产或术前 4 小时至产后 12 小时应停用肝素，以防产后出血。
（6）新生儿娩出后注意隔离和特殊处理。
3. 产褥期
（1）应用对肝脏影响较小的广谱抗生素预防感染。
（2）母亲仅 HBsAg 阳性、新生儿接受免疫注射后，乳汁中 HBV-DNA 阴性者可以哺乳。
（3）不宜哺乳者可用生麦芽或芒硝外敷乳房回乳，不能用对肝脏有害的雌激素。
（4）新生儿应隔离 4 周，并进行免疫。

（六）护理措施

1. 妊娠期
（1）加强营养，保证休息。

（2）加强产前检查，防止交叉感染。

（3）保护肝脏，积极防治肝性脑病。

（4）预防 DIC 及肝肾综合征。

2. 分娩期

（1）严密观察产程，防止交叉感染。

（2）监测凝血功能，预防 DIC。

（3）正确处理产程，防止母婴传播及产后出血。

3. 产褥期

（1）预防产后出血及产后感染。

（2）指导母乳喂养。

（3）新生儿免疫。

（4）继续保肝治疗，指导避孕措施。

三、妊娠合并糖尿病

（一）概述

妊娠合并糖尿病包括两种情况，即妊娠前已有糖尿病及妊娠后才发生或首次发现的糖尿病。后者称妊娠期糖尿病（GDM），占糖尿病孕妇的 80%。

（二）病理生理

高血糖可使胚胎发育异常甚至死亡，孕妇患妊娠高血压综合征概率增高。糖尿病孕妇易发生感染和酮症酸中毒。

（三）临床表现

表现为多饮、多食、多尿、体重下降的"三多、一少"症状，常感到乏力、外阴瘙痒等。

（四）辅助检查

1. 实验室检查

（1）血糖测定：2 次或 2 次以上空腹血糖≥5.8mmol/L 可确诊。

（2）糖筛查试验：于妊娠 24～28 周进行，50g 葡萄糖溶入 200ml 水中，5 分钟内服完，服后 1 小时测血糖≥7.8mmol/L 为糖筛查异常。对糖筛查异常的孕妇需进一步检查空腹血糖。

（3）葡萄糖耐量试验（OGTT）：禁食 12 小时后，口服葡萄糖 75g，测空腹及服糖后 1、2、3 小时的血糖。其血糖异常的标准值分别是：5.6mmol/L、10.3mmol/L、8.6mmol/L、6.7mmol/L，若其中有 2 项或 2 项以上达到或超过标准值，即可诊断为妊娠期糖尿病。仅 1 项高于标准值，诊断为糖耐量异常。

2. 并发症的检查　眼底检查、24 小时尿蛋白定量测定、尿酮体及肝肾功能检查等。

3. 胎儿监护。

（五）护理措施

1. 严格控制血糖，纠正营养失调

（1）控制饮食。
（2）适度运动。
（3）合理用药。
2. 加强监护，防止围生儿受伤
（1）妊娠期
1）定期B超检查。
2）指导孕妇胎动计数。
3）胎盘功能检查。
4）胎儿电子监护。
（2）分娩期
1）产程中应随时监测血糖、尿糖和尿酮体，防止发生低血糖。
2）密切监测宫缩、胎心变化，避免产程延长，应在12小时内结束分娩，产程＞16小时易发生酮症酸中毒。
（3）产褥期
1）及时调整胰岛素使用量，严密监测血糖。
2）预防性应用抗生素。
3）做好新生儿护理。

（六）健康指导

保持会阴清洁干燥，注意观察恶露情况，预防感染。鼓励母乳喂养，定期复查。产后应长期避孕，但最好不用药物及宫内避孕器具。

四、妊娠合并缺铁性贫血

（一）概述

贫血是妊娠期常见的合并症之一，以缺铁性贫血最为常见。另外有巨幼细胞性贫血和再生障碍性贫血等。

（二）病因

（1）慢性失血性疾病如月经过多、寄生虫病或消化道疾病史，再生障碍性贫血。
（2）长期偏食、胃肠功能紊乱导致的营养不良，以致于铁、叶酸等造血原料缺乏。

（三）病理生理

贫血使孕妇抵抗力低下，对分娩、手术和麻醉的耐受力下降；重度贫血可导致贫血性心脏病；胎盘缺氧易发生妊娠高血压综合征或妊娠期高血压性心脏病；产妇易发生产褥感染；重度贫血时，经胎盘供氧和营养物质不足以满足胎儿生长所需，容易造成胎儿生长受限、胎儿窘迫、早产或死胎。

（四）临床表现

轻度贫血多无明显症状，严重贫血者可有乏力、头晕、心悸、气短、食欲缺乏、水肿等表现。

检查可见皮肤、黏膜苍白，皮肤、毛发干燥，脱发，指甲脆薄等，并可伴发口腔炎、舌炎。

（五）辅助检查

孕妇血红蛋白<100g/L，红细胞<$3.5×10^{12}$/L，血细胞比容<0.30，可诊断为妊娠期贫血；血清铁<6.5μmol/L，可诊断为缺铁性贫血。

（六）治疗要点

查明贫血原因，积极对因治疗，必要时输血，预防心力衰竭。

（七）护理诊断/合作性问题

1. 活动无耐力　与贫血导致的疲倦有关。
2. 有感染的危险　与贫血导致机体抵抗力低下有关。

（八）护理措施

1. 预防　妊娠前应积极治疗慢性失血性疾病，改变长期偏食等不良饮食习惯，调整饮食结构，适度增加营养，必要时补充铁剂，以增加铁的储备。

2. 妊娠期

（1）饮食护理。

（2）正确服用铁剂。

（3）加强母儿监护。

3. 分娩期

（1）中、重度贫血者，临产前遵医嘱给予维生K_1等治疗，并配血备用。

（2）血红蛋白<60g/L、接近预产期或短期内需行剖宫产术者，应小量、多次输血治疗。

（3）分娩过程中严密监控输血速度和输液总量，以防发生急性心力衰竭。阴道助产缩短第二产程，积极预防出血和感染。必要时遵医嘱给予缩宫素与抗生素。

（4）为产妇提供心理支持。

4. 产褥期　积极纠正贫血。

（九）健康指导

孕前应积极治疗慢性失血性疾病如月经过多等。加强孕期营养，摄入高铁、高蛋白、富含维生素C的食物，如动物肝脏、瘦肉、菠菜、豆类、蛋类等，纠正偏食、挑食等不良习惯。妊娠4个月起应常规补充铁剂以预防妊娠期贫血，定期产检，及早发现贫血并纠正。

练 习 题

一、专业实务

A_1型题

1. 妊娠早期心脏病患者，决定是否继续妊娠，主要依据（　　）

A. 心脏病种类　　B. 心功能分级
C. 病变发生部位　D. 胎儿大小
E. 患者年龄

2. 关于妊娠合并心脏病的叙述不正确的是（　　）

A. 妊娠合并心脏病是孕妇死亡的主要原因之一
B. 妊娠32～34周血容量增加达高峰
C. 分娩第二期比第一期心脏负担重
D. 分娩第三期心脏负担很重
E. 产后2～3天心脏负担减轻

3. 下列与妊娠合并糖尿病无关的是（　　）
   A. 羊水过多
   B. 新生儿呼吸窘迫综合征
   C. 妊娠呕吐
   D. 真菌性阴道炎　　E. 胎儿畸形

4. 下列心脏病患者可以妊娠的是（　　）
   A. 心功能Ⅲ级　　B. 肺动脉高压
   C. 心功能Ⅰ级
   D. 右向左分流型先天性心脏病
   E. 围生期心肌病遗留有心脏扩大

5. 妊娠合并糖尿病对胎儿的影响不会发生的是（　　）
   A. 巨大儿　　B. 胎儿畸形
   C. 早产　　D. 胎儿生长受限
   E. 胎儿脐带过长

6. 母亲缺铁严重，不会导致胎儿（　　）
   A. 巨大儿　　B. 早产
   C. 胎儿宫内窘迫　　D. 胎儿生长受限
   E. 死胎

7. 心脏病孕妇的主要死亡原因是（　　）
   A. 心脏病的种类　　B. 孕妇的年龄
   C. 心力衰竭和感染　　D. 未经产前检查
   E. 医疗技术条件

A_2型题

8. 某孕妇，34岁，初次怀孕，孕20周。诊断为妊娠合并先天性心脏病，除外哪项均为心力衰竭的易发生时期（　　）
   A. 妊娠38～40周　　B. 妊娠32～34周
   C. 第二产程　　D. 产后第1日
   E. 产后第2日

9. 王女士，孕15周，自觉乏力、食欲缺乏，诊断为妊娠期贫血，下述不正确的是（　　）
   A. 妊娠期贫血可由铁缺乏引起
   B. 轻度的贫血对妊娠期孕妇及胎儿影响不大

C. 产妇对重度贫血的耐受性好，不易发生失血性休克
D. 贫血可降低产妇的抵抗力，易并发产褥感染
E. 重度贫血可导致胎儿宫内发育迟缓、早产或死胎

10. 某产妇，G_1P_0，孕35周。诊断为妊娠合并心脏病，在分娩中使用抗生素的原则是（　　）
    A. 无感染征象不一定用抗生素
    B. 有胎膜早破时为预防感染才给抗生素
    C. 有感染征象时才给予抗生素
    D. 产程开始应给抗生素，维持至产后1周以预防亚急性心内膜炎
    E. 以上都不对

11. 某孕妇，G_1P_0，孕25周。自觉口渴、多尿，要求做糖尿病筛查试验，口服葡萄糖的量是（　　）
    A. 30g　　B. 40g　　C. 50g
    D. 60g　　E. 70g

12. 某孕妇，G_1P_0，孕20周。自觉头晕、乏力，诊断为缺铁性贫血，其测得的血清铁的值（　　）
    A. <5.5μmol/L　　B. <6.5μmol/L
    C. <7.5μmol/L　　D. <8.5μmol/L
    E. <9.5μmol/L

二、实践能力

A_1型题

13. 关于妊娠合并心脏病患者的分娩期处理，下述不正确的是（　　）
    A. 使用抗生素预防感染
    B. 严密观察产妇的生命体征
    C. 减少手术助产
    D. 减少产妇屏气
    E. 密切观察产程进展，防止心力衰竭的发生

14. 糖尿病孕妇不易发生下列哪种合并症（　　）
    A. 前置胎盘　　B. 胎盘早剥
    C. 急性肾盂肾炎　　D. 羊水过多
    E. 肩难产

15. 糖尿病母亲的围生儿不易发生以下哪项合并症（　　）
    A. 巨大儿

B. 新生儿呼吸窘迫综合征

C. 新生儿低血糖

D. 胎死宫内

E. 母儿血型不合

16. 关于妊娠合并心脏病产后护理措施的叙述错误的是（ ）

    A. 产后 24 小时绝对卧床休息

    B. 产后 3 天内应严密观察心功能情况

    C. 产后住院期间与正常分娩者同

    D. 心功能Ⅰ～Ⅱ级者可哺乳，但应避免过度劳累及乳房胀痛

    E. 做计划生育指导

17. 减轻妊娠合并心脏病患者妊娠期心脏负担、预防心力衰竭的措施应除外（ ）

    A. 积极防治贫血和妊娠高血压综合征

    B. 预防上呼吸道感染

    C. 终止妊娠

    D. 限制食盐摄入

    E. 充分休息，避免劳累

A_2 型题

18. 王女士，孕 37 周，临产，妊娠合并心脏病，心功能Ⅰ级，该孕妇的分娩期处理是（ ）

    A. 必须剖宫产

    B. 缩短第二产程

    C. 嘱产妇屏气用力

    D. 无感染者不用抗生素

    E. 为预防产后出血，应注射麦角新碱

19. 某心脏病孕妇，为防止分娩时发生心力衰竭，下述错误的是（ ）

    A. 吸氧　　B. 尽量缩短第二产程

    C. 防止产后出血应给予麦角新碱

    D. 适当应用镇静剂

    E. 胎儿娩出后腹部放沙袋

20. 李女士，孕 28 周。自觉多饮、多食、多尿，经 OGTT 检查诊断为妊娠期糖尿病，患者控制血糖的方法不妥的是（ ）

    A. 饮食治疗　　　　B. 运动治疗

    C. 血糖监测　　　　D. 胰岛素治疗

    E. 服用磺脲类药物

21. 王女士，30 岁，孕 30 周。妊娠合并风湿性心脏病，早期心力衰竭的可靠诊断依据是（ ）

    A. 心界扩大

    B. 心尖部闻及Ⅱ级收缩期杂音

    C. 肺底部湿啰音出现，咳嗽后消失

    D. 休息时心率>110 次/分

    E. 踝部指凹性水肿

22. 某孕妇，38 岁，孕 2 个月。从事家务劳动后感胸闷、气急、心悸，最近几天半夜因胸闷而需起床。查体：心率 118 次/分，呼吸 22 次/分，心界向左侧扩大，心尖区有Ⅲ级收期缩期杂音，性质粗糙，肺底有湿啰音，下肢水肿（＋）。处理应是（ ）

    A. 加强产前监护　　B. 限制食盐摄入

    C. 立即终止妊娠

    D. 积极控制心力衰竭，继续妊娠

    E. 控制心力衰竭后行人工流产术

23. 初孕妇，30 岁，孕 35 周。有风湿性心脏病史，无心力衰竭史，诉昨日受凉后出现胸闷、气急、咳嗽，夜间不能平卧，检查心率 120 次/分，下肢水肿处理应是（ ）

    A. 立即行剖宫产术

    B. 控制心力衰竭后静脉滴注缩宫素

    C. 积极控制心力衰竭，继续妊娠

    D. 控制心力衰竭后行剖宫产术

    E. 静脉滴注缩宫素引产

24. 初孕妇，30 岁，孕 35 周，诊断为妊娠合并心脏病，关于该病的治疗下述正确的是（ ）

    A. 产后为预防宫缩乏力性出血，应立即肌内注射麦角新碱

    B. 妊娠 2 个月发生心力衰竭应立即行人工流产

    C. 宫口开全即手术助产

    D. 产后 24 小时行输卵管结扎术

    E. 产后不宜哺乳，应加服激素退奶

25. 某产妇，G_1P_1，妊娠合并心脏病，顺产一个男婴，其产褥期的处理错误的是（ ）

    A. 产后 1 周内仍容易发生心力衰竭

    B. 产后应继续使用抗生素预防感染

    C. 凡不宜再妊娠者，应在产后第 3 天施行输

卵管结扎术
D. 产前待产时曾有过心力衰竭的产妇,产后仍需继续使用强心药物
E. 心功能Ⅲ、Ⅳ级者不宜哺乳

26. 初产妇,26岁患有风湿性心脏病,正常产后,现不能平卧,有心悸、气短,HR 110次/分,下述恰当的是（　　）
    A. 应早期下床活动　　　B. 禁止哺乳
    C. 产后1个月行绝育术　D. 不用抗生素
    E. 禁用镇静剂

27. 某产妇妊娠合并心脏病,其分娩后24小时内应（　　）
    A. 做适量室内活动
    B. 绝对卧床休息
    C. 给新生儿按需哺乳
    D. 自己护理新生儿
    E. 按产褥期的常规进行护理

28. 26岁先天性心脏病妇女,停经7周,尿妊娠试验阳性,B超检查见妊娠环,近1周自觉心悸气短,有时痰中带血丝,来院检查咨询应该怎样处理（　　）
    A. 给孕妇用强心药物口服
    B. 间断吸氧
    C. 给予广谱抗生素预防感染
    D. 严密观察对症处理
    E. 对症治疗后尽早终止妊娠

29. 某孕妇,孕28周。自觉多饮、多食、多尿,诊断为妊娠合并糖尿病,需使用的药物为（　　）
    A. 格列苯脲　　　　B. 消渴丸
    C. 胰岛素　　　　　D. 苯乙双胍
    E. 以上都不对

30. 某妊娠合并糖尿病产妇,胎盘娩出后,胰岛素的用量应（　　）
    A. 及时下调　　　　B. 维持原量
    C. 增加1倍　　　　D. 增加2倍
    E. 增加3倍

31. 某孕妇,孕28周,自觉头晕、乏力、食欲下降,诊断为缺铁性贫血,在口服铁剂时应同时服用（　　）

A. 维生素A　　　B. 维生素B
C. 维生素C　　　D. 维生素D
E. 维生素E

A_3/A_4型题

（32～34题共用题干）

某产妇,34岁,初次怀孕,孕16周出现心慌、气短,检查时发现心功能属于Ⅱ级。

32. 对于该患者,下列护理措施错误的是（　　）
    A. 每日至少睡眠10小时
    B. 给予低盐、易消化、无刺激的饮食
    C. 输液速度为40～60滴/分
    D. 避免劳累
    E. 防止受凉

33. 妊娠合并心脏病的患者中,下列不属于早期心力衰竭体征的是（　　）
    A. 休息时心率大于110次/分
    B. 休息时呼吸大于20次/分
    C. 肝脾大,有压痛
    D. 阵发性夜间呼吸困难
    E. 轻微活动后感胸闷

34. 该患者经过增加产前检查次数、严密监测孕期经过等,目前孕37周,自然临产。该产妇体位最好是（　　）
    A. 仰卧位　　　　B. 右侧卧位
    C. 俯卧位　　　　D. 半卧位
    E. 随意卧位

（35～36题共用题干）

某孕妇,28岁,妊娠30周。测空腹血糖,2次大于5.8mmol/L,诊断为妊娠期糖尿病。

35. 该孕妇在妊娠期最不可能出现的并发症是（　　）
    A. 过期妊娠　　　B. 妊娠高血压综合征
    C. 羊水过多　　　D. 胎膜早破
    E. 泌尿系统感染

36. 不恰当的护理措施是（　　）
    A. 监测血糖变化　B. 控制孕妇饮食
    C. 指导正确口服降糖药方法
    D. 告知胰岛素治疗的注意事项
    E. 指导患者适度运动

第7章 异常分娩妇女的护理

内容提要

一、产力异常

(一) 定义

产力异常主要指子宫收缩力异常。

子宫收缩力异常分为宫缩乏力和宫缩过强。

1. 宫缩乏力
(1) 协调性（低张性）宫缩乏力
1）原发性宫缩乏力。
2）继发性宫缩乏力。
(2) 不协调性（高张性）宫缩乏力。
2. 宫缩过强
(1) 协调性宫缩过强
1）急产（产道无梗阻时）。
2）病理性缩复环（产道梗阻时）。
(2) 不协调性宫缩过强
1）强直性子宫收缩。
2）子宫痉挛性狭窄环。

(二) 临床表现

1. 宫缩乏力
(1) 协调性宫缩乏力
1）宫缩<2次/10分，宫腔压力<15mmHg。
2）宫体始终不硬，皮囊感。
3）产程延长。
(2) 不协调性宫缩乏力
1）宫腔内压力达20mmHg。
2）宫体始终不软，产妇持续腹痛。
3）产程延长。
(3) 产程曲线异常
1）潜伏期延长：初产妇潜伏期超过16小时。
2）活跃期延长：初产妇活跃期超过8小时。

3）活跃期停滞：活跃期宫颈口不再扩张达 2 小时以上。

4）第二产程延长：第二产程初产妇超过 2 小时，经产妇超过 1 小时尚未分娩。

5）滞产：总产程超过 24 小时。

2. 宫缩过强

（1）协调性宫缩过强：子宫收缩的对称性、节律性和极性正常，但宫缩过强、过频。总产程不足 3 小时称为急产，经产妇多见。

（2）不协调性宫缩过强

1）强直性子宫收缩：宫颈内口以上部分的子宫肌层出现强直性痉挛性收缩，间歇期短或无间歇期，可形成病理性缩复环。

2）子宫痉挛性狭窄环：子宫壁局部肌肉呈痉挛性不协调性收缩，形成环状狭窄，称子宫痉挛性狭窄环。此环不随宫缩上升。

（三）对母儿的影响

1. 宫缩乏力

（1）对产妇：①体力衰竭；②生殖道瘘；③产褥感染；④产后出血。

（2）对胎儿：增加手术及胎儿窘迫的发生。

2. 宫缩过强

（1）对产妇：易发生软产道裂伤，产褥感染。

（2）对胎儿：引起胎儿窘迫、新生儿颅内出血、新生儿坠伤等。

（四）治疗要点

1. 宫缩乏力

（1）协调性宫缩乏力

1）一般处理：改善全身状况，纠正酸中毒。

2）加强宫缩：人工破膜、静脉滴注缩宫素等。

3）双顶径达坐骨棘以下 3cm，可阴道助产。

4）第三产程及产后：预防产后出血。

（2）不协调性宫缩乏力：可酌情给镇静剂，恢复子宫收缩协调性。禁用缩宫素。

2. 宫缩过强

（1）协调性宫缩过强：预防急产，做好急产后抢救。

（2）不协调性宫缩过强：立即停用缩宫素，给予宫缩抑制剂，停止宫腔内操作，做好剖宫产准备。

（五）护理诊断/合作性问题

1. 宫缩乏力

（1）疲乏：与产程延长、产妇体力消耗、水电解质紊乱有关。

（2）有体液不足的危险：与产程延长、过度疲乏影响摄入有关。

2. 宫缩过强

（1）急性疼痛：与过频、过强的子宫收缩有关。

（2）焦虑：与担心自身及胎儿安危有关。

（六）护理措施

1. 宫缩乏力

（1）提供心理支持。

（2）鼓励产妇进食，及时排空膀胱。

（3）减轻疼痛。

（4）缩宫素使用

1）2.5U 缩宫素加入 5% 葡萄糖液 500ml 内，静脉滴注，以 4~5 滴/分开始，不超过 40 滴/分。

2）维持持续 40~60 秒、间歇 2~3 分钟的宫缩。

2. 宫缩过强

（1）预防母儿损伤：有急产史的孕妇提前 1~2 周住院待产。

（2）密切观察产程，禁用腹压。

（3）分娩时会阴切开，新生儿给予维生素 K_1 肌内注射，预防颅内出血。

（4）做好产后护理。

（5）做好心理护理。

二、产道异常

（一）骨产道异常分类和临床表现

1. 扁平骨盆

（1）入口平面前后径狭窄。

（2）骶耻外径＜18cm，骨盆入口前后径＜10cm，对角径＜11.5cm。

（3）可表现为胎头衔接受阻，跨耻征阳性或可疑阳性。

2. 漏斗骨盆

（1）入口平面正常，中骨盆和出口平面狭窄。

（2）坐骨棘间径＜10cm，坐骨结节间径＜8cm，耻骨弓角度＜90°，出口横径和后矢状径之和＜15cm。

（3）可表现为第二产程停滞，继发性宫缩乏力。

3. 均小骨盆

（1）骨盆形态正常，各平面径线均小于正常 2cm 或以上。

（2）孕妇矮小，身高＜145cm。

（3）已头盆不称。

4. 畸形骨盆。

（二）软产道异常分类

1. 会阴异常　会阴水肿、瘢痕。

2. 阴道异常　阴道横隔、纵隔、狭窄、尖锐湿疣等。

3. 子宫颈异常　水肿、宫颈粘连等。

（三）护理诊断 / 合作性问题

1. 有母儿受伤的危险　与分娩困难造成软产道损伤和新生儿产伤有关。
2. 焦虑　与畏惧手术、担心母儿安危有关。
3. 有感染的危险　与胎膜早破、产程延长、手术操作有关。
4. 潜在并发症　胎儿窘迫、新生儿窒息、子宫破裂。

（四）护理措施

1. 密切观察产程进展。
2. 骨盆轻度狭窄，可试产

（1）专人守护。

（2）不用镇静、镇痛药。

（3）密切监测产程进展及胎儿安危。

（4）试产2～4小时，若无进展或胎儿窘迫，则行剖宫产。

3. 减少新生儿受伤。
4. 预防感染

（1）防滞产，减少肛查、阴道检查次数。

（2）严格无菌操作。

（五）健康指导

1. 产前及时发现产道异常。
2. 产后加强新生儿护理。

三、胎儿异常

（一）临床表现

1. 胎位异常

（1）持续性枕横位、枕后位：临产后产妇过早使用腹压，易造成子宫颈水肿。

（2）臀位：最常见的异常胎位。

（3）横位：对母亲最不利的胎位。

2. 胎儿发育异常

（1）巨大儿。

（2）脑积水、联体儿等胎儿发育畸形。

（二）辅助检查

1. B超检查　确定胎位及胎儿发育。
2. 实验室检查　测尿糖、血糖及甲胎蛋白等。

（三）治疗要点

1. 持续性枕横位、枕后位　阴道手术助产或剖宫产。

2. 臀位 孕30～34周纠正胎位。方法：胸膝卧位，艾灸至阴穴。无效者提前1周住院以决定分娩方式。

3. 横位 行剖宫产。

4. 胎儿发育异常 包括胎儿过大及胎儿畸形，行剖宫产术。

（四）护理诊断/合作性问题

1. 潜在并发症 胎儿窘迫。

2. 恐惧 与难产及胎儿发育异常有关。

（五）护理措施

1. 临产后密切观察胎儿情况及产程进展，有明显头盆不称、胎位异常、胎儿巨大的孕妇，提前住院，按医嘱做好剖宫产术前准备与护理。

2. 骨盆轻度狭窄、头位者，协助医生试产。

3. 选择阴道分娩产妇的护理

（1）鼓励进食，指导合理用力。

（2）协助做好阴道助产和新生儿抢救的准备。

（3）预防产后出血。

4. 心理护理。

（六）健康指导

1. 加强孕期保健，定期产前检查。产程中指导产妇保持轻松愉快的心情，积极配合医护人员的工作；妊娠30周后发现臀位或横位应及时矫正，未能矫正者，应提前入院待产。

2. 指导产妇和家属注意观察手术产儿的面色、呼吸和精神状况。

3. 对重度窒息的新生儿，指导产妇和家属注意严重脑缺氧可能导致的智力减退、瘫痪等远期后遗症的观察，嘱其出院后定期随访。

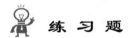

练 习 题

一、专业实务

A_1型题

1. 潜伏期延长是指产妇潜伏期超过（　　）

  A. 16小时　　B. 8小时　　C. 4小时

  D. 2小时　　E. 24小时

2. 关于急产的描述不正确是（　　）

  A. 产程中产妇持续腹痛、烦躁

  B. 产程中产妇子宫体始终不硬，皮囊感

  C. 总产程不超过3小时者

  D. 产道无梗阻时，协调性宫缩过强所致

  E. 多见于经产妇

3. 致宫缩乏力的最常见原因是（　　）

  A. 头盆不称或胎位异常

  B. 子宫发育异常

  C. 35岁以上高龄初产妇，精神过度紧张

  D. 产妇体内雌激素、乙酰胆碱等分泌不足，孕激素下降缓慢

  E. 第一产程后期过早使用腹压，或膀胱充盈影响胎先露部下降

4. 与导致臀位的因素无关的是（　　）

  A. 羊水过多　　B. 羊水过少　　C. 前置胎盘

  D. 宫缩乏力　　E. 胎头衔接受阻

A_2 型题

5. 某孕妇，妊娠25周。骨盆测量显示中骨盆、出口平面狭窄，属于（　　）
   A. 扁平骨盆　B. 漏斗骨盆　C. 均小骨盆
   D. 畸形骨盆　E. 横径狭小骨盆

6. 某孕妇，妊娠35周，中骨盆狭窄，其最容易出现的是（　　）
   A. 胎膜早破
   B. 持续性枕横位或枕后位
   C. 胎位异常　　D. 前置胎盘
   E. 胎先露衔接受阻

7. 某产妇，28岁，G_3P_0，LOA，进入活跃期后，宫颈口不再扩张达2小时以上，为（　　）
   A. 潜伏期延长　　B. 活跃期延长
   C. 活跃期停滞　　D. 第二产程延长
   E. 第二产程停滞

8. 某产妇，28岁，G_3P_0，胎位正常，应属下列哪种胎位（　　）
   A. 臀先露　　　B. 肩先露（横位）
   C. 持续性枕横位　D. 持续性枕后位
   E. 左枕前位

9. 某产妇，25岁，孕39周，G_3P_0，LOA。因阵发性腹痛4小时入院。可能引起胎头入盆受阻的原因不包括（　　）
   A. 羊水过多　　B. 胎儿过大或畸形
   C. 腹壁松弛　　D. 宫缩过强
   E. 骨盆狭窄

10. 某孕妇身体矮小，匀称。骨盆测量数值如下：髂前上棘间径21cm，髂嵴间径23cm，骶耻外径16cm，出口横径7cm，此孕妇骨盆为（　　）
    A. 扁平骨盆　　B. 畸形骨盆
    C. 漏斗骨盆　　D. 横径狭小骨盆
    E. 均小骨盆

A_3/A_4 型题

（11～12题共用题干）
初产妇，已临产后4小时胎头仍未入盆，产科检查：宫缩40秒/（4～5）分，强度中等，胎位LOA，估计胎儿体重3000g。

11. 最大的可能是（　　）

    A. 中骨盆狭窄　　B. 出口狭窄
    C. 骨盆入口狭窄　D. 漏斗骨盆
    E. 妇女型骨盆

12. 此时测量骨盆哪条径线最有价值（　　）
    A. 出口横径　　B. 骶耻外径
    C. 髂棘间径　　D. 坐骨棘间径
    E. 髂嵴间径

二、实践能力

A_1 型题

13. 属横产式胎位的是（　　）
    A. 头先露　B. 面先露　C. 枕先露
    D. 臀先露　E. 肩先露

14. 难产最基本的临床表现是（　　）
    A. 胎儿窘迫　　B. 胎膜早破
    C. 产程延长　　D. 会阴裂伤
    E. 新生儿损伤

15. 关于试产的护理措施叙述错误的是（　　）
    A. 试产时间不宜过长，一般2～4小时
    B. 要有专人守护并给予心理支持
    C. 鼓励产妇进食、进水
    D. 严密观察宫缩、胎心及产程进展情况
    E. 发现胎心异常者给予吸氧，继续试产

A_2 型题

16. 某产妇，28岁，G_3P_0，LOA。产时宫缩乏力，产后要特别注意观察的情况是（　　）
    A. 会阴裂伤情况　B. 进食
    C. 阴道出血情况　D. 休息
    E. 体温

17. 某产妇，35岁。产时宫缩乏力，产后加强宫缩的方法不包括（　　）
    A. 按摩子宫　　B. 针刺穴位
    C. 刺激乳头　　D. 缩宫素静脉滴注
    E. 嘱产妇下床活动

18. 某产妇，28岁。单纯性宫缩乏力，加强宫缩的方法中需要专人监护的是（　　）
    A. 人工破膜　　B. 针刺穴位
    C. 刺激乳头　　D. 缩宫素静脉滴注
    E. 嘱产妇排空膀胱

19. 某女，28岁，G_3P_0，LOA。规律宫缩已17小时，

宫口开大 8cm，胎心 140 次/分，经详细检查胎头矢状缝与坐骨棘间径一致。枕骨在母体右侧，S^{-1}。下列诊断正确的是（　　）

　　A. LOA　　　　　　B. ROA

　　C. 持续性枕横位　　D. ROP

　　E. 持续性枕后位

20. 某女，25 岁，孕 39 周，见红 20 小时，G_3P_0，阵发性腹痛 4 小时入院。入院时宫口开大 1cm，入院后第 4、8、12、16 小时宫口开大分别为 3cm、5cm、7cm、开全，开全后 1 小时胎儿娩出，10 分钟后胎盘娩出。该患者可诊断为（　　）

　　A. 潜伏期延长　　　B. 活跃期延长

　　C. 活跃期停滞　　　D. 第二产程延长

　　E. 滞产

21. 某女，26 岁，孕 38 周。骨盆异常，常见的并发症不包括（　　）

　　A. 产后出血　　　　B. 胎膜早破

　　C. 胎位异常　　　　D. 前置胎盘

　　E. 脐带脱垂

22. 某初产妇，孕 39 周，近 3 日来食欲增加，昨晚 22：00 有轻微腹部阵痛，一夜未眠，今晨 7：00 就诊，精神疲乏，有不规则宫缩 20 秒/（10~20）分；肛诊：头先露，宫口开 2cm，胎膜未破，最恰当的护理措施是（　　）

　　A. 补充营养

　　B. 遵医嘱静脉滴注缩宫素

　　C. 遵医嘱静脉注射哌替啶

　　D. 人工破膜

　　E. 肥皂水灌肠

23. 某女，28 岁，孕 40 周，试产护理中，错误的是（　　）

　　A. 专人守护

　　B. 试产中一般不用镇静、镇痛药

　　C. 试产 8 小时，胎头仍未入盆，停止试产

　　D. 少肛查，禁灌肠

　　E. 试产应注意先兆子宫破裂的征象

24. 初产妇，30 岁，妊娠 38 周，臀位，入住产科病房。产妇在床边排尿突然阴道流水，量多。护理措施不恰当的是（　　）

　　A. 安置产妇卧床休息，抬高臀部

　　B. 立即听胎心

　　C. 协助 CT 检查

　　D. 观察羊水的量和性状

　　E. 记录破膜时间，听胎心，观察羊水性状

25. 某女，28 岁，初产妇，妊娠 39 周，宫缩过强，处理不正确的是（　　）

　　A. 预产期前 1~2 周住院待产

　　B. 见红后即入产房待产

　　C. 接生准备按经产妇处理

　　D. 潜伏期灌肠

　　E. 仔细观察产程进展和听胎心

A_3/A_4 型题

（26~27 题共用题干）

李某，女，28 岁，初产妇，妊娠 39 周。因见红入院，住院 2 天，每晚感腹痛，晨起消失。胎心 142 次/分。检查：骨盆正常，宫口未开，S^{-1}，产妇感疲乏无力。

26. 此时最适合的处理方法是（　　）

　　A. 剖宫产术　　　　B. 胎头吸引术

　　C. 待其自然分娩　　D. 静脉滴注缩宫素

　　E. 肌内注射哌替啶

27. 该产妇因活跃期延长遵医嘱行缩宫素静脉滴注，点滴中呼叫腹痛难忍，检查宫缩：60 秒/（1~2）分，胎心 110 次/分，脐下有明显环状凹陷，压痛明显，S^{+1}。应采取的措施是（　　）

　　A. 给予哌替啶后继续观察产程进展

　　B. 吸氧，准备行会阴切开术

　　C. 吸氧，准备行产钳助产术

　　D. 吸氧，应用止痛药物

　　E. 停止静脉滴注缩宫素，准备行剖宫产术

（28~30 题共用题干）

某女，28 岁，初产妇，妊娠 40 周，规律宫缩 16 小时，宫口开大 6cm，宫缩转弱，（25~30）秒/（5~6）分，2 小时后肛查宫口开大 6cm，S^{-1}。电子胎心监护 CST：出现频繁的晚期减速，羊水Ⅱ度污染。

28. 产程曲线异常属于（　　）

　　A. 第二产程延长　　B. 活跃期延长

　　C. 活跃期停滞　　　D. 潜伏期延长

E. 潜伏期缩短
29. 此种异常，最可能的原因是（ ）
   A. 宫缩乏力   B. 子宫颈水肿
   C. 胎儿过大   D. 入口平面狭窄
   E. 中骨盆狭窄
30. 首选的处理措施是（ ）
   A. 剖宫产术   B. 胎头吸引术
   C. 待其自然分娩   D. 缩宫素静脉滴注
   E. 肌内注射哌替啶

（31~33题共用题干）
   曾某，女，28岁，初产妇，妊娠41周，规律宫缩10小时入院。检查：髂棘间径25cm，骶耻外径20cm，坐骨结节间径7cm。枕右前位，胎心率134次/分。阴道检查：双侧坐骨棘内突，宫口开大4cm，S^0；2小时后产妇呼叫腹痛难忍，检查宫缩1~2分钟一次，持续60秒，胎心99次/分，脐下有明显环状凹陷，子宫下段膨隆，压痛明显，宫口开大4cm，S^0。
31. 此时产程受阻的原因是（ ）
   A. 宫缩乏力   B. 胎位异常
   C. 胎儿过大   D. 入口和中骨盆狭小
   E. 中骨盆和出口狭小
32. 临床诊断不包括（ ）
   A. 子宫痉挛性狭窄环
   B. 漏斗骨盆
   C. 先兆子宫破裂
   D. 活跃期停滞
   E. 胎儿窘迫
33. 立即采取的护理措施是（ ）
   A. 吸氧，准备行剖宫产术
   B. 吸氧，准备行会阴切开术
   C. 吸氧，准备行产钳助产术
   D. 吸氧，应用止痛药物
   E. 静脉滴注缩宫素，加速分娩

（34~35题共用题干）
   某产妇，孕足月，G_1P_0，LOA，规律宫缩已17小时，宫口开大2cm，胎心率140次/分，产妇一般情况良好。宫缩间歇时间长，10~15分钟一次，持续时间为30秒，宫缩时，子宫不硬，经详细检查无头盆不称。

34. 该产妇除有宫缩乏力外，还应诊断（ ）
   A. 第二产程延长   B. 活跃期延长
   C. 活跃期缩短   D. 潜伏期延长
   E. 潜伏期缩短
35. 对该产妇正确的处理是（ ）
   A. 剖宫产术   B. 胎头吸引术
   C. 待其自然分娩   D. 静脉滴注缩宫素
   E. 立即产钳结束分娩

（36~37题共用题干）
   曾某，女，28岁，初孕妇，由丈夫陪同到产科门诊就诊。
36. 妊娠26周时，发现为臀位，应采取的措施是（ ）
   A. 胸膝卧位   B. 艾灸至阴穴
   C. 外倒转术
   D. 等待4周后复查再处理
   E. 中药转胎位
37. 妊娠31周，发现该孕妇仍为臀位，可主张采取的措施是（ ）
   A. 胸膝卧位
   B. 胸膝卧位，艾灸至阴穴
   C. 外倒转术
   D. 顺其自然，不处理
   E. 中药转胎位

（38~39题共用题干）
   初产妇，足月临产18小时，宫口开全已2小时，宫缩30秒/（7~8）分，儿头矢状缝在骨盆右斜径上，小囟门在母体骨盆右后方，S^{+2}，坐骨棘较突，坐骨切迹略小于2横指。
38. 此患者胎位为（ ）
   A. 枕右前   B. 枕左前
   C. 枕左前   D. 持续性枕右后
   E. 持续性枕右横
39. 其护理措施正确的是（ ）
   A. 肥皂水灌肠
   B. 静脉滴注5%碳酸氢钠溶液
   C. 静脉滴注缩宫素加速分娩
   D. 立即做剖宫产术前准备
   E. 协助医生阴道手术助产

第8章 分娩期并发症产妇的护理

内 容 提 要

一、胎膜早破产妇的护理

(一) 概念

胎膜早破是指胎膜于临产前自然破裂者。其为常见分娩期并发症。

(二) 原因

1. 胎位不正或头盆不称。
2. 多胎、羊水过多。
3. 妊娠后期腹部创伤、性交或胎膜感染。
4. 子宫颈内口松弛。
5. 微量元素缺乏。
6. 细胞因子。

(三) 临床表现

1. 孕妇突感有较多液体自阴道流出,当咳嗽、打喷嚏、负重等腹压增加时,羊水即流出。
2. 辅助检查
（1）阴道流液酸碱试纸测定：羊水呈弱碱性（pH≥6.5）。
（2）阴道流液涂片：镜检可见羊齿植物叶状结晶,涂片染色后,可见毳毛、脂肪滴和胎儿皮肤脱落细胞。
（3）羊膜镜：看不到前羊水囊。

(四) 处理原则

1. 住院待产：胎头未衔接的应绝对卧床,左侧卧位。
2. 妊娠28～35周,应尽量延长孕期；>35孕周者,可等待自然临产。
3. 保守治疗期间预防感染,破膜超过12小时应用抗生素。

(五) 护理诊断/合作性问题

1. 有胎儿受伤的危险　与脐带脱垂和早产儿肺部发育不成熟有关。
2. 有感染的危险　与破膜后,下生殖道、宫腔感染机会增加有关。
3. 焦虑　与担心自身及胎儿安危有关。

（六）护理措施

1. 嘱孕妇绝对卧床休息，左侧卧位，抬高臀部。
2. 密切观察，及时听取胎心。注意观察体温变化、羊水性状及气味，查血常规。
3. 外阴护理：0.1%新洁尔灭擦洗，2次/天。
4. 遵医嘱用药：破膜超过12小时应预防性地用抗生素。地塞米松静脉滴注10mg，每天1次，共2次，促进胎儿肺成熟。
5. 掌握终止妊娠的指征。

（七）健康教育

1. 积极预防和治疗下生殖道感染。
2. 妊娠后期禁止性交，避免负重及腹部受压。
3. 及时治疗子宫颈松弛，于妊娠14~16周行宫颈环扎术。
4. 补充微量元素。
5. 一旦破膜，尽快住院待产。

二、子宫破裂产妇的护理

（一）概述

子宫体部或子宫下段在妊娠期或分娩期发生子宫破裂，是产科极为严重的并发症，若未及时诊治常导致母儿死亡。

（二）病因

1. 胎先露下降受阻　包括骨盆狭窄、头盆不称、胎位不正或胎儿畸形等。
2. 瘢痕子宫　如曾行剖宫产、肌瘤挖除术、输卵管间质部切除术等。
3. 产程处理不当　阴道助产手术、忽略性横位内倒转术操作不当、宫缩剂使用不当等。
4. 外伤　意外车祸、跌伤等。

（三）临床表现

1. 先兆子宫破裂　典型表现是病理性缩复环形成、下腹压痛、胎心率改变及血尿。
2. 子宫破裂
（1）完全性子宫破裂。
（2）不完全性子宫破裂。
3. 子宫病理性缩复环与子宫痉挛性狭窄环的鉴别　见表8-1。

表8-1　子宫病理性缩复环与子宫痉挛性狭窄环鉴别

类别	子宫病理性缩复环	子宫痉挛性狭窄环
致病因素	梗阻性难产、子宫强直性收缩所致	子宫局部肌肉呈痉挛性不协调收缩形成
发展	是子宫先兆破裂的主要临床表现	可导致产程停滞，不是子宫破裂先兆

续表

类别	子宫病理性缩复环	子宫痉挛性狭窄环
查体	在腹外可见腹部呈葫芦状	腹外不可见,阴道检查时在宫腔内可触及狭窄环
位置	可随子宫收缩上升达脐部以上	不随宫缩移动,多出现在子宫上下段交界处

(四)辅助检查

1. 腹腔穿刺或后穹隆穿刺　可帮助明确有无内出血。
2. B超检查　可协助确定破口及破裂程度。
3. 常规检查　血、尿常规检查。

(五)治疗要点

1. 先兆子宫破裂　立即抑制宫缩,同时尽快行剖宫产术结束分娩。
2. 子宫破裂　无论胎儿是否存活,均应在抢救休克的同时做好术前准备,及时行手术治疗,剖宫取胎。术后给予抗生素控制感染。

(六)护理诊断/合作性问题

1. 组织灌注量不足　与子宫破裂大出血致失血性休克有关。
2. 疼痛　与强烈宫缩、子宫破裂有关。
3. 预感性悲哀　与胎儿死亡、切除子宫、产妇生命受到威胁有关。
4. 潜在并发症　感染、贫血。

(七)护理措施

1. 一般护理
(1)休克患者取头低足高位或中凹位,吸氧、保暖,迅速建立静脉通路。
(2)帮助术后患者制订合理的膳食计划,给予高蛋白、高热量、高维生素、高铁饮食,促使其尽快康复。
(3)术后患者每日擦洗外阴2次,保持外阴清洁,预防感染。
2. 病情观察
(1)分娩期严密观察宫缩、腹形及产程进展,及时发现梗阻性难产及先兆子宫破裂的征象,并报告医生。
(2)术前、术中、术后严密观察患者的生命体征、出血量及尿量,做好记录。
3. 治疗配合
(1)发生先兆子宫破裂时,立即停止使用缩宫素,并遵医嘱给予宫缩抑制剂,同时做好剖宫产术前准备。
(2)发生子宫破裂时,积极配合医生进行抢救,迅速建立静脉通路,遵医嘱及时补充血容量等,纠正休克的同时做好剖宫产术前准备,并加强术中护理。
(3)术后遵医嘱给予抗生素防止感染等。

(八)健康指导

1. 加强产检,及时纠正胎位异常,对有可能发生子宫破裂的高危妊娠者,引导其正确认识异常妊娠,制订分娩计划,进行择期手术,防止子宫破裂。

2. 帮助拟定产褥期休养计划,指导胎儿死亡的产妇退乳。如需再次妊娠,应指导其避孕2年后再怀孕。

三、产后出血的产妇护理

(一)概念

胎儿娩出后24小时内,阴道流血量超过500ml者,称为产后出血。70%~80%的产后出血发生在产后2小时内,产后出血居我国产妇重要死亡原因之首。

(二)原因

1. 子宫收缩乏力 最常见。
2. 胎盘因素 胎儿娩出后30分钟,胎盘尚未娩出即称胎盘滞留。包括粘连、植入、嵌顿、残留等。
3. 软产道损伤 可因胎儿过大、娩出速度过快和助产手术不当引起。
4. 凝血功能障碍 较少见。

(三)临床表现

不同原因产后出血的表现不同(表8-2)。如失血严重,休克时间长,导致垂体功能减退,可引起席汉综合征。

表8-2 不同原因产后出血的表现

出血原因	出血特点
子宫收缩乏力	胎盘娩出后阴道大量流血,呈间歇性,血色暗红,有血凝块。子宫软,皮囊样,轮廓不清,按摩子宫和用缩宫剂后子宫变硬,阴道流血停止或减少
软产道裂伤	胎儿娩出后立即发生阴道流血,呈持续性,色鲜红,能自凝
胎盘因素	胎儿娩出后30分钟内胎盘未娩出阴道流血,呈间歇性,血色暗红,有血凝块
凝血功能障碍	胎盘娩出前、后持续阴道流血,血液不凝,且伴有全身多部位出血

(四)辅助检查

检查血常规、血型及凝血功能。

(五)治疗原则

查找原因,迅速止血,纠正休克,预防感染。

(六)护理诊断/合作性问题

1. 潜在并发症 失血性休克。

2. 有感染的危险　与手术操作、大量失血后抵抗力降低有关。

（七）护理措施

1. 预防产后出血

（1）产前预防：做好孕期保健。

（2）高危预防：提前住院待产。

（3）产时预防

1）第一产程：防止产程延长。

2）第二产程：严格无菌操作，控制胎头、胎肩娩出速度，胎肩娩出后立即肌内注射缩宫素。

3）第三产程：胎盘未剥离前，禁止牵拉脐带或挤压子宫，胎盘娩出后仔细检查。

2. 迅速止血，纠正失血性休克及控制感染

（1）迅速止血

1）宫缩乏力：加强宫缩。

2）胎盘滞留：在无菌操作下，采取取、挤、刮、切措施。

3）软产道撕裂：及时修补缝合止血。

4）凝血功能障碍：去除病因，纠正休克。

（2）失血性休克的护理

1）及早补充血容量，失血多甚至休克者应输血。

2）让产妇平卧、保暖、给氧，注意宫缩和阴道出血情况。

3）严密观察产妇生命体征、意识状态，并详细记录。

（3）预防感染

1）保持环境清洁，注意室内通风和消毒。

2）严格无菌操作。

3）监测感染征象，遵医嘱给予抗生素。

4）保持会阴清洁，观察恶露及会阴伤口情况。

3. 心理护理。

4. 生活护理　鼓励进食易消化、营养丰富、富含铁质和蛋白质和维生素的食物。

5. 出院指导　告知产后子宫复旧和恶露变化情况，及时发现异常，及时就诊。

四、羊水栓塞产妇的护理

（一）概述

羊水栓塞指在产程中羊水进入母体血液循环引起的肺栓塞、休克、弥散性血管内凝血和肾衰竭等一系列变化的综合征。其病理变化是羊水中的有形成分直接栓塞肺小血管及其化学致敏作用，导致肺动脉栓塞、过敏性休克、弥散性血管内凝血及急性肾衰竭。该病起病急、进展快、病情凶险，是导致产妇死亡的重要原因之一。

（二）病因

1. 羊水进入母体血液循环需要具备三个条件

（1）胎膜破裂。
（2）母体子宫壁血窦开放。
（3）强烈的宫缩。
2. 诱因　胎膜早破、人工破膜、宫缩过强、前置胎盘、胎盘早剥、子宫颈裂伤、子宫破裂、剖宫产术、中期引产、羊膜腔穿刺术、钳刮术及巨大死胎等。

（三）临床表现

典型的临床表现分为三个阶段。

1. 肺循环衰竭及休克　因肺动脉高压可引起心力衰竭及急性呼吸衰竭，或由变态反应引起过敏性休克。产妇突然出现寒战、呛咳、气促、烦躁不安、面色苍白、四肢厥冷，继而出现呼吸困难、发绀、抽搐、昏迷、血压下降、心率加快、肺部听诊有湿啰音等表现。
2. DIC引起的出血　表现为难以控制的全身广泛性出血，血液不凝，产妇可因出血性休克而死亡。
3. 急性肾衰竭期　羊水栓塞后期产妇出现少尿、无尿和尿毒症的表现。

（四）辅助检查

1. 实验室检查　痰涂片可查到羊水内容物，下腔静脉取血镜检可见羊水的有形物质。血液检查DIC的各项指标呈阳性。
2. X线检查　可见双肺弥散性点状、片状浸润影，沿肺门周围分布，伴轻度肺不张。
3. 心电图　提示右侧心房、心室扩大。

（五）治疗要点

抗过敏、纠正呼吸循环衰竭和改善低氧血症、抗休克、防止DIC及肾衰竭。尽快结束分娩，应用足量抗生素以控制感染。

（六）护理诊断/合作性问题

1. 气体交换受损　与肺动脉高压导致肺血管阻力增加及肺水肿有关。
2. 组织灌注量不足　与失血及DIC有关。
3. 潜在并发症　休克、肾衰竭、DIC、胎儿宫内窘迫。
4. 恐惧　与病情急骤、危重有关。

（七）护理措施

1. 急救护理
（1）立即就地抢救，取半卧位，保暖，面罩给氧，必要时行气管切开及使用人工呼吸机，以减轻肺水肿，改善脑缺氧。
（2）快速建立静脉通道，使用静脉留置针，并接上三通管，建立至少3条静脉通道，确保快速输入药物及各种抢救药品。
2. 治疗配合
（1）解除肺动脉高压：遵医嘱迅速使用解痉药使支气管平滑肌及血管平滑肌解除痉挛，以解除肺动脉高压，纠正缺氧，扩张脑血管及冠状动脉。盐酸罂粟碱为首选。

（2）抗过敏：遵医嘱及时静脉注射糖皮质激素，如地塞米松或氢化可的松。

（3）纠正休克和酸中毒：用低分子右旋糖酐补充血容量后，血压仍不回升，可选用多巴胺治疗，同时使用 5% 碳酸氢钠纠正酸中毒。

（4）防治心力衰竭、肾衰竭。

（5）防治 DIC：早期遵医嘱应用肝素抗凝，补充凝血因子；晚期抗纤溶的同时也补充凝血因子，防止大出血。

（6）防治感染：遵医嘱使用对肾脏毒性小的广谱抗生素，以防治感染。

3. 病情观察

（1）监测产程进展、宫缩强度及胎儿情况。

（2）监测皮肤、黏膜有无出血点及瘀斑；观察阴道出血量、血液凝固情况。

（3）密切观察生命体征、意识、尿量，监测肺部有无湿啰音并及时记录，发现异常立即报告医生。

（4）产科处理的原则是：遵医嘱先改善产妇呼吸、循环功能，纠正凝血功能障碍，待病情稳定后协助立即分娩。

4. 羊水栓塞的预防　正确掌握缩宫素的使用方法，防止宫缩过强；人工破膜宜在宫缩间歇期。

（八）健康指导

1. 产后 42 天复查尿常规及凝血功能，防止并发症的发生。
2. 若保留子宫并有生育愿望的 1 年后身心状态良好时可再怀孕。

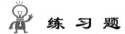

练 习 题

一、专业实务

A_1 型题

1. 胎膜早破是指胎膜破裂发生在（　　）

    A. 临产前　　B. 潜伏期　　C. 活跃期

    D. 第一产程末　　E. 第二产程末

2. 下列不属于胎膜早破的病因是（　　）

    A. 机械性刺激　　B. 微量元素缺乏

    C. 羊水过多　　D. 下生殖道感染

    E. 子宫颈内口紧张

3. 产后出血是指（　　）

    A. 胎盘娩出后 24 小时出血量达 400ml

    B. 胎儿娩出后 24 小时出血量大于 500ml

    C. 产后 10 天内出血量达 500ml

    D. 产后 2 周内出血量达 500ml

    E. 产褥期出血量达 500ml

4. 产后出血最常见的原因是（　　）

    A. 软产道裂伤　　B. 胎盘剥离不全

    C. 宫缩乏力　　D. 凝血功能障碍

    E. 滞产

5. 头盆不称时引起子宫破裂的原因为（　　）

    A. 子宫收缩剂使用不当

    B. 胎先露下降受阻　　C. 尿潴留

    D. 子宫损伤　　E. 子宫本身的病变

6. 羊水栓塞多发生于下列哪种情况（　　）

    A. 中期引产　　B. 足月分娩

    C. 钳刮术　　D. 剖宫产术

    E. 胎头吸引术

7. 产后出血最易发生在产后（　　）

    A. 2 小时内　　B. 6 小时内

    C. 12 小时内　　D. 24 小时内

E. 48 小时内

A_2 型题

8. 某患者因"胎膜早破"入院。检查：头先露，未入盆，其余正常，错误的护理措施是（ ）
   A. 绝对卧床休息，禁灌肠
   B. 卧床休息，取半卧位
   C. 严密观察胎心音
   D. 严密观察流出羊水的性状
   E. 指导孕妇自测胎动

9. 产科急诊收治一位产妇，主诉：夜晚入睡前突感一阵阴道内流液，取平卧位被送至医院。查阅产前检查记录单及体检：孕33周，臀先露，胎先露高浮，胎心好。无宫缩。急诊医生将检查结果、治疗方案、可能的并发症告知家属，其中最严重的并发症为（ ）
   A. 早产   B. 脐带脱垂   C. 胎儿窘迫
   D. 母亲宫内感染   E. 产程延长

10. 一位产妇，产后检查胎盘胎膜完整，触诊宫体柔软，出血呈间歇性，按摩子宫，收缩好转后出血明显减少，可能的出血原因是（ ）
    A. 软产道损伤   B. 宫缩乏力
    C. 胎盘胎膜残留   D. 凝血功能障碍
    E. 多种因素造成的出血

11. 某产妇第一胎，足月顺产，胎儿娩出后，产妇阴道活动性出血约600ml，血液呈鲜红色，很快凝成血块，出血原因的最大可能是（ ）
    A. 宫缩乏力   B. 软产道损伤
    C. 胎盘滞留   D. 胎盘残留
    E. 凝血功能障碍

12. 某女，26岁，G_1P_0，妊娠29周，发现胎心消失1周入院，经人工破膜及静脉滴注缩宫素娩出一个死胎后开始阴道出血，人工剥离胎盘和按摩子宫同时注射缩宫素，但处理后无效，出血不止且无凝血块，出血原因是（ ）
    A. 宫缩乏力   B. 软产道损伤
    C. 胎盘残留   D. 胎盘滞留
    E. 凝血功能障碍

13. 陈某，女，29岁，G_3P_0，停经40周。顺产体重3000g女婴后40分钟胎盘尚未娩出，阴道阵发性流血400ml，色暗红。该产妇出血原因最可能是（ ）
    A. 宫缩乏力   B. 胎盘粘连
    C. 软产道损伤   D. 凝血功能障碍
    E. 胎儿过大

14. 产妇，王某，24岁。胎儿娩出3分钟后，突然出现烦躁不安、呛咳、呼吸困难、面色苍白、吐泡沫样痰，你认为产妇并发了下列哪种疾病（ ）
    A. 羊水栓塞   B. 肺炎   C. 心脏病
    D. 高血压   E. 脑梗死

15. 某女，32岁，人工流产2次，G_3P_0。妊娠40周入院。产程进展顺利，胎儿娩出后30分钟胎盘未娩出，阴道少量出血，最可能的原因是（ ）
    A. 胎盘剥离不全   B. 胎盘嵌顿
    C. 胎盘残留   D. 胎盘滞留
    E. 胎盘植入

A_3/A_4 型题

（16～17题共用题干）

某患者，第一胎，足月顺产，胎儿娩出后，阴道出血约为500ml。血液呈鲜红色，很快凝成血块，此时胎盘尚未娩出。

16. 根据上述情况，考虑出血原因的最大可能是（ ）
    A. 宫缩乏力   B. 软产道损伤
    C. 胎盘滞留   D. 胎盘残留
    E. 凝血功能障碍

17. 不合适采取的护理措施是（ ）
    A. 按摩子宫底
    B. 观察宫底高度和硬度
    C. 避免膀胱充盈
    D. 早牵拉脐带助娩胎盘
    E. 检查胎盘胎膜的完整性

二、实践能力

A_1 型题

18. 在胎膜早破的健康教育中，不正确的是（ ）
    A. 积极预防和治疗下生殖道感染
    B. 妊娠后期禁止性交、避免负重及腹部受压
    C. 子宫颈松弛者妊娠14～16周行子宫颈环扎术

D. 补充微量元素

E. 一旦破膜，待有宫缩再住院待产

19. 关于产后出血的处理不妥的是（　　）

　　A. 应迅速而又有条不紊地抢救

　　B. 医生到后方可采取止血措施

　　C. 宫缩乏力引起的出血立即按摩子宫

　　D. 压出宫腔积血可促进宫缩

　　E. 注射子宫收缩剂

20. 关于宫缩乏力性产后出血的处理，下列哪项首选（　　）

　　A. 宫腔内填塞纱布　　B. 按摩子宫

　　C. 应用子宫收缩剂　　D. 子宫切除术

　　E. 按摩子宫加静脉滴注子宫收缩剂

21. 典型先兆子宫破裂的表现为（　　）

　　A. 病理缩复环　　B. 腹痛拒按

　　C. 撕裂样痛　　D. 腹胀

　　E. 血尿

22. 胎膜早破时应禁止（　　）

　　A. 听胎心　　B. 卧床休息

　　C. 应用抗生素　　D. 抬高臀部

　　E. 灌肠

23. 完全性子宫破裂者典型的临床表现是（　　）

　　A. 产程中出现肉眼血尿

　　B. 出现病理性缩复环

　　C. 产妇喊叫，腹痛难忍

　　D. 子宫缩小，腹壁下清楚扪及胎体

　　E. 胎动消失伴阴道大量流血

A_2型题

24. 某孕妇，26 岁，G_1P_0，停经 37 周。阴道不自主流水 1 小时，发生胎膜早破。其护理措施不正确的是（　　）

　　A. 立即听胎心，并记录破膜时间

　　B. 破膜超过 12 小时尚未临产者遵医嘱使用抗生素

　　C. 卧床休息，抬高臀部

　　D. 头先露不需观察脐带脱垂情况

　　E. 注意羊水的性状和颜色

25. 张某，女，29 岁，G_1P_0，停经 38 周。阴道不自主流水 8 小时，疑为胎膜早破。护士立刻给予抬高臀部是为了防止（　　）

　　A. 早产　　B. 感染　　C. 脐带脱垂

　　D. 胎位异常　　E. 子宫破裂

26. 某产妇，25 岁，G_1P_1。因子宫收缩乏力引起产后出血，其首要的处理措施是（　　）

　　A. 静脉滴注缩宫素

　　B. 按摩子宫的同时给予缩宫素

　　C. 宫腔填塞纱布条

　　D. 结扎子宫动脉

　　E. 切除子宫

27. 某产妇，29 岁，G_2P_1，妊娠 39 周。顺产一女婴后 40 分钟胎盘尚未娩出，经检查为胎盘植入，对该患者的处理正确的是（　　）

　　A. 切除子宫　　B. 静脉滴注缩宫素

　　C. 人工徒手剥离胎盘

　　D. 大号刮匙清除

　　E. 结扎子宫动脉

28. 某女，30 岁，G_1P_0，妊娠 41 周。因臀位行臀牵引术，胎儿娩出后 5 分钟阴道出血约 400ml。检查血压为 100/60mmHg，脉搏 100 次 / 分，宫底平脐，适宜的处理措施是（　　）

　　A. 检查软产道有无裂伤

　　B. 静脉滴注缩宫素

　　C. 人工徒手剥离胎盘

　　D. 大号刮匙清除

　　E. 按摩子宫

29. 某女，26 岁，G_1P_0，妊娠 37 周。破水 4 小时来急诊，检查：血压为 110/75mmHg，胎头高浮，胎心 100 次 / 分，适宜的处理措施是（　　）

　　A. 用平车送孕妇办理入院

　　B. 左侧卧位，急诊室吸氧观察

　　C. 用轮椅送孕妇办理入院

　　D. 立即做 B 超

　　E. 嘱孕妇自行办理入院手续

30. 某女，26 岁，G_1P_0，妊娠 29 周。胎动胎心消失 1 周入院，经人工破膜及静脉滴注缩宫素娩出一个死婴，后开始阴道出血，人工剥离胎盘和按摩子宫同时注射缩宫素处理后无效，出血不止且无凝血块，出血原因是（　　）

A. 宫缩乏力　　B. 软产道损伤
C. 胎盘残留　　D. 胎盘滞留
E. 凝血功能障碍

31. 一位产妇在待产过程中，突然发生先兆子宫破裂，下列护理措施中，应作为首选的是（　　）
    A. 抗休克，静脉输液、输血
    B. 停止一切操作，抑制宫缩
    C. 行阴道助产，尽快结束分娩
    D. 大量抗生素控制感染
    E. 继续观察，待自然分娩

32. 初产妇，孕40周。产程进展24小时，宫口开大4cm，静脉滴注缩宫素10U，宫缩持续不缓解，胎心率100次/分，脐上有压痛，腹部有一个环状凹陷，应考虑（　　）
    A. 胎盘早剥　　B. 先兆子宫破裂
    C. 高张性宫缩乏力　D. 子宫收缩过强
    E. 痉挛性子宫

33. 某妇女，因子宫破裂，胎儿死亡，行宫切除术，术后制订心理调适的护理措施，下列不妥的是（　　）
    A. 允许产妇说出内心的感受
    B. 安排与哺乳产妇同住一室
    C. 适当时候向产妇解释胎儿死亡的原因
    D. 鼓励家属多陪伴产妇
    E. 观察产妇情绪变化

A_3/A_4型题

（34～36题共用题干）

孕39周，有规律宫缩17小时，宫口开大2cm，胎头下降缓慢，胎心音正常。诊断宫缩乏力。

34. 为预防产后出血，胎儿娩出后（　　）
    A. 即给予导尿术
    B. 立即静脉滴注缩宫素
    C. 安置中凹位
    D. 严密观察血压　　E. 吸氧保暖

35. 为预防产后出血，胎盘娩出前应注意（　　）
    A. 产妇生命体征　B. 产妇情绪变化
    C. 不过早牵拉脐带　D. 禁止使用缩宫素
    E. 补充能量水分

36. 为预防产后出血，胎盘娩出后不妥的护理措施是（　　）
    A. 按摩子宫底
    B. 观察宫底高度和硬度
    C. 避免膀胱充盈
    D. 停止缩宫素，改输血液
    E. 检查胎盘胎膜的完整性

（37～39题共用题干）

某女，30岁，妊娠38周，臀位，住院待产，床边排尿时突感有羊水持续性地从阴道流出。

37. 该患者正确的诊断是（　　）
    A. 胎儿窘迫　　B. 胎膜早破　　C. 前置胎盘
    D. 胎盘早剥　　E. 临产

38. 对患者采取的护理措施不恰当的是（　　）
    A. 嘱孕妇绝对卧床休息，左侧卧位，抬高臀部
    B. 及时听取胎心
    C. 观察羊水性状
    D. 记录破膜时间
    E. 协助去B超室检查

39. 该患者易发生的是（　　）
    A. 新生儿窒息　　B. 脐带脱垂
    C. 早产　　D. 过期产
    E. 宫缩过强

（40～41题共用题干）

张某，女，30岁，G_1P_0，停经35周，双胎妊娠。分娩过程中第二个胎儿娩出后，阴道出血约500ml。检查见胎盘、胎膜完整，子宫时软时硬，轮廓不清，血色暗红，患者面色苍白，神志淡漠，血压下降。

40. 该产妇出血的原因为（　　）
    A. 子宫收缩乏力　　B. 软产道损伤
    C. 胎盘残留　　D. 胎盘滞留
    E. DIC

41. 应首先采取的护理措施是（　　）
    A. 协助医生刮出残留胎盘
    B. 缝合软产道
    C. 遵医嘱给予抗凝药物
    D. 配合医生人工剥离胎盘
    E. 按摩子宫的同时注射缩宫素

第9章 胎儿及新生儿异常的护理

内容提要

一、胎儿窘迫

（一）概述

胎儿窘迫是指胎儿在宫内有缺氧征象，危及胎儿健康和生命者，分急性和慢性。

（二）病因

1. 母体因素　妊娠合并心脏病、妊娠高血压综合征、重度贫血等导致母体血氧含量不足。
2. 胎盘、脐带因素　胎盘发育障碍、胎盘功能减退、前置胎盘、胎盘早剥、脐带异常等母胎间血运及交换障碍。
3. 胎儿因素　严重的先天性心血管疾病和颅内出血、胎儿畸形、母儿血型不合、胎儿宫内感染等。
4. 分娩过程异常　产程延长、急产、不协调子宫收缩，以及难产处理不当，麻醉剂或镇痛剂使用不当。

（三）病理生理

轻度缺氧时，胎儿交感神经兴奋，致血压升高、胎心率加快。重度缺氧时，迷走神经兴奋，心功能失代偿，心率由快变慢，肛门括约肌松弛，胎粪排出污染了羊水。缺氧使肾血管收缩，胎儿尿形成减少而致羊水量减少。妊娠期慢性缺氧使胎儿生长受限，分娩期急性缺氧可致缺血缺氧性脑病及脑瘫等终身残疾。

（四）临床表现

1. 急性胎儿窘迫　多发生于分娩期。
（1）胎心率的改变：胎心率异常是急性胎儿窘迫最重要的临床征象。缺氧的早期，胎心率在无宫缩时加快，胎心率>160次/分；缺氧严重时<120次/分，尤其是<100次/分，是胎儿缺氧的危险征象。
（2）胎动异常：是孕妇可自我感觉到的最早征兆。缺氧早期胎动频繁，随着缺氧程度的加重，胎动减弱、次数减少直至胎动完全消失。
（3）羊水胎粪污染（臀先露除外）：分三度，Ⅰ度呈浅绿色；Ⅱ度呈黄绿色并浑浊；Ⅲ度为棕黄色，稠厚。
2. 慢性胎儿窘迫　多发生于妊娠晚期。主要表现为胎儿生长受限、胎动进行性减少和胎盘功能减退。最早的信号是胎动减少。

（五）辅助检查

1. 胎心音听诊　胎心音＞160次/分或＜120次/分。
2. 电子胎心监护　宫缩应激试验（CST）出现频繁的晚期减速或变异减速。
3. 胎盘功能检查　妊娠晚期连续多次测定尿E_3＜10mg/24小时或急剧减少30%～40%。
4. 胎儿头皮血pH测定　若pH＜7.20（正常7.25～7.35）提示胎儿酸中毒。
5. 羊膜镜检查　了解胎粪污染羊水的程度。

（六）治疗要点

1. 左侧卧位，吸氧，纠正脱水和酸中毒。
2. 对因处理　如缩宫素静脉滴注过程中发生胎儿窘迫，应立即停用或减慢滴速，缓解宫缩。
3. 尽快结束分娩　宫口开全、胎头双顶径已达坐骨棘以下3cm者阴道助产，宫口未开全或胎头双顶径在坐骨棘之上、经处理缺氧症状不能改善者立即行剖宫产。

（七）护理诊断/合作性问题

1. 气体交换受损（胎儿）　与子宫、胎盘、脐带供血供氧不足有关。
2. 焦虑　与担心胎儿安全有关。
3. 预感性悲哀　与担心胎儿安危有关。

（八）护理措施

1. 一般护理
（1）保持环境清洁，注意室内通风及消毒。
（2）左侧卧位，间断吸氧。
2. 严密监测胎儿情况　每10～15分钟听胎心1次或进行胎心监护。慢性胎儿窘迫进行胎动计数、监测胎盘功能及胎心音。
3. 治疗配合　根据孕产妇的情况，做好阴道助产手术及剖宫产手术准备。同时做好抢救新生儿窒息的准备（包括人员、设施、氧气及药物等）。
4. 心理护理　向孕产妇提供相关信息，耐心解释胎儿目前情况，给予产妇精神安慰和细心照顾。

（九）健康指导

1. 休息时宜左侧卧位。
2. 孕30周开始计胎动，胎动计数＜10次/12小时，应及时就诊。
3. 积极治疗各种合并症和并发症。

二、新生儿窒息

（一）概述

新生儿窒息是指胎儿娩出后1分钟，仅有心跳而无呼吸或未建立规律呼吸的缺氧状态，是导致新生儿致残和死亡的主要原因之一。

（二）病因

1. 胎儿窘迫的延续。
2. 呼吸中枢受抑制或损伤。
3. 分娩时呼吸道阻塞。
4. 各种先天性心肺疾病及早产。
5. 产时使用镇静剂、麻醉剂。

（三）病理生理

如新生儿的呼吸运动不能正常建立，就会引起缺氧，如缺氧得不到及时纠正，储糖耗净，心脏功能受损，生命器官供血亦减少，心率减慢，脑损害甚至死亡。

（四）临床表现

根据新生儿出生1分钟内的皮肤颜色、呼吸、心率、肌张力、对刺激的反应进行Apgar评分，将新生儿窒息分为轻度和重度（表9-1）。

表9-1　新生儿窒息分度

分度	Apgar评分（分）	备注
轻度窒息（青紫窒息）	4～7	不及时处理可发展为重度
重度窒息（苍白窒息）	0～3	不及时处理可导致死亡

注：1分钟评分是窒息分度的依据，如果1分钟Apgar评分<7分，应分别于5分钟、10分钟进行复评。

（五）辅助检查

血气分析：$PaCO_2$升高，PaO_2下降，pH下降。

（六）治疗要点

1. 预防和积极治疗孕母疾病。
2. 早期预测　估计胎儿分娩后有窒息危险时，应充分做好准备工作。
3. 及时复苏　按ABCDE复苏方案进行复苏。

（七）护理诊断/合作性问题

1. 气体交换受损　与羊水、气道分泌物吸入导致低氧血症和高镁血症有关。
2. 有受伤的危险　与抢救操作、脑缺氧有关。
3. 焦虑　与病情危重及预后不良有关。

（八）护理措施

1. 一般护理

（1）保暖：抢救台温度30～32℃。

（2）做好复苏准备。

2. 病情观察　保持呼吸道通畅，密切观察新生儿面色、呼吸、心率、体温指标的变化，评估对治疗的反应，并详细记录病情及其变化。

3. 治疗配合

（1）密切配合医生按 ABCDE 方案进行复苏，A 是根本，B 是关键，心率、呼吸和皮肤颜色是评估复苏的三大重要指标。

1）通畅气道（要求 15～20 秒内完成）

A. 保暖。

B. 复苏体位：取仰卧位，肩部用布卷或毛巾垫高 2～2.5cm 使颈部轻微仰伸。

C. 清理呼吸道理：胎头娩出后不急于娩肩，立即用手挤净口、鼻腔内的黏液及羊水。胎儿娩出后，立即用洗耳球或吸痰管吸出口、鼻腔、咽部内的黏液及羊水。

2）建立自主呼吸

A. 触觉刺激。

B. 正压通气：如无建立自主呼吸或心率＜100 次 / 分，立即用复苏气囊面罩正压给氧，通气频率 40～60 次 / 分，如出现自主呼吸可予观察。

C. 气管插管、人工呼吸：如经以上处理无效或开始即为重度窒息，应进行气管内插管正压通气，通气有效的主要指标是可见胸廓起伏。

3）维护循环：气管插管正压通气 30 秒后，心率＜80 次 / 分或心搏停止。应继续正压通气并同时行胸外心脏按压。可采用双拇指法或两指法按压胸骨体下 1/3，按压频率为 100 次 / 分左右，按压深度为 1～2cm。按压有效时，可摸到颈动脉和股动脉搏动。

4）药物治疗

A. 建立有效的静脉通路。

B. 保证药物的应用：胸外心脏按压不能恢复正常循环时，可遵医嘱给 1∶10 000 肾上腺素 0.1～0.3ml/kg，静脉注射或气管内滴入。酌情用纠酸、扩容剂等治疗。

5）评价：复苏过程中要随时评价新生儿的情况，以确定进一步采取的抢救方法。

（2）复苏后的监护：复苏后至少监护 3 天。遵医嘱行预防感染、预防颅内出血处理，暂不沐浴，延期哺乳，各种护理及治疗操作需轻柔。

4. 心理护理　提供情感支持，抢救无效新生儿死亡时，选择合适的语言和时机告知产妇，使产妇情绪稳定，能接受现实。

（九）健康指导

1. 指导产妇观察新生儿的面色、呼吸、哭声、大小便的变化。
2. 对于重度窒息患儿，应注重观察精神状态及远期表现，提防智力障碍发生。
3. 对出院的患儿，应定期复查。对有后遗症的患儿应指导家长学会康复护理的方法。

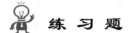

练 习 题

一、专业实务

A_1 型题

1. 引起胎儿窘迫的原因不包括（　　）

A. 脐带脱垂　　B. 妊娠高血压综合征
C. 巨大儿　　　D. 胎盘功能不良
E. 脐带先露

2. 急性胎儿窘迫多发生在（　　）
   A. 妊娠早期　　　B. 妊娠末期
   C. 妊娠中期　　　D. 分娩期
   E. 第三产程
3. 下列关于胎儿窘迫的说法错误的是（　　）
   A. 分急性和慢性两种
   B. 急性胎儿窘迫多发生在妊娠早期
   C. 慢性胎儿窘迫多发生在妊娠晚期
   D. 胎盘功能减退是导致该病的原因之一
   E. 胎儿窘迫是指胎儿在宫内有缺氧征象

A_2型题

4. 王女士，35岁，分娩过程中诊断为"胎儿窘迫"，该病胎儿头皮血血气分析 pH 是（　　）
   A. <5.2　　　B. <6.2
   C. <7.2　　　D. <8.2
   E. <9.2
5. 李女士，30岁，孕35周。自觉胎动减少2天，诊断为"慢性胎儿窘迫"，该病多发生在（　　）
   A. 妊娠早期　　　B. 妊娠末期
   C. 分娩期　　　D. 第二产程
   E. 妊娠中期
6. 王女士，30岁。胎膜早破，因胎儿窘迫行产钳术，新生儿评分为5分，新生儿窒息的主要原因是（　　）
   A. 胎儿宫内窘迫延续
   B. 产科疾病
   C. 手术产
   D. 产程中药物使用不当
   E. 巨大儿
7. 某女，24岁，G_2P_0，孕41周。阵发性腹痛4小时入院，入院时宫口开大2cm，S^-，LOA，自然破水，羊水Ⅱ度粪染，胎心率164次/分，为了解胎儿宫内缺氧程度，下列检查最有诊断价值的是（　　）
   A. 电子胎心监护　　B. 尿E_3测定
   C. 胎儿头皮血 pH 测定
   D. 胎动计数
   E. B超
8. 王女士，33岁，G_1P_0，孕40周，顺产。新生儿评分为3分，血气分析的结果符合新生儿窒息的是（　　）
   A. $PaCO_2$降低，PaO_2降低，pH 下降
   B. $PaCO_2$升高，PaO_2下降，pH 下降
   C. $PaCO_2$升高，PaO_2升高，pH 下降
   D. $PaCO_2$升高，PaO_2下降，pH 升高
   E. $PaCO_2$升高，PaO_2升高，pH 升高
9. 李女士，32岁，在家发现阴道有液体流出，无腹痛，诊断为胎膜早破，监测有无脐带脱垂最合适的辅助检查方法是（　　）
   A. 摄X线片　　　B. B超
   C. 电子胎心监护　D. 白带常规
   E. 头皮血气分析

二、实践能力

A_1型题

10. 下列哪项提示胎儿窘迫（　　）
    A. 妊娠37周，胎动12小时30次
    B. 头先露羊水中有胎粪
    C. 胎儿头皮血 pH 是7.30
    D. 胎心率140次/分
    E. 胎心监护无减速
11. 急性胎儿窘迫最早出现的临床表现是（　　）
    A. 胎动变快　　　B. 头位羊水颜色改变
    C. 臀位羊水中混有胎粪
    D. 胎心变慢
    E. 胎心变快
12. 胎儿急性缺氧早期胎动特点是（　　）
    A. 频繁　　　　B. 减弱
    C. 消失　　　　D. 不变
    E. 减少
13. 下述属于急性胎儿宫内窘迫的临床表现是（　　）
    A. 胎心率180次/分
    B. 胎心率140次/分
    C. 胎盘功能减退
    D. 胎动进行性减少
    E. 胎心遥远
14. 关于胎动，下述正确的是（　　）
    A. 妊娠末期，胎动少于10次/周应及时就诊
    B. 妊娠末期，胎动少于10次/12小时应及时

就诊

C. 妊娠末期，胎动少于10次/24小时应及时就诊

D. 妊娠末期，胎动少于10次/小时应及时就诊

E. 妊娠末期，胎动少于10次/分应及时就诊

15. 关于新生儿窒息评分的叙述正确的是（   ）
   A. 0~3分为重度
   B. 1~3分为重度
   C. 2~4分为重度
   D. 4~6分为轻度
   E. 7~10分为正常

A_2型题

16. 某产妇，G_2P_1，孕39周。临产5小时，宫口开大4cm，宫缩强，胎心降至120次/分，下列护理措施错误的是（   ）
   A. 左侧卧位
   B. 静脉注射葡萄糖、维生素C
   C. 静脉滴注缩宫素，加速产程
   D. 立即吸氧
   E. 纠正酸中毒

17. 某孕妇，医生诊断为急性胎儿窘迫，下述哪项不是该病的临床表现（   ）
   A. 胎心140次/分
   B. 胎心100次/分
   C. 胎动频繁
   D. 胎动减弱
   E. 胎心低弱而不规律

18. 梁女士之子出生后诊断为"重度窒息"，得出这一诊断所采用最快捷、最简便的诊断方法是（   ）
   A. 胎儿电子监测
   B. 血清胎盘生乳素的测定
   C. B超
   D. Apgar评分
   E. 卵磷脂/鞘磷脂比值测定

19. 张女士，28岁，第一胎，孕40周。今晨产钳助娩一男婴，体重3.5kg，出生后Apgar评分7分。该新生儿护理措施中不妥的是（   ）
   A. 保暖、静卧
   B. 保持呼吸道通畅，继续给氧
   C. 严密观察
   D. 早期哺乳
   E. 预防感染和颅内出血

20. 李女士，28岁，孕35周。早产一个新生儿。新生儿出生时诊断为"新生儿窒息"，关于该病下述正确的是（   ）
   A. 胎儿只有心跳无呼吸称新生儿窒息
   B. 青紫窒息为重度窒息
   C. 产时使用麻醉剂不可能造成胎儿窒息
   D. 苍白窒息为轻度窒息
   E. 苍白窒息，全身皮肤苍白，仅口唇呈暗紫色

21. 王女士，35岁，孕足月临产，分娩过程中诊断为"胎儿窘迫"，下列护理措施不正确的是（   ）
   A. 给予产妇吸氧
   B. 给予酸性药物静脉注射
   C. 给予碱性药物静脉注射
   D. 孕妇左侧卧位
   E. 必要时剖宫产结束分娩

22. 一个新生儿出生时，皮肤苍白，肌张力无，喉反射无，喘息样呼吸，心跳不规则，心率70次/分，请为新生儿Apgar评分及判断窒息程度（   ）
   A. Apgar评分2分，苍白窒息
   B. Apgar评分4分，青紫窒息
   C. Apgar评分1分，苍白窒息
   D. Apgar评分5分，轻度窒息
   E. Apgar评分7分，轻度窒息

23. 产妇，30岁，G_1P_0，孕38周。顺产，新生儿窒息，新生儿窒息复苏步骤错误的是（   ）
   A. 患儿仰卧，肩部垫高2~3cm
   B. 面罩应密闭口、鼻给氧
   C. 用氨水刺激呼吸
   D. 通气有效可见胸廓起伏
   E. 通气频率为30~40次/分

24. 某女，28岁，G_3P_0，孕41周。LOA，宫口开大4cm，胎心率120次/分，电子胎心率监护显示"晚期减速"，胎儿头皮血pH 7.16，最恰当的处理是（   ）
   A. 左侧卧位，面罩吸氧

B. 继续观察，待其自然分娩

C. 行剖宫产术

D. 缩宫素静脉滴注

E. 待宫口开全产钳助产

25. 一个新生儿，出生时 Apgar 评分 3 分，新生儿窒息复苏过程中不合适的是（   ）

　　A. 保暖，抢救台温度 30～32℃

　　B. 严格执行无菌操作技术

　　C. 加强监护

　　D. 安慰家长，耐心细致地解答病情

　　E. 患儿病情严格保密，以免家长恐惧

26. 某女，28 岁，G_3P_0，孕 39 周。LOA，出现胎儿窘迫，处理错误的是（   ）

　　A. 立即吸氧

　　B. 纠正酸中毒

　　C. 静脉注射 50% 葡萄糖、维生素 C 溶液

　　D. 迅速人工破膜

　　E. 经处理后症状无改善，短时间不能分娩者，可行剖宫产术

A_3/A_4 型题

（27～30 题共用题干）

　　黄女士，足月分娩一女婴。皮肤苍白，四肢稍屈，喉反射无，不规律呼吸，心跳不规则，心率 80 次/分诊为重度窒息，经抢救后复苏。

27. 新生儿窒息的首要护理措施是（   ）

　　A. 药物治疗　　　B. 维持血液循环

　　C. 建立呼吸　　　D. 保暖

　　E. 清理呼吸道

28. 属于新生儿重度窒息的表现是（   ）

　　A. 对外界刺激有轻微反应

　　B. 呼吸表浅

C. 皮肤苍白

D. 四肢稍屈

E. 心率 110 次/分

29. 以上病例，在新生儿窒息的抢救中，错误的是（   ）

　　A. 新生儿置于抢救台，取侧卧位

　　B. 气管插管，吸净黏液

　　C. 加压供氧 30 次/分

　　D. 自动呼吸后，改一般供氧

　　E. 脐静脉给药纠正酸中毒

30. 以上新生儿窒息复苏后，为防止再窒息，错误的护理措施是（   ）

　　A. 保持安静，继续保暖

　　B. 每天进行沐浴

　　C. 治疗与护理集中进行

　　D. 观察新生儿面色、呼吸

　　E. 适当延期哺乳

（31～32 题共用题干）

　　某女，26 岁，G_1P_0，孕 40 周。宫口开 2cm，胎头 S^0，急性胎儿窘迫。

31. 其早期缺氧胎动表现的特点是（   ）

　　A. 躁动　　　　　B. 减弱

　　C. 消失　　　　　D. 不变

　　E. 减少

32. 为改善胎儿窘迫的缺氧状态，错误的护理措施是（   ）

　　A. 左侧卧位

　　B. 吸氧

　　C. 予碱性药纠正酸中毒

　　D. 严密监测胎心变化

　　E. 静脉滴注缩宫素，尽快结束妊娠

第10章 异常产褥妇女的护理

内容提要

一、产褥感染

（一）概念

产褥感染指分娩时及产褥期生殖道受病原体感染，引起局部和全身的炎性变化。是产妇死亡的四大原因之一。

（二）病因

1. 诱因
(1) 妊娠期和分娩期产妇生殖道和全身自然防御能力降低。
(2) 产妇贫血、手术分娩或器械助产、产道损伤、产前产后出血过多、产程延长、胎盘残留等。
2. 病原体　常见病原体有厌氧性链球菌、大肠埃希菌属、葡萄球菌、白色念珠菌等。混合感染多见，以厌氧菌为主。
3. 感染途径
(1) 内源性感染：正常孕产妇生殖道或其他部位寄生的病原体，当出现感染诱因时可致病。
(2) 外源性感染：被污染的衣物用具、各种手术诊疗器械接触患者、临产前性生活，阴道异物等造成病原体侵入生殖道而引起感染。

（三）临床表现

1. 急性外阴、阴道、宫颈炎　主要为局部切口撕裂或伤口感染。
2. 急性子宫内膜炎、子宫肌炎　最为常见。轻者：低热、恶露增多有臭味、下腹轻压痛；重者：寒战、高热、下腹疼痛及压痛、恶露不多。
3. 急性盆腔结缔组织炎、急性输卵管炎。
4. 急性盆腔腹膜炎及弥漫性腹膜炎。
5. 血栓性静脉炎
(1) 盆腔血栓性静脉炎：常于产后1~2周后出现弛张热、下腹疼痛和压痛。
(2) 下肢血栓性静脉炎：常于产后2~3周后引起下肢疼痛、水肿、皮肤发白，又称"股白肿"。
6. 脓毒血症及败血症。

（四）辅助检查

1. 做血培养和厌氧菌培养。

2. CT、B 超检查。

3. 血清 C 反应蛋白＞8mg/L，有助于早期诊断感染。

（五）治疗要点

1. 支持疗法　纠正贫血和水、电解质紊乱，加强营养和休息，增强机体免疫力。
2. 抗菌药物治疗

（1）抗生素的选择最好根据细菌培养和药敏试验结果，注意需氧菌与厌氧菌及耐药菌株问题。

（2）严重者首选广谱高效抗生素综合治疗，必要时短期加用肾上腺素糖皮质激素。

3. 清理宫腔残留物，有盆腔脓肿形成时，切开排脓或穿刺引流。
4. 对血栓性静脉炎患者，在应用大剂量抗生素的同时加用肝素等抗凝治疗。
5. 严重病例有感染休克或肾衰竭者，积极进行抢救。

（六）护理诊断/合作性问题

1. 体温过高　与感染的因素存在以及机体抵抗力下降有关。
2. 急性疼痛　与盆腔炎及伤口炎症刺激有关。
3. 焦虑　与担心疾病预后有关。
4. 体液不足　与发热消耗，摄入降低有关。
5. 营养失调　与发热消耗，摄入降低有关。
6. 知识缺乏　缺乏预防和治疗产褥感染的相关知识。

（七）护理措施

1. 协助和指导产妇取健侧半卧位或抬高床头，有利于炎症局限和恶露排出，必要时按医嘱使用缩宫素。
2. 做好病情观察并记录，包括生命体征、恶露量及性状、子宫复旧情况、腹部体征、会阴伤口情况等。
3. 保证产妇充足休息和睡眠，给以高热量、高蛋白、高维生素饮食。
4. 协助并鼓励产妇做好会阴、乳房、全身皮肤清洁卫生，保持床单及衣物清洁、干燥。
5. 遵医嘱正确使用有效抗生素，注意抗生素使用间隔时间，维持血药有效浓度。必要时配合医生做好清宫术、脓肿引流术准备及术后处理。
6. 患者高热＞39℃行物理降温，疼痛、呕吐者分别按症状护理。
7. 严格执行消毒隔离措施及无菌技术，避免院内感染。
8. 血栓性静脉炎患者应绝对卧床休息并抬高患肢。

（八）健康指导

1. 养成良好个人卫生习惯，大、小便后及时清洗会阴，勤换会阴垫，有异常及时就诊。
2. 做好产后休息、饮食、活动、服药、定期复查的健康指导。

第10章 异常产褥妇女的护理

练 习 题

一、专业实务

A_1 型题

1. 关于产褥感染，下列正确的是（ ）
   A. 盆腔内血栓性静脉炎，多于产后3天发病
   B. 股白肿，常见于产后2~3周
   C. 急性盆腔炎不会发展为弥漫性腹膜炎
   D. 血栓性静脉炎，为最常见的产褥感染类型
   E. 子宫内膜炎，可使子宫增大、变硬、不活动

2. 下列产褥期疾病属于产褥感染的是（ ）
   A. 急性膀胱炎
   B. 腹泻
   C. 急性子宫内膜炎
   D. 上呼吸道感染
   E. 急性乳腺炎

3. 引起产褥感染的病原体主要是（ ）
   A. 厌氧性链球菌
   B. 以厌氧菌为主
   C. 葡萄球菌
   D. 大肠埃希菌属
   E. 白色念珠菌

4. 引起产褥感染的诱因不包括（ ）
   A. 产程延长   B. 产道损伤
   C. 早产   D. 妊娠合并糖尿病
   E. 产钳助产

A_2 型题

5. 某产妇，20岁。5天前在家由产婆助产后分娩一个女婴，今日体温39℃，子宫体轻压痛，血性恶露量多且臭，诊断为产褥感染，护士为其讲解产褥感染的来源，下列叙述错误的是（ ）
   A. 阴道内致病菌如厌氧菌类
   B. 阴道内大肠埃希菌
   C. 孕晚期性交及盆浴带入的细菌
   D. 产程延长、胎膜残留或产科手术引起
   E. 产褥期乳腺炎及脓肿

6. 患者，女，28岁。分娩后第2天起，连续3天体温持续在38.5℃左右。查体：子宫硬，无压痛，会阴切口红肿、疼痛，恶露淡红色，无臭味，双乳软，无红肿。该产妇发热的原因可能是（ ）
   A. 产褥感染   B. 急性乳腺炎
   C. 上呼吸道感染   D. 急性子宫内膜炎
   E. 急性输卵管炎

二、实践能力

A_1 型题

7. 有关产褥期感染的治疗要点叙述错误的是（ ）
   A. 早期、足量、有效使用抗生素
   B. 纠正全身一般情况
   C. 半卧位以利引流
   D. 禁用缩宫素，避免感染扩散
   E. 胎盘残留者，应控制感染后清宫

8. 关于产褥感染体温高的护理措施叙述错误的是（ ）
   A. 嘱患者卧床休息
   B. 体温超过39℃不予物理降温
   C. 鼓励患者多饮水
   D. 病房要定时通风
   E. 给予易消化的半流质饮食

9. 关于产褥感染类型与主要症状的叙述不正确的是（ ）
   A. 急性外阴炎，会阴阴道口红、肿、痛
   B. 急性子宫内膜炎，恶露多、臭，下腹压痛
   C. 急性盆腔结缔组织炎，下腹痛盆腔包块
   D. 急性宫颈炎，宫颈充血，有脓性分泌物
   E. 血栓性静脉炎，下肢皮肤红、肿但无痛

A_2 型题

10. 某孕妇，产后第3日，体温38.5℃，子宫体轻压痛，血性恶露量多且臭，最有可能的原因是（ ）
    A. 子宫内膜炎、子宫肌炎
    B. 下肢血栓性静脉炎
    C. 急性盆腔结缔组织炎
    D. 急性盆腔腹膜炎

E. 产后宫缩痛

11. 某女，产后4天，双乳稍胀，无明显压痛，突然畏寒，高达40℃，恶心、呕吐，下腹部剧痛，且有压痛、反跳痛、腹肌紧张感。首先考虑的疾病为（ ）
    A. 子宫内膜炎及子宫肌炎
    B. 子宫滋养细胞肿瘤
    C. 急性盆腔结缔组织炎
    D. 急性盆腔腹膜炎

E. 流产合并感染

12. 黄女士，30岁。足月妊娠，自然分娩后第3天，体温38.3℃，下腹痛，恶露血性浑浊、有臭味，子宫压痛。最可能的是（ ）
    A. 急性宫颈炎
    B. 急性子宫内膜炎及子宫肌炎
    C. 急性输卵管炎
    D. 急性盆腔腹膜炎
    E. 败血症

第11章 产科助产手术妇女的护理

内 容 提 要

一、会阴切开缝合术

(一)适应证

1. 产妇需要各种助产时。
2. 初产妇会阴体较长或会阴部坚韧,有严重撕裂可能。
3. 继发性宫缩乏力、胎儿较大、第二产程延长者。
4. 产妇、胎儿异常需要缩短第二产程者。
5. 早产,预防早产儿颅内出血。

(二)操作方法

1. 会阴侧切缝合术。
2. 会阴正中切开缝合术。

(三)护理

1. 操作前应解释并征得产妇与家属的同意。
2. 术后指导产妇健侧卧位,保持外阴部清洁、干燥,术后3天内每天行会阴冲洗2次,排便后及时清洗会阴。
3. 注意观察会阴切口有无渗血、红肿、硬结及脓性分泌物,若有异常及时通知医生处理。
4. 会阴切口肿胀并伴有明显疼痛时,选用50%硫酸镁溶液湿热敷或95%乙醇溶液湿敷。
5. 会阴切口一般3~5天拆线。

二、胎头吸引术

胎头吸引术是指将胎头吸引器置于胎头上,形成负压后吸住胎头,通过牵引帮助胎儿娩出的手术。

(一)适应证

1. 第二产程延长者;胎头拨露于会阴部达30分钟,胎儿尚未娩出者。
2. 妊娠合并心脏病、妊娠高血压综合征、继发性宫缩乏力或胎儿宫内窘迫,需要缩短第二产程。
3. 有剖宫产史或子宫有瘢痕,不宜过分屏气用力者。

（二）禁忌证

1. 有严重头盆不称、面先露、产道阻塞、尿瘘修补术后等，不能或不宜经阴道分娩。
2. 宫口未开全或胎膜未破者。
3. 胎头未达到阴道口者。

（三）护理要点

1. 向产妇解释操作目的以取得配合。
2. 检查吸引器装置无漏气，负压适当。
3. 牵引时间不应超过 20 分钟，牵引如有滑脱，可重新放置，但是不超过 2 次。
4. 检查软产道并及时缝合。
5. 新生儿护理

（1）做好新生儿抢救的准备。

（2）观察产瘤、头皮血肿及头皮损伤情况。

（3）新生儿静卧 24 小时，避免搬动，出生后 3 天内禁止洗头。

（4）遵医嘱予新生儿维生素 K_1 肌内注射，防止出血。

三、产 钳 术

产钳术是用产钳牵拉胎头以娩出胎儿的手术，分为出口产钳、低位产钳、中位产钳、高位产钳四种，临床上低位产钳较常用。

（一）适应证

1. 同胎头吸引术。
2. 臀先露后胎头娩出困难者。
3. 剖宫产出胎头困难者。

（二）禁忌证

1. 有严重头盆不称、面先露、产道阻塞和尿瘘修补术后等，不能或不宜经阴道分娩。
2. 宫口未开全或胎膜未破者。
3. 胎头颅骨最低点在坐骨棘水平或坐骨棘以上，有明显头盆不称。
4. 确定为死胎、胎儿畸形者，应行穿颅术，避免损伤产妇软产道。

（三）护理要点

1. 术前应向产妇及家属说明手术目的指导产妇正确使用腹压，减轻其紧张情绪。
2. 观察产妇宫缩及胎心情况，根据需要予吸氧、补充能量及局部按摩。
3. 术后注意观察宫缩、阴道流血、会阴及排尿情况。
4. 新生儿护理

（1）做好新生儿抢救的准备。

（2）检查有无新生儿产伤等。

（3）遵医嘱予新生儿维生素 K_1 肌内注射，防止出血。

四、剖宫产术

剖宫产术指经腹壁切开子宫取出成活胎儿及其附属物的手术。主要手术方式为子宫下段剖宫产、子宫体部剖宫产和腹膜外剖宫产。

（一）适应证

1. 产力异常　子宫收缩乏力、发生滞产经处理无效者。
2. 产道异常　骨盆狭窄或畸形、软产道阻塞。
3. 胎儿方面　胎位异常、巨大儿等。
4. 妊娠合并症及并发症　妊娠合并心脏病、重度子痫前期及子痫、胎盘早剥、前置胎盘。
5. 其他　过期妊娠、高龄初产、生殖道修补术后。

（二）麻醉方式

多采用持续硬膜外麻醉，特殊情况用全麻，也可采用局麻。

（三）护理要点

1. 术前护理
（1）测量生命体征，了解胎儿情况及产程进展。
（2）按医嘱予术前准备（禁食禁水、备皮、药敏试验、留置尿管、交叉配血、术前用药等）。
2. 术中护理配合
（1）密切观察产妇生命体征，协助产妇取适当体位。
（2）按医嘱输液、输血，配合医生完成手术。
3. 术后护理
（1）按腹部手术常规护理。
（2）术后24小时密切观察子宫收缩及阴道流血情况，遵医嘱使用子宫收缩剂。
（3）留置尿管：术后尿管留置24小时，做好皮肤护理，勤翻身；尿管拔除后，注意观察产妇排尿情况，鼓励下床活动。
（4）外阴清洁：每日会阴擦洗2次。
（5）健康指导：饮食指导，母乳喂养及乳房护理指导，产后保健康复指导，术后6周内禁止性生活，至少避孕2年，产后42天到医院做产后健康检查等。

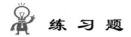

练　习　题

一、专业实务

A_1 型题

1. 会阴侧切术切口的长度一般为（　　）
   A. 2～3cm　　　B. 3～4cm
   C. 4～5cm　　　D. 5～6cm
   E. 6～7cm

2. 会阴切开缝合术的产妇，术后宜采取的体位是（　　）

A. 平卧位 B. 半卧位
C. 健侧卧位 D. 俯卧位
E. 伤口侧卧位

3. 接受会阴切开缝合术的产妇若伤口肿胀、疼痛，可用以局部湿敷的是（ ）
   A. 70%乙醇 B. 75%乙醇
   C. 75%硫酸镁 D. 50%硫酸镁
   E. 25%硫酸镁

4. 关于产钳放置和取出的描述正确的是（ ）
   A. 先放左叶，后放右叶
   B. 先放右叶，后放左叶
   C. 按术者习惯放置和取出
   D. 先取左叶，后取右叶
   E. 以上都不对

5. 关于会阴切开缝合术适应证的说法错误的是（ ）
   A. 初产妇会阴坚韧者
   B. 需行产钳术，胎头吸引术者

C. 胎儿宫内窘迫
D. 早产儿
E. 严重头盆不称

二、实践能力

A_3 型题

（6~7题共用题干）

李女士，28岁，孕足月初产，宫口开全2小时，持续性枕后位，双顶径在坐骨棘下1cm，胎心音100次/分。

6. 恰当的分娩方式是（ ）
   A. 自然分娩 B. 胎头吸引器助产
   C. 剖宫产 D. 产钳助产
   E. 静脉滴注缩宫素

7. 在操作过程中，应指导产妇采取哪种卧位为宜（ ）
   A. 侧卧位 B. 膀胱截石位
   C. 半卧位 D. 头低足高位
   E. 左侧卧位

第12章 妇产科疾病护理病历

内 容 提 要

(一)病史采集方法

采集妇科疾病护理病史是护士对患者进行护理评估的首要步骤。

1. 方法 是通过观察、会谈及对患者进行身体检查、相关的实验室检查及相应的物理学诊断、心理测试等方法获得妇女生理、心理、社会等各方面的资料。

2. 注意事项

(1)由于女性生殖系统疾病常常涉及患者的隐私(如性生活有关的内容),患者会感到害羞和不适,因此在病史采集的过程中要做到态度和蔼、语言亲切、关心体贴和尊重患者,力求得到患者的真实病史。

(2)在可能的情况下,避免第三者在场,并给以保密承诺。

(3)对不愿说出真情者,应耐心启发。

(4)对未婚患者,有的需行直肠-腹部诊及相应的化验检查,明确病情后再补充询问与性生活有关的问题。

(二)病史内容

1. 一般项目 包括患者的姓名、年龄、婚姻、籍贯、职业、民族、教育程度、宗教信仰、家庭住址等,记录入院日期、入院方式、病史陈述者、可靠程度等。

2. 主诉 指患者的主要症状及持续时间,患者的应对方式、主要的心理问题。妇科患者常见的症状有外阴瘙痒、阴道流血、白带异常、闭经、下腹痛、下腹部包块及不孕等。

3. 现病史 指围绕主诉详细了解病情发展及就医经过,采取的治疗、护理措施及效果。此外按时间顺序详细询问患者相应的心理反应、饮食、大小便、体重变化、活动能力、睡眠、自我感觉、角色关系、应激能力的变化。

4. 月经史

(1)询问初潮年龄、月经周期、经期、经血量和性状,有无痛经及不适,常规询问末次月经时间及其经量和持续时间。如14岁初潮,每28~30天来一次月经,每次持续6~7天,可简写为 $14\frac{6\sim7}{28\sim30}$。

(2)对月经异常者应了解患者前次月经日期。

(3)绝经后患者应询问绝经年龄,以及绝经后有无阴道出血、白带异常及其他不适。

5. 婚育史

(1)包括结婚年龄、婚次、男方健康情况、是否近亲结婚、同居情况、性病史。

(2)足月产、早产、流产及现存子女数。如足月产1次,无早产,流产2次,现存子女1人,可简写为 1-0-2-1，或用孕 3 产 1（G_3P_1）表示。

（3）分娩方式、有无难产史、产后或流产后有无出血、感染史、末次分娩或流产的时间。

（4）采用的计划生育措施及效果。

6. 既往史　询问既往健康状况，曾患过何种疾病，传染病史，特别是妇科疾病、结核病、肝炎、手术外伤史等。同时应询问有无食物过敏史、药物过敏史。

7. 个人史　询问患者的生活和居住情况、出生地和曾居住地区、个人特殊嗜好、自理程度等。

8. 家族史　了解患者的家庭成员（包括父母、兄弟、姊妹及子女）的健康状况，询问家族成员有无遗传性疾病（如血友病、白化病等），可能与遗传有关的疾病（如糖尿病、高血压等）及传染病。

（三）身体评估

全身体格检查，重点是腹部检查及盆腔检查。盆腔检查作为妇科特有的检查，又称为妇科检查，包括对外阴、阴道、子宫颈、宫体及双附件的检查。

1. 盆腔检查基本要求

（1）检查前取得患者的知情同意，检查时关心体贴、遮挡患者，态度严肃，语言亲切，仔细认真，动作轻柔。冬季要注意保暖。对年老体弱患者，应协助上下床，以免摔伤。

（2）检查前嘱咐患者排空膀胱，必要时导尿。大便充盈者应在排便和灌肠后进行。

（3）防止交叉感染，检查器械、臀垫、手套等均应每人次更换。

（4）除尿瘘患者有时需取膝胸位外，妇科检查时患者均取膀胱截石位，危重患者不能上检查台者可在病床上检查。

（5）正常月经期或有阴道流血者应避免检查，如为阴道异常出血必须检查时，应在无菌操作下进行，以防止发生感染。

（6）未婚妇女一般仅限于直肠-腹部诊。禁用阴道窥器和双合诊，确有必要时，应征得本人和家属的同意。

（7）凡腹壁肥厚、高度紧张不合作者行盆腔检查。

（8）男医生对患者进行检查时，需有女医生或者女护士在场。

2. 盆腔检查的方法和步骤

（1）外阴检查

1）观察外阴发育、阴毛多少及其分布情况，有无畸形、水肿、炎症、溃疡、赘生物或肿块，注意皮肤和黏膜色泽，尿道口有无红肿，前庭大腺是否肿大，阴道口及处女膜的情况等。

2）检查时应让患者用力向下屏气，观察有无阴道前壁或后壁膨出、子宫脱垂及尿失禁等。

（2）阴道窥器检查

1）放置与取出：①应选择适合阴道大小的窥器。将阴道窥器两叶合拢，用润滑剂润滑两叶前端，避免损伤，沿阴道后壁插入。②拟做宫颈刮片或取阴道分泌物做涂片细胞学检查者，则不宜用润滑剂，可改用 0.9% 氯化钠溶液润滑。③取阴道窥器时应先将两叶合拢后退出，以免引起患者剧痛或不适。

2）窥视（视诊）：①观察阴道：注意阴道壁黏膜色泽，有无充血、溃疡、赘生物，是否有先天畸形等，观察分泌物量、色及性状，有无气味。②观察子宫颈：注意大小、色泽、外口形状，有无糜烂、裂伤、息肉、肿物和接触性出血。必要时进行宫颈刮片或取分泌物做涂片检查。

（3）双合诊：阴道和腹壁的联合检查。即检查者一手的两指或一指插入阴道，另一手在腹部配合检查。检查子宫附件和子宫旁组织，正常输卵管不能扪及，正常卵巢偶可扪及。

（4）三合诊：直肠、阴道、腹部联合检查。即一手示指在阴道内，中指在直肠内，另一手配合在腹部检查。一般在双合诊查不清时进行，对后位子宫、生殖器官肿瘤、结核、内膜异位症、炎症检查时尤为重要。

（5）直肠-腹部诊：一手示指伸入直肠，另一手在腹部配合检查。一般适用于未婚、阴道闭锁或经期不宜做阴道检查者。

3. 记录　检查结束后按照顺序记录检查结果。

（四）心理社会评估

心理社会评估可以了解患者对健康问题的感知程度，对自己所患疾病的认识和态度，对治疗和护理的期望，对患者角色的接受程度。通过了解患者对疾病的认识和态度来反映其对健康问题的理解，通过语言、行为、情绪等评估精神状态，同时还可用一些量表来评估患者的应激水平和应对措施。

练 习 题

一、专业实务

A_1 型题

1. 妇科医生采集病史中下列何项最佳（　　）
   A. 严肃，冷淡
   B. 主诉是病史的主要组成部分
   C. 危重患者同样详细了解病情后再做处理
   D. 避免暗示和主观臆测
   E. 患者不得有任何隐私，必须向医生讲明

2. 阴道及宫颈细胞学检查的禁忌证是（　　）
   A. 异常闭经　　　B. 宫颈炎
   C. 宫颈癌筛选　　D. 宫腔占位病变
   E. 月经期

A_2 型题

3. 患者，女，63岁。13岁初潮，每28～30天来一次月经，每次持续6～7天，50岁绝经。其月经史可描述为（　　）
   A. $13 \frac{6\sim7}{28\sim30} 60$　　B. $13 \frac{6\sim7}{28\sim30} 50$
   C. $13 \frac{28\sim30}{6\sim7} 60$　　D. $13 \frac{28\sim30}{6\sim7} 50$
   E. $60 \frac{6\sim7}{28\sim30} 13$

4. 患者，女，60岁。足月产3次，早产1次，无流产，现存子女2人，生育史可描述为（　　）
   A. 1-0-3-2　　　B. 1-0-2-3
   C. 3-1-0-2　　　D. 3-0-1-2
   E. 3-2-0-1

5. 张女士，28岁，停经2个月。阴道流血2天，下腹痛1天，妇科检查：子宫增大如鹅蛋大小，宫口闭，为确诊下列哪项检查最有意义（　　）
   A. 尿妊娠试验　　B. A型超声
   C. 诊断性刮宫　　D. B型超声
   E. BBT

6. 患者，女，32岁。月经不规律，无明显诱因出现右下腹痛。查体：右下腹腹肌稍紧，右附件区压痛明显，为明确诊断，应首先进行的检查为（　　）
   A. 血常规　　　　B. 腹腔镜
   C. 尿妊娠试验　　D. 诊断性刮宫
   E. B超

二、实践能力

A₁ 型题

7. 阴道与腹壁联合检查称为（　　）
   A. 外阴检查　　　B. 窥器检查
   C. 双合诊　　　　D. 三合诊
   E. 直肠 - 腹部诊

8. 未婚妇女了解盆腔情况可选用（　　）
   A. 阴道窥器检查　B. 阴道指诊
   C. 双合诊　　　　D. 三合诊
   E. 直肠 - 腹部诊

9. 妇科检查中下列哪项不正确（　　）
   A. 检查前先排空膀胱
   B. 阴道出血者暂不检查
   C. 未婚女子应做三合诊检查
   D. 使用阴道窥器应涂润滑油
   E. 男医务人员为患者做妇科检查时，需有其他女医护人员在场

A₂ 型题

10. 某女，20岁。无性生活史。自诉近日在下腹部摸到一个肿块，疑"卵巢肿瘤"，应进行的检查为（　　）
    A. 三合诊　　　　B. 下腹部叩诊
    C. 双合诊　　　　D. 肛腹诊
    E. 下腹部触诊

11. 患者，女，26岁。因突发性下腹痛就诊。心率110次/分，面色苍白，血压80/60mmHg。B超：子宫正常大，左附件区囊性占位，盆腔中度积液。对本病例最有价值的是（　　）
    A. 有无外伤史　　B. 有无停经史
    C. 有无恶心、呕吐　D. 腹痛情况
    E. 有无昏厥

第13章 女性生殖系统炎症患者的护理

内 容 提 要

一、疾病概述

（一）女性生殖器官的自然防御功能

1. 两侧大阴唇自然合拢遮盖阴道口、尿道口。
2. 由于盆底肌的作用，阴道口闭合，阴道前后壁紧贴在一起，可防止外界污染。
3. 阴道自净作用：阴道上皮在卵巢雌激素作用下，增生变厚。上皮细胞中含有丰富的糖原，在阴道杆菌作用下分解为乳酸，维持阴道正常的酸性环境（pH 4～5），从而增强抵抗病原体侵入的能力。
4. 子宫颈分泌的黏液形成"黏液栓"，堵塞子宫颈管。子宫颈内口平时紧闭，病原体不易侵入。
5. 子宫内膜周期性剥脱，也是消除宫内感染的有利条件。
6. 输卵管黏膜上皮细胞的纤毛向宫腔方向摆动及输卵管的蠕动都有利于阻止病原体的侵入。

妇女在特殊生理时期如月经期、妊娠期、分娩期，防御功能受到破坏，病原体容易侵入生殖道导致炎症发生。

（二）病原体

常见的导致生殖系统炎症的病原体有细菌、原虫、真菌、病毒、螺旋体及衣原体。

（三）传染途径

1. 沿黏膜上行蔓延。
2. 经血液循环播散。
3. 经淋巴系统播散。
4. 直接蔓延。

二、外阴及阴道炎症

（一）外阴炎

外阴炎主要指外阴的皮肤与黏膜的炎症。
1. 病因　各种刺激。
（1）阴道分泌物、尿液、粪便的刺激。
（2）未及时清洁外阴。

（3）穿紧身化纤内裤或长时间使用月经垫，透气性差，可引起外阴炎症。

2. 临床表现

（1）症状：外阴瘙痒、疼痛、灼热，于活动、性交及排尿、排便时加重。

（2）体征：局部红肿、糜烂，常有抓痕，严重者形成溃疡或湿疹。皮肤、黏膜增厚、粗糙、皲裂或呈棕色改变。

3. 辅助检查

（1）阴道分泌物检查。

（2）必要时检查血糖以及除外蛲虫病。

4. 治疗要点

（1）去除病因及物理因素。积极治疗阴道炎、尿瘘、粪瘘、糖尿病。

（2）局部可用1：5000高锰酸钾溶液坐浴。有破溃可涂抗生素软膏。急性期可采用物理治疗。

5. 护理诊断/合作性问题

（1）舒适的改变：与外阴瘙痒、灼痛有关。

（2）焦虑：与疾病影响正常性生活及治疗效果不佳有关。

（3）皮肤完整性受损：与病原体的侵蚀、炎症分泌物刺激有关。

6. 护理措施

（1）一般护理

1）对尿瘘、粪瘘、糖尿病患者加强指导。

2）保持外阴清洁、干燥。

3）患病期间减少辛辣刺激性食物的摄入。

4）避免局部使用刺激性的药物或清洗液。

（2）疾病护理

1）治疗指导：教会患者坐浴方法及注意事项。①局部使用1：5000高锰酸钾溶液坐浴，水温40℃，每次20分钟左右，每天2次。②坐浴时将会阴部浸没于浸泡液中。③月经期禁止坐浴。

2）指导患者做好外阴部的护理，减少局部摩擦和混合感染的发生。

7. 健康指导

（1）讲解外阴炎症的病因及预防护理的相关知识。

（2）指导患者保持外阴部清洁干燥，注意四期（经期、孕期、分娩期及产褥期）的卫生。

（3）指导患者纠正不正确的饮食和生活习惯。不饮酒，避免过多摄入辛辣刺激的食物。

（4）加强对尿瘘、粪瘘患者的生活指导，注意个人卫生，便后及时清洁会阴，更换内裤。

（5）对糖尿病患者加强指导，如自我监测血糖，注意个人卫生，保持外阴部清洁干燥。

（二）前庭大腺炎

前庭大腺炎是病原体侵入前庭大腺引起的炎症，多见于育龄期女性。

1. 病因

（1）主要病原体为葡萄球菌、链球菌、大肠埃希菌、淋病奈瑟菌及沙眼衣原体。

（2）在性交、流产、分娩或其他情况污染外阴部时，病原体入侵腺管口，炎性渗出物堵塞管口，脓液积聚不能外流形成前庭大腺脓肿。

（3）当急性炎症消退后，脓液转清则形成前庭大腺囊肿。

2. 临床表现

（1）症状：急性期，大阴唇下 1/3 处疼痛、肿胀、灼热感，严重时走路受限。

（2）体征

1）检查局部可见皮肤红肿、发热、压痛明显。

2）脓肿形成时触之有波动感。

3. 治疗要点　应用抗生素。脓肿形成或囊肿较大时可切开引流和行造口术。

4. 护理诊断/合作性问题　疼痛：与炎症刺激导致不适有关。

5. 护理措施

（1）急性期卧床休息。

（2）保持外阴清洁卫生。

（3）切开引流和造口术后要引流，每天换 1 次药。

（4）观察伤口有无红、肿，注意引流物性质。

（三）滴虫性阴道炎

1. 病因及发病机制

（1）病原体：由阴道毛滴虫引起。

（2）温度 25～40℃、pH 5.2～6.6 的环境最适宜其生长繁殖。

（3）月经前后、妊娠期或产后隐藏在腺体及阴道皱襞中的滴虫常得以繁殖，造成滴虫性阴道炎。

（4）滴虫还可寄生于尿道、尿道旁腺、膀胱、肾盂以及男性包皮褶、尿道、前列腺中。

（5）传播途径

1）直接传播：经过性交传播。

2）间接传播：经游泳池、浴盆、厕所、器械、衣物等传播。

3）医源性传播：通过污染的器械及敷料传播。

2. 临床表现

（1）症状

1）典型症状是阴道分泌物增加伴瘙痒。

2）分泌物特点：分泌物呈稀薄泡沫状，若有其他细菌混合感染白带可呈黄绿色、血性、脓性且有臭味。

3）伴随症状：局部灼热、疼痛、性交痛，如尿道口感染可有尿频、尿痛甚至血尿。

4）可吞噬精子，影响精子在阴道内生存而造成不孕。

（2）体征：检查时可见阴道黏膜充血，严重时可有散在的出血点（"草莓样"子宫颈）。

3. 辅助检查　生理盐水悬滴法及培养法。

4. 治疗要点

（1）局部治疗：使用 0.5% 醋酸、1% 乳酸溶液阴道灌洗，1 次/天，7～10 天为一个疗程。阴道用药甲硝唑泡腾片 1 片置于阴道穹隆部，1 次/天，10 天为一个疗程。

（2）全身用药

1）用法：甲硝唑（灭滴灵）400mg/次，3 次/天，7 天为一个疗程。

2）注意事项：偶有胃肠道不良反应。妊娠期、哺乳期妇女慎用。

5. 护理诊断/合作性问题

1）舒适的改变：与外阴瘙痒、灼痛及白带增多有关。

2）焦虑：与治疗效果不佳，反复发作有关。

3）知识缺乏：缺乏阴道炎感染途径的认识及预防知识。

4）皮肤完整性受损：与病原体的侵蚀、炎症分泌物刺激有关。

6. 护理措施

（1）一般护理

1）指导患者自我护理：注意个人卫生，保持外阴部清洁、干燥，内裤及毛巾应煮沸消毒5～10分钟以消灭病原体，避免交叉和重复感染。

2）患病期间减少辛辣刺激性食物的摄入。

（2）疾病护理

1）治疗期间勤换内裤，禁止性生活。消灭传染源，禁止滴虫患者、带虫者进入游泳池，浴盆浴巾要消毒。

2）指导患者正确局部用药：局部用药前、后注意手的卫生，减少交叉感染机会；指导阴道用药的患者先行阴道灌洗后再采取下蹲位将药片送入阴道后穹隆部。

3）指导患者正确全身用药：①由于甲硝唑可通过胎盘，故孕20周前禁用此药。②甲硝唑亦可通过乳汁排泄，故哺乳期服药期间及服药6小时内不宜哺乳。③用药期间观察用药反应，甲硝唑口服后偶见胃肠道反应，如食欲减退、恶心、呕吐。此外，偶见头痛、皮疹、白细胞减少等，一旦发现应及时报告医生并停药。④指导配偶同时进行治疗，服用甲硝唑者需24小时禁酒，或者服用替硝唑后需72小时禁酒。

7. 健康教育

（1）讲解滴虫的特性，指导患者配合检查，提高滴虫检出率。告知患者取分泌物前24～48小时勿阴道灌洗或局部用药。

（2）消灭传染源，禁止滴虫患者、带虫者进入游泳池，浴盆浴巾要消毒。

（3）告知治愈标准及随访要求：嘱患者坚持治疗及随访，直至症状消失。由于滴虫性阴道炎容易在月经期后复发，应在月经干净后复查白带，连续3次为阴性方为治愈。

（4）教育患者养成良好的卫生习惯，避免无保护性交，减少疾病发生。

（四）外阴阴道假丝酵母菌病

1. 病因及发病机制

（1）病原体：多为白色假丝酵母菌。

（2）酸性环境有利于其生长，感染者的阴道pH多为4.0～4.7。此菌不耐热，但是对干燥、日光、紫外线及化学制剂抵抗力强。

（3）好发人群：多见于孕妇和糖尿病患者，大量雌激素治疗或长期使用抗生素者、服用皮质类固醇激素或免疫缺陷综合征者，肥胖及穿紧身化纤内裤者。

（4）传染方式：白色假丝酵母菌可寄生于口腔、肠道和阴道黏膜，条件适宜时这些部位的白色假丝酵母菌可以相互传染，即自身传染（内源性传播）；性交直接传染；接触被污染的衣物间接传染。

2. 临床表现

（1）症状

1）外阴、阴道口奇痒、灼痛。

2）分泌物特点：白带增多，呈稠厚的干酪样白带或豆腐渣样白带。

3）伴随症状：尿频、尿痛、性交痛。

（2）体征：外阴可见红斑、水肿，皮肤有抓痕。小阴唇内侧、阴道黏膜附着白色块状膜状物，易剥离，下面为糜烂及溃疡。

3. 辅助检查

（1）悬滴法：将阴道分泌物涂片滴入 10% KOH 中镜下找芽孢和菌丝。

（2）革兰染色法：首选的检查方法。

（3）培养法。

4. 治疗要点

（1）去除病因：积极治疗糖尿病，长期使用抗生素、雌激素和皮质类固醇激素者应及时停药。

（2）阴道灌洗：用 2%～4% $NaHCO_3$ 溶液阴道冲洗或坐浴，每天 1 次，10 天为一个疗程。

（3）阴道用药：每晚 1 次，7～10 天为一个疗程。

（4）全身用药：适用于未婚无性生活的女性；外出不方便局部用药或月经来潮者。

（5）性伴侣的治疗：对于难治性、复发性患者或者伴侣有真菌性龟头炎者需进行性伴侣治疗。

5. 护理诊断/合作性问题

（1）舒适的改变：与外阴瘙痒、灼痛及白带增多有关。

（2）焦虑：与治疗效果不佳，反复发作有关。

（3）知识缺乏：缺乏阴道炎感染途径的认识及预防知识。

（4）皮肤完整性受损：与病原体的入侵、炎症分泌物刺激有关。

6. 护理措施

（1）一般护理

1）注意外阴卫生：保持外阴清洁干燥，避免使用刺激性洗液。非月经期不使用卫生护垫。

2）饮食指导：避免辛辣刺激性食物。

3）治疗期间勤换内裤，内裤应煮沸消毒。治疗期间避免性生活。

（2）疾病护理

1）指导患者正确局部用药：用药前、后注意手的卫生，减少交叉感染机会；指导阴道用药的患者先行阴道灌洗，再采取下蹲位将药片送入阴道后穹隆部。

2）孕妇要积极治疗，否则阴道分娩时新生儿易传染为鹅口疮。

3）向患者讲解病因，糖尿病患者注意血糖变化，消除病因。

7. 健康教育

（1）向患者讲解外阴阴道念珠菌病的发生原因及疾病治疗护理相关知识。

（2）指导积极治疗。

（3）指导患者养成良好的卫生习惯，平日避免进行阴道冲洗。

（4）勿长期使用或滥用抗生素。

（5）强调坚持用药，按时复查。

（6）告知患者复查白带前24～48小时勿阴道灌洗、局部用药及同房，避免影响检查结果。

（7）假丝酵母菌阴道炎易在月经前复发，治疗后应在月经前复查白带。

（五）细菌性阴道炎

1. 临床表现

（1）症状：10%～40%患者无任何症状，有症状者主诉白带增多并有难闻的臭味或鱼腥味。可有轻度外阴瘙痒或烧灼感。

（2）体征：有较多均匀一致的白色稀薄的白带，阴道黏膜无红肿或充血等炎症表现。

2. 辅助检查

（1）氨试验：分泌物滴入10% KOH产生烂鱼样腥臭味即为阳性。

（2）线索细胞检查：线索细胞>20%为阳性。

（3）阴道pH大于4.5。

3. 治疗原则

（1）全身用药：口服甲硝唑，7天为一个疗程。

（2）局部治疗：阴道用药，甲硝唑1片置于阴道穹隆部，每天1次，7天为一个疗程。

（3）性伴侣治疗：反复发作及难治性细菌性阴道炎患者性伴侣需同时治疗。

（4）妊娠妇女的治疗：由于本病在妊娠期有合并上生殖道感染的可能，因此有无症状都需治疗。口服甲硝唑，7天为一个疗程。

（5）无症状可不予治疗。

4. 护理诊断/合作性问题

（1）舒适的改变：与阴道分泌物增多及外阴瘙痒有关。

（2）焦虑：与疾病反复发作及外阴异常气味有关。

5. 护理措施

（1）一般护理：注意性生活卫生，避免过频或无保护的性生活，孕期注意个人卫生，教会其自我护理方法，保持外阴清洁干燥，避免交叉感染。

（2）疾病护理

1）治疗期间勤换内裤，减少性生活。

2）指导患者正确用药：局部用药前后注意手的卫生，放药前给予酸性溶液冲洗阴道。口服用药注意观察用药反应，甲硝唑口服后偶见胃肠道反应。偶见头痛、皮疹、白细胞减少等，一旦发现应及时报告医生并停药。孕20周前禁用此药，哺乳妇女在用药期间及用药后6小时内不宜哺乳。服用甲硝唑需24小时禁酒，或者服用替硝唑后需72小时禁酒。

（六）老年性阴道炎

1. 病因及发病机制

（1）易感易发因素：见于绝经后老年妇女、手术切除卵巢或盆腔放射治疗后女性，由于卵巢功能减退，雌激素水平下降，阴道黏膜变薄，糖原含量减少，局部抵抗力下降。

（2）病原体：一般为化脓菌混合感染。

2. 临床表现

（1）症状：白带增多，呈黄水样或脓血性，伴外阴、阴道烧灼感。可有尿频、尿痛、尿失禁症状。

（2）体征：外阴、阴道呈老年性改变。阴道黏膜充血，可见出血点、表浅溃疡。

3. 辅助检查

（1）阴道分泌物检查：显微镜下见到大量白细胞及基底层细胞，无滴虫及白假丝酵母菌。

（2）宫颈防癌涂片检查。

（3）局部活组织检查。

4. 治疗原则

（1）增加阴道酸度，抑制细菌生长：选用1%乳酸或0.5%醋酸冲洗阴道或坐浴。

（2）局部用药：甲硝唑200mg阴道内用药，共7天。

（3）增强阴道抵抗力

1）全身用药：可口服尼尔雌醇或小剂量雌激素。

2）局部用药：可阴道涂抹雌激素软膏。

3）乳腺癌和子宫内膜癌患者慎用雌激素制剂。

5. 护理诊断/合作性问题

（1）舒适的改变：与外阴瘙痒、灼痛及白带增多有关。

（2）焦虑：与治疗效果不佳、反复发作有关。

（3）知识缺乏：缺乏阴道炎感染途径的认识及预防知识。

（4）皮肤完整性受损：与病原体的侵蚀、炎症分泌物刺激有关。

6. 护理措施

（1）一般护理：注意个人卫生，不用过热或有刺激性的清洗液洗外阴。加强锻炼，增强自身抵抗力。

（2）疾病护理

1）治疗期间勤换内裤，避免性生活。

2）指导患者正确用药：局部用药前后注意手的卫生，放药前给予酸性溶液冲洗阴道，再采取下蹲位塞入药片于阴道后穹隆。由于老年人放药有一些困难，可指导家属放药方法或由护士放药。

7. 健康教育

（1）指导患者养成良好的卫生习惯，尽量避免盆浴，必要时专人专盆。

（2）指导患者便后由前往后擦拭，防止粪便污染外阴。

（3）指导患者注意性生活卫生，必要时可用润滑剂以减少对阴道的损伤。

（4）指导有关老年性阴道炎的病因及预防知识。

（5）告知患者复查白带前24~48小时勿阴道灌洗、局部用药及同房，避免影响检查结果。

四种常见阴道炎的异同见表13-1。

表13-1 四种常见的阴道炎的异同

阴道炎的类型	主要症状	治疗及护理
滴虫性阴道炎	外阴瘙痒	①个人卫生
	白带：稀薄泡沫状	②坐浴/阴道灌洗：1%乳酸、0.5%乙酸液、1：5000高锰酸钾
		③局部用药：甲硝唑
		④全身用药：甲硝唑

续表

阴道炎的类型	主要症状	治疗及护理
外阴阴道假丝酵母菌阴道炎	外阴奇痒 白带：白色稠厚豆渣样或干酪样	① 消除诱因 ② 个人卫生 ③ 坐浴/阴道灌洗：2%~4%碳酸氢钠 ④ 局部用药：制霉菌素栓，达克宁 ⑤ 全身用药
细菌性阴道炎	轻度外阴瘙痒 均匀一致的稀薄白带，鱼腥臭味	① 个人卫生 ② 坐浴/阴道灌洗：酸性溶液 ③ 局部用药：甲硝唑 ④ 全身用药：甲硝唑 ⑤ 无症状可不治，妊娠期：必须治疗
老年性阴道炎	外阴瘙痒 白带：黄水样	同滴虫性阴道炎，重者在阴道放少量雌激素

三、慢性宫颈炎

宫颈炎症包括宫颈阴道部及宫颈管黏膜炎症，是妇科最常见的下生殖道炎症。临床上有急性和慢性两种，以慢性宫颈炎最为常见。

（一）病因

1. 急性宫颈炎　常见病因是由淋病奈瑟菌、沙眼衣原体引起的感染。它们均感染子宫颈柱状上皮，可累及子宫颈黏膜腺体，并沿黏膜面扩散，以宫颈管病变最明显。

2. 慢性宫颈炎　多由急性宫颈炎转变而来。多见于分娩、流产或手术造成宫颈裂伤，细菌侵入感染导致。病原体主要有葡萄球菌、链球菌、大肠埃希菌、厌氧菌、衣原体及淋病奈瑟菌。

（二）病理

1. 宫颈糜烂
（1）宫颈糜烂是慢性宫颈炎最常见的一种病理改变。
（2）根据糜烂深浅程度分三型：单纯型糜烂、颗粒型糜烂及乳突型糜烂。
（3）分度
1）轻度（Ⅰ度）：糜烂面小于整个子宫颈面积的1/3。
2）中度（Ⅱ度）：糜烂面占子宫颈面积的1/3~2/3。
3）重度（Ⅲ度）：糜烂面占子宫颈面积的2/3以上。
2. 宫颈肥大。
3. 宫颈息肉　呈息肉状，单个或多个，色鲜红，质软而脆、易出血。
4. 宫颈腺囊肿。
5. 宫颈黏膜炎　也称宫颈管炎。

（三）临床表现

1. 急性宫颈炎

（1）症状：大量脓性白带；腰酸；下腹坠胀；尿频尿急；体温升高。

（2）体征：子宫颈充血、肿大，有脓性白带从宫颈口流出。

2. 慢性宫颈炎

（1）症状：白带增多，偶有接触性出血。可有腰骶部酸痛和下腹坠痛、不孕。

（2）体征：检查可见子宫颈有不同程度的糜烂、囊肿、肥大或息肉。

（四）辅助检查

（1）阴道分泌物悬滴法。

（2）子宫颈分泌物涂片检查。

（3）培养法。

（4）聚合酶链反应是检测和确诊淋病奈瑟菌感染的主要方法。

（5）子宫颈脱落细胞学检查：已婚妇女每年一次宫颈癌筛查。

（五）治疗要点

1. 急性宫颈炎　针对病因给予全身抗生素治疗，同时禁止性生活。

2. 慢性宫颈炎　以局部治疗为主，在治疗前先做宫颈刮片细胞学检查以排除早期宫颈癌。

（1）物理疗法：是宫颈糜烂最常用的有效的治疗方法。常用的方法有激光、冷冻、微波治疗。治疗时机在月经干净后3～7天。

（2）药物疗法：适宜糜烂面小、炎症浸润较浅者，阴道用药，每天放入阴道1枚，连续7～10天。

（3）手术疗法：宫颈息肉可手术摘除。

（六）护理诊断/合作性问题

1. 组织完整性受损　与宫颈糜烂有关。

2. 焦虑　与出现血性白带及性交后出血，担心癌变有关。

3. 疼痛　与局部炎症刺激有关。

4. 知识缺乏　缺乏相关疾病知识。

（七）护理措施

1. 急性宫颈炎的护理

（1）一般护理

1）做好生活护理，保证患者充分休息。

2）及时更换衣物，保持外阴清洁。

3）高蛋白、高维生素饮食。

4）观察病情，及时给予心理上的关怀。

（2）疾病护理

1）积极治疗，预防慢性宫颈炎。
2）遵医嘱针对病原给予全身抗生素治疗。
3）观察病情变化及用药反应。
4）对症护理：体温过高给予物理降温。
2. 慢性宫颈炎的护理
（1）一般护理
1）注意个人卫生，保持局部清洁干燥。
2）指导育龄妇女采取避孕措施，减少人工流产的发生。
（2）疾病护理
1）药物治疗：阴道用药，注意卫生。
2）手术及物理治疗术前后的护理：①月经干净后3～7天，无同房史，无急性生殖器官炎症，治疗前排除早期宫颈癌；做好心理护理。术前测量血压及体温，术前排空膀胱。②术后保持外阴清洁。手术患者于术后次日清晨取出阴道内尾纱。物理治疗后分泌物增多，在术后10天左右为脱痂期，有少量出血，避免剧烈活动及搬运重物以免引起出血量过多。2个月内禁盆浴、性交及阴道冲洗，并于术后2周、4周、2个月来院复查。

（八）健康指导
1. 教育患者养成良好的卫生习惯，避免无保护及不洁性交，减少疾病发生。
2. 指导患者正确局部用药，提高治疗效果。
3. 指导定期体检。
4. 采取预防措施避免分娩、流产时器械损伤宫颈。

励记栏

慢性宫颈炎的特点
白带增多偶出血，腰骶酸痛腹坠痛。
妇检糜烂最常见，物理方法疗效显。

四、盆 腔 炎

盆腔炎是指女性内生殖器及周围结缔组织、盆腔腹膜发生的炎症。盆腔炎多发生在性活跃期及有月经的妇女。分为急性和慢性两类。

（一）急性盆腔炎
1. 病因
（1）经期卫生不良。
（2）流产后、产后感染。
（3）宫腔内手术操作引起感染。
（4）阑尾炎、腹膜炎等邻近器官的炎症经过直接蔓延也可致盆腔炎。
（5）生殖道感染：宫颈炎、阴道炎上行感染导致盆腔炎。
（6）性活动不良：多个性伴侣、性交过频。

（7）慢性盆腔炎急性发作。

2. 临床表现

（1）症状

1）起病时下腹疼痛，呈持续性，活动后加重；发热；阴道分泌物增多。

2）腹膜炎时可出现恶心、呕吐、腹胀、腹泻。

3）月经期发病可出现经量增多、经期延长。

4）膀胱刺激症状：如尿痛、尿频、排尿困难；直肠刺激症状如腹泻、里急后重、排便困难；腹膜刺激症状如压痛、反跳痛、肌紧张。

（2）体征

1）典型体征：呈急性病容，体温升高，下腹部压痛、反跳痛、肌紧张。

2）妇科检查：①阴道黏膜充血，脓性分泌物自宫颈口外流；②宫颈举痛，宫体略大、压痛，活动受限；③输卵管增粗压痛。若为输卵管卵巢囊肿可触及包块。

3. 辅助检查

（1）子宫颈或阴道分泌物检查。

（2）血液检查。

（3）影像学检查。

（4）后穹隆穿刺：怀疑盆腔脓肿时行此项检查。

4. 处理原则

（1）支持疗法：卧床休息，取半坐卧位，避免不必要的妇科检查，以免炎症扩散。

（2）抗生素治疗：是急性盆腔炎的主要治疗手段。

（3）手术治疗：药物治疗无效者、患者中毒症状加重者可手术治疗以免脓肿破裂，对于可疑脓肿破裂者需立即开腹探查。

（4）中药治疗：活血化瘀、清热解毒。

5. 护理诊断/合作性问题

（1）体温过高：与盆腔急性感染有关。

（2）腹痛：与盆腔急性感染有关。

（3）知识缺乏：缺乏预防盆腔感染的知识。

6. 护理措施

（1）体温过高应给予物理降温。

（2）卧床休息，半卧位。给予高热量、高蛋白、高维生素流质或半流质饮食。

（3）给予床边隔离。

（4）遵医嘱准确给予抗生素治疗并注意过敏反应。

（5）腹胀时可胃肠减压，观察恶心、呕吐、腹胀现象是否减轻。

（6）禁止经期性生活、热敷、按摩腹部、阴道灌洗及不必要的妇科检查，防止炎症扩散。

（7）观察病情，如发现腹痛加剧、寒战、高热、恶心、呕吐、腹部拒按，考虑脓肿破裂，应及时通知医生。

（8）健康指导：讲解急性盆腔炎的病因、预防措施，教育患者保持外阴清洁，增加营养，增强体质，提高抵抗力，做好月经期、孕期、产褥期的卫生宣教。注意性生活卫生，预防性传播疾病。

（二）慢性盆腔炎

1. 病因
（1）常因急性盆腔炎治疗不彻底、不及时或患者体质较弱，炎症迁延为慢性。
（2）病程长，症状可在月经期加重，机体抵抗力下降时反复发作。

2. 病理
（1）慢性子宫内膜炎。
（2）慢性输卵管炎与输卵管积水。
（3）输卵管卵巢炎及输卵管卵巢囊肿。
（4）慢性盆腔结缔组织炎。

3. 临床表现
（1）症状
1）全身症状多不明显，有时可有低热，全身不适易疲劳。
2）慢性盆腔痛：下腹痛、腰痛、肛门坠胀、月经期或性交后症状加重，痛经或经期延长。
3）不孕及异位妊娠。
（2）体征
1）子宫常呈后位，活动受限，粘连固定。
2）输卵管炎可在子宫一侧或两侧触到增厚的条索状输卵管。
3）输卵管卵巢积水或囊肿可摸到囊性肿物。

4. 辅助检查
（1）子宫颈或阴道分泌物检查。
（2）血液检查。
（3）影像学检查。

5. 治疗要点
（1）中药治疗：清热利湿、活血化瘀，也可用中药灌肠。
（2）物理治疗：改善局部组织血液循环，促进炎症的吸收和消散。
（3）其他药物治疗：在应用抗生素的同时加 α 糜蛋白酶或透明质酸酶，以利于粘连和炎症的吸收。
（4）手术治疗。
（5）增强局部和全身抵抗力。

6. 护理诊断/合作性问题　知识缺乏：缺乏预防盆腔感染的知识。

7. 护理措施
（1）注意个人卫生，尤其经期不要盆浴、游泳、性交及过度劳累等，以防反复感染加重病情。
（2）指导患者安排好日常生活，避免过度疲劳，督促患者坚持每天参加适合个人的体育锻炼以增强体质和免疫力。
（3）向患者加强健康指导，讲授疾病相关知识。
（4）腹痛、腰痛时注意休息，防止受凉。

五、性传播疾病

（一）尖锐湿疣

1. 病因及传染途径

（1）病原体：人乳头瘤病毒。

（2）传染途径：主要通过性接触传染。

2. 临床表现

（1）好发部位：外阴、阴唇和尿道口、肛门周围的湿润区。

（2）症状：局部瘙痒、烧灼痛，可见散在的乳头状疣，疣体融合可呈鸡冠状。触之易出血。

3. 治疗要点

（1）以局部用药为主：可用三氯醋酸涂局部，或用5%氟尿嘧啶局部湿敷，较大或多发湿疣采用电灼、冷冻或激光治疗。

（2）妊娠期尖锐湿疣可坚持局部治疗或手术，应行剖宫产结束分娩。

4. 护理措施

（1）治疗期避免性交。

（2）注意个人卫生，避免不洁性交。

（3）妊娠期尖锐湿疣应行剖宫产结束分娩。

（4）该病易复发，鼓励患者坚持治疗至治愈。

（二）淋病

1. 病因及传染途径

（1）病原体：淋病奈瑟菌，发病率居我国性传播疾病之首。

（2）传染途径：主要通过性接触传染。

2. 临床表现

（1）潜伏期：一般病菌侵入3～7天后发病。

（2）急性淋病：最早症状为尿痛、尿频及排尿困难。白带增多呈黄色脓性，伴外阴肿痛，子宫颈充血、水肿。

（3）慢性淋病：表现为慢性尿道炎、慢性宫颈炎、输卵管积水。

（4）分泌物淋菌培养是诊断淋病的"金标准"。

3. 治疗要点

（1）原则是尽早、彻底、及时、足量、规范用药。

（2）首选第三代头孢菌素，夫妻同治。

（3）经阴道分娩的新生儿应及时应用红霉素眼药膏。

4. 护理措施

（1）患者内裤、浴巾等需煮沸消毒5～10分钟。

（2）夫妻同治，治疗期间禁止性生活。

（3）治疗结束连续3次检查淋菌阴性方为治愈。

（4）孕妇需及时诊断及治疗。

（三）梅毒

1. 病因及传染途径
（1）病原体：苍白螺旋体。
（2）传染途径：主要通过性接触传染。
2. 临床表现　潜伏期为2~4周，分为三期。
3. 治疗要点　首选青霉素。
4. 护理措施
（1）心理护理。
（2）治疗期间禁止性生活。
（3）预防间接传播，如接吻、哺乳、输血，以及接触被污染的衣裤、被褥、浴具。
（4）做好孕期筛查。

（四）获得性免疫缺陷综合征

1. 病因及传染途径
（1）病原体：由人类免疫缺陷病毒（HIV）引起。
（2）传播途径：性传播、血液传播、垂直传播。
2. 临床表现
（1）潜伏期长。
（2）早期无明显症状，发病后表现为全身性进行性病变至衰竭死亡。
3. 治疗要点　尚无特效药，以对症治疗为主。
4. 护理措施
（1）HIV感染的妊娠女性应劝其终止妊娠。
（2）产后禁止哺乳。
（3）健康指导
1）讲解获得性免疫缺陷综合征的传播途径及危害。
2）提倡性生活时使用避孕套。
3）对艾滋病患者鼓励其治疗及随访，防止传播。
4）孕产妇做好筛查及治疗。

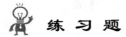

练 习 题

一、专业实务

A_1型题

1. 女性生殖系统自然防御机制最重要的是（　　）

　　A. 两侧大阴唇自然合拢

　　B. 黏液栓堵塞宫颈管

　　C. 阴道前后壁紧贴

　　D. 阴道自净作用

　　E. 子宫内膜周期性剥脱

2. 关于滴虫特征的叙述错误的是（　　）

　　A. 适合滴虫生存的阴道pH为5.2~6.6

　　B. 隐藏在腺体与阴道皱襞中的滴虫能在月经后繁殖

C. 阴道正常菌群内可有滴虫存在
D. 滴虫消耗或吞噬阴道细胞内糖原，阻碍乳酸生成
E. 滴虫可侵入尿道、尿道旁腺及男方尿道、前列腺

3. 关于外阴阴道假丝酵母菌病的叙述错误的是（   ）
   A. 假丝酵母菌能产生芽生孢子与假菌丝
   B. 假丝酵母菌对热抵抗力强，加热至60℃需4小时才死亡
   C. 对日光、干燥与化学制剂抵抗力较强
   D. 适于假丝酵母菌生长的阴道pH为4.0~4.7
   E. 接受大量雌激素治疗者，易引起假丝酵母菌感染

4. 宫颈糜烂的分型依据是（   ）
   A. 白带量的多少   B. 糜烂深浅程度
   C. 糜烂面积   D. 疼痛程度
   E. 子宫颈硬度

5. 急性盆腔炎的病因不包括（   ）
   A. 经期卫生不良   B. 流产后感染
   C. 宫腔内手术操作后感染
   D. 阑尾炎直接蔓延
   E. 饮食不洁

6. 发病率居我国性传播疾病之首的是（   ）
   A. 尖锐湿疣
   B. 淋病
   C. 获得性免疫缺陷综合征
   D. 梅毒
   E. 慢性盆腔炎

7. 尖锐湿疣的病原体是（   ）
   A. 单纯疱疹病毒   B. 人乳头瘤病毒
   C. 乙型溶血性链球菌
   D. 革兰阴性淋病奈瑟菌
   E. 苍白密螺旋体

A_2型题

8. 某工厂，在女工体检时发现其女工滴虫性阴道炎发病率很高，为预防其传播，下列哪项措施是不必要的（   ）
   A. 积极治疗患者及带虫者
   B. 相互不借用浴巾
   C. 改坐厕为蹲厕
   D. 改盆浴为淋浴
   E. 预防性服用甲硝唑

9. 王某，女，33岁。因外阴奇痒、分泌物增多就诊，诊断为外阴阴道假丝酵母菌病，护士告知其该病的诱发因素，以下错误的是（   ）
   A. 糖尿病   B. 妊娠
   C. 长期用抗生素   D. 爱穿化纤内衣裤
   E. 使用避孕套避孕

10. 刘某，女，40岁。因肾病综合征使用大剂量激素治疗1个月，近期外阴奇痒、坐立不安，分泌物增多呈豆渣样，门诊诊断为外阴阴道假丝酵母菌病，请告知该病的传染方式主要是（   ）
    A. 性交   B. 公共浴池
    C. 游泳池   D. 血液传播
    E. 内源性传播

11. 患者，女，38岁。门诊诊断为慢性宫颈炎。患者非常紧张，认为自己患了性病，护士解释慢性宫颈炎病理变化中，最常见的是（   ）
    A. 宫颈糜烂   B. 宫颈息肉
    C. 子宫颈肥大   D. 子宫颈腺体囊肿
    E. 宫颈管炎

12. 雷女士，32岁。因白带增多伴腰骶部酸痛3个月就诊，经检查诊断为"宫颈中度糜烂，单纯型"，该诊断是指（   ）
    A. 糜烂面积占子宫颈总面积的1/3以内，表面较光滑
    B. 糜烂面积占子宫颈总面积的1/3~2/3，表面较光滑
    C. 糜烂面积占子宫颈总面积的1/3~2/3，表面有颗粒
    D. 糜烂面积占子宫颈总面积的2/3以上，表面有细小颗粒
    E. 糜烂面积占子宫颈总面积的1/3以内，表面有颗粒

13. 患者，女，35岁。1年前曾患急性子宫内膜炎，未接受正规治疗。本次体检发现子宫左侧可触

及条索状肿物，应考虑为（　　）
A. 慢性子宫内膜炎
B. 慢性输卵管炎
C. 慢性盆腔结缔组织炎
D. 慢性腹膜炎
E. 输卵管卵巢囊肿

14. 12月1日是世界艾滋病日，护士李某在社区宣传有关获得性免疫缺陷综合征的知识，该病的传播途径不包括（　　）
A. 性接触　　　B. 输血
C. 妊娠　　　　D. 分娩
E. 握手

15. 患者，女，25岁。因白带增多伴腰部酸痛2个月就诊。妇科检查：子宫颈中度糜烂，此宫颈糜烂的分度依据是（　　）
A. 糜烂面积　　B. 子宫颈大小
C. 糜烂程度　　D. 碘试验
E. 宫颈刮片

16. 关于盆腔炎的叙述不正确的是（　　）
A. 盆腔炎大多发生在性活跃期的女性
B. 最常见的为输卵管炎及输卵管卵巢炎
C. 有急性和慢性两类
D. 可发生癌变
E. 可导致不孕

A_3/A_4 型题
（17～19题共用题干）

患者，女，25岁，某夜总会服务员。近期有多次不洁性交史，近3日白带增多，伴外阴瘙痒，检查外阴黏膜充血，阴道壁充血，分泌物呈黄色，中等量，呈稀薄泡沫状，子宫颈充血。

17. 该患者患上该病的最可能的传播途径是（　　）
A. 性交　　　　B. 公共浴池
C. 游泳池　　　D. 坐式马桶
E. 妇科检查器具

18. 此患者应进行的辅助检查是（　　）
A. 血常规
B. 尿常规
C. 阴道分泌物细菌培养及药敏试验
D. 悬滴法阴道分泌物查滴虫

E. 阴道细胞学检查

19. 该患者行阴道灌洗，哪项药液不能选用（　　）
A. 0.5% 乙酸
B. 1% 乳酸
C. 1：5000 高锰酸钾
D. 碳酸氢钠
E. 乙酸

（20～21题共用题干）

陆女士，28岁。因急性下腹痛伴高热就诊。妇科检查：子宫颈充血，有抬举痛。医生初步考虑为急性盆腔炎合并盆腔脓肿。

20. 为确诊盆腔脓肿是否存在，需要进一步做的检查是（　　）
A. 血培养
B. 后穹隆穿刺抽出脓液
C. 尿培养
D. B超
E. 子宫颈分泌物培养

21. 经治疗后患者病情好转出院，护士对该患者进行出院健康指导，在讲解该病的常见病因时，下列说法不正确的是（　　）
A. 经期卫生不良　　B. 产后感染
C. 慢性盆腔炎急性发作
D. 急性肠炎
E. 由宫腔手术操作感染引起

二、实践能力

A_1 型题

22. 针对外阴炎患者的健康指导，正确的是（　　）
A. 勤清洁外阴，保持局部清洁干燥
B. 平时多用护垫防止分泌物污染内裤
C. 局部瘙痒时鼓励用手搔抓缓解不适
D. 多饮酒，增加局部血液循环
E. 产褥期不要每天清洁外阴，以防着凉

23. 下列针对滴虫阴道炎患者指导措施正确的是（　　）
A. 性生活后行阴道分泌物检查效果更好
B. 哺乳期妇女口服甲硝唑不影响哺乳
C. 2% 碳酸氢钠坐浴后阴道用药效果更好
D. 治疗期间禁止进入公共游泳池

E. 性生活不受影响
24. 用碱性溶液冲洗阴道患者见于（　）
   A. 外阴阴道假丝酵母菌病
   B. 老年性阴道炎
   C. 滴虫性阴道炎
   D. 慢性宫颈炎
   E. 急性宫颈炎
25. 关于慢性宫颈炎物理疗法治疗的叙述正确的是（　）
   A. 治疗前应肉眼检查排除宫颈癌
   B. 物理疗法是目前治疗宫颈糜烂疗效较好、疗程最短的方法
   C. 冷冻疗法术后阴道排液最少
   D. 病变较深者物理治疗后需1~2周治愈
   E. 除月经期外都可进行治疗
26. 针对尖锐湿疣的处理不妥的是（　）
   A. 局部用药为主
   B. 孕妇无需治疗，选择剖宫产终止妊娠即可
   C. 大的尖锐湿疣可行手术切除
   D. 治疗期间禁止性生活
   E. 可用冷冻治疗、CO_2激光治疗
27. 下列哪项不是滴虫性阴道炎的临床表现（　）
   A. 脓性、有泡沫白带
   B. 外阴部瘙痒
   C. 经期后自觉症状加重
   D. 阴道黏膜有散在红色斑点
   E. 小阴唇内侧有白色膜状物
28. 淋病的潜伏期为（　）
   A. 1天　　　　　B. 2天
   C. 3~7天　　　 D. 10~15天
   E. 15天以上

A_2型题

29. 患者，女，30岁。主诉外阴部瘙痒，诊断为外阴炎，医生建议其坐浴，坐浴溶液应选择（　）
   A. 1∶5000高锰酸钾溶液
   B. 2%~4%碳酸氢钠溶液
   C. 温水
   D. 0.1%呋喃西林溶液
   E. 0.9%氯化钠溶液
30. 患者，女，26岁。因旅游期间未及时清洁外阴而出现外阴炎，护士指导其坐浴的注意事项中不正确的是（　）
   A. 坐浴水温以40℃为宜
   B. 每次坐浴20分钟
   C. 每天坐浴2次
   D. 坐浴时将整个会阴部浸没于浸泡液中
   E. 月经期坚持坐浴以增加效果
31. 某纺织工厂，滴虫性阴道炎发病率很高，为预防其传播，下列哪项措施是不必要的（　）
   A. 积极治疗患者及带虫者
   B. 改盆浴为淋浴
   C. 改坐厕为蹲厕
   D. 相互不借用浴巾
   E. 预防性服用甲硝唑
32. 患者，女，32岁。患有滴虫性阴道炎，准备用自助冲洗器自行进行阴道冲洗，请告知冲洗的乙酸溶液的浓度为（　）
   A. 0.5%　　　　B. 1%
   C. 2%　　　　　D. 3%
   E. 4%
33. 李女士，35岁。患有糖尿病，自诉3天来外阴奇痒，坐卧不安并伴有尿频、尿痛。妇科检查：外阴皮肤有抓痕，阴道黏膜红肿并有白色膜状物，阴道分泌物呈豆腐渣样，其最可能患的疾病为（　）
   A. 外阴阴道假丝酵母菌病
   B. 滴虫性阴道炎
   C. 外阴瘙痒症
   D. 外阴炎
   E. 前庭大腺脓肿
34. 张女士，32岁。因外阴奇痒伴白带增多就诊，检查后诊断为外阴阴道假丝酵母菌病，患者咨询内裤处理方法，下列合适的是（　）
   A. 食醋浸洗　　　B. 日光暴晒
   C. 煮沸　　　　　D. 紫外线消毒
   E. 保持干燥
35. 48岁已婚妇女，因胆道感染入院，应用抗生

素10天，近1周来外阴痒明显，检查发现阴道黏膜发红，有白色膜状物，擦除后露出红肿黏膜面，最可能的诊断是（   ）

A. 慢性阴道炎

B. 外阴瘙痒症

C. 滴虫性阴道炎

D. 外阴阴道假丝酵母菌病

E. 老年性阴道炎

36. 某护士在社区进行常见妇科炎症健康教育，针对外阴阴道假丝酵母菌病的健康指导说法不正确的是（   ）

A. 内裤应煮沸消毒

B. 孕妇无需治疗，选择剖宫产终止妊娠即可

C. 2%碳酸氢钠坐浴后阴道用药效果更好

D. 治疗期间禁止进入公共游泳池

E. 性伴侣无症状者无需治疗

37. 患者，女，55岁。因白带增多呈黄水样，门诊诊断为老年性阴道炎，其治疗措施不妥的是（   ）

A. 用0.5%乙酸溶液阴道灌洗

B. 灌洗后局部用抗生素

C. 口服尼尔雌醇

D. 阴道涂抹雌激素软膏

E. 乳腺癌患者增加雌激素用量以改善症状

38. 牛女士诉说在单位体检时诊断为"子宫颈Ⅱ度糜烂"，护士应告知她疗效较好、疗程最短的治疗方法是（   ）

A. 子宫颈上药   B. 阴道冲洗

C. 物理疗法   D. 手术治疗

E. 局部用硝酸银

39. 赵女士，经妇科检查发现子宫颈充血、肿大，有大量脓性白带从宫颈口流出，诊断为"急性宫颈炎"，其最有效的治疗方法是（   ）

A. 口服抗生素   B. 子宫颈切除

C. 物理治疗   D. 子宫切除

E. 外阴擦洗

40. 患者，女，32岁。因白带增多半年，性交后出血2次就诊，诊断为宫颈息肉，其治疗下列哪项最合适（   ）

A. 电熨

B. 息肉摘除并送病理学检查

C. 局部消炎

D. 子宫颈锥形切除术

E. 微波治疗

41. 患者，女，48岁。主诉半年来下腹不适，腰骶部疼痛，伴多量白带，确诊为"颗粒型重度糜烂"，正确的处理是（   ）

A. 可暂时观察，定期随访至绝经期后

B. 物理治疗

C. 药物治疗

D. 子宫颈锥切治疗

E. 先行宫颈刮片检查，排除早期宫颈癌后，再做治疗

42. 患者，女，28岁。因腹痛伴高热1天入院，诊断为急性盆腔炎，对其采取的处理中错误的是（   ）

A. 半卧位休息

B. 补充营养及液体，纠正水、电解质紊乱

C. 静脉滴注广谱抗生素

D. 做血培养、子宫颈分泌物培养及药敏试验

E. 急性期不能采用手术治疗

43. 患者，女，28岁。医疗诊断：滴虫阴道炎，向护士咨询疾病相关知识，不正确的健康指导内容是（   ）

A. 病原体为阴道毛滴虫

B. 可导致不孕

C. 治疗期间禁止性生活

D. 2%~4%碳酸氢钠溶液冲洗阴道后塞入甲硝唑效果更好

E. 连续3次月经干净后复查阴道分泌物中滴虫均为阴性为治愈标准

44. 患者王某，患有假丝酵母菌阴道炎，门诊护士指导其自我护理措施中不妥的是（   ）

A. 每日清洗外阴，内裤煮沸消毒

B. 孕妇积极治疗

C. 无症状性伴侣需治疗

D. 治疗后在月经前复查白带

E. 用2%~4% $NaHCO_3$ 溶液坐浴

45. 王女士，65岁。近半个月来阴道流黄水样分泌物，有时带血，经检查排除恶性肿瘤，下列哪种可能性大（　　）
   A. 滴虫性阴道炎　　B. 老年性阴道炎
   C. 宫颈糜烂　　　　D. 宫颈息肉
   E. 子宫内膜炎

46. 肖某，女，30岁。婚后2年未孕，半年来白带增多伴下腹坠痛，诊断为宫颈糜烂，询问宫颈糜烂的相关知识，以下错误的是（　　）
   A. 物理疗法的时间应在月经干净后3～7天进行
   B. 物理疗法是目前治疗效果较好的方法
   C. 物理疗法前应先行宫颈刮片细胞学检查
   D. 物理治疗后禁止盆浴和性生活2个月
   E. 物理疗法治疗后应每天坐浴2次

47. 患者，女，54岁。白带增多，均匀稀薄，有臭味，阴道黏膜无明显充血，阴道pH为5。最可能的诊断是（　　）
   A. 急性淋病　　　　B. 细菌性阴道病
   C. 滴虫性阴道炎　　D. 念珠菌阴道炎
   E. 老年性阴道炎

48. 患者，女，35岁。1年前诊断为慢性盆腔炎，近期连续加班工作1周后慢性盆腔炎急性发作，出现下腹痛伴高热，以下说法不正确的是（　　）
   A. 取半卧位卧床休息
   B. 给予高蛋白、高热量、高维生素流质、半流质饮食
   C. 抗生素治疗为主要治疗手段
   D. 可疑脓肿破裂者需立即剖腹探查
   E. 加强妇科检查次数以判断病情

49. 患者，女，24岁。近期有不洁性交史，3天前出现尿频、尿痛，白带增多呈脓性，诊断为急性淋病，该患者首选的药物为（　　）
   A. 第三代头孢菌素　　B. 庆大霉素
   C. 链霉素　　　　　　D. 氯霉素
   E. 诺氟沙星

50. 患者，女，26岁，已婚。主诉白带增多伴有鱼腥臭味，诊断为细菌性阴道病，护士对其指导不正确的是（　　）
   A. 治疗期间勤换内裤
   B. 避免过频或者无保护的性生活
   C. 给予酸性溶液冲洗阴道
   D. 孕20周前禁用甲硝唑
   E. 用甲硝唑期间可饮酒以增加局部血液循环

A_3/A_4型题

（51～52题共用题干）

患者，女，26岁。因4天前发现会阴部肿块，发热2天而就诊。妇科检查：右侧小阴唇下方有一个4cm×2cm×3cm大小的肿块，有波动感，压痛明显，局部皮肤充血。

51. 该患者最可能的诊断为（　　）
   A. 前庭大腺囊肿
   B. 前庭大腺脓肿
   C. 外阴炎
   D. 外阴脂肪瘤
   E. 外阴癌

52. 针对该患者最关键的处理是（　　）
   A. 门诊观察
   B. 按摩会阴部，促进血液循环以利炎症吸收
   C. 中药局部热敷
   D. 给予止痛
   E. 脓肿切开引流并造口

（53～55题共用题干）

患者，女，35岁，已婚。患有糖尿病，不规律治疗。近半个月来外阴瘙痒明显，严重时坐卧不安，白带呈稠厚的豆渣状，检查发现阴道黏膜发红，有白色膜状物。

53. 该患者最可能的诊断是（　　）
   A. 慢性阴道炎
   B. 外阴瘙痒症
   C. 滴虫性阴道炎
   D. 外阴阴道假丝酵母菌病
   E. 老年性阴道炎

54. 关于外阴阴道假丝酵母菌病治疗的叙述错误的是（　　）
   A. 内裤、盆及毛巾应开水烫洗
   B. 抗真菌药全身应用

C. 抗真菌药局部应用

D. 常与糖尿病并发，应同时治疗糖尿病

E. 合并妊娠时无需治疗

55. 为其做阴道灌洗时，选择的溶液应是（　　）

A. 2%～4%碳酸氢钠

B. 1∶5000高锰酸钾

C. 0.9%氯化钠

D. 0.2%苯扎溴铵

E. 1%乳酸

（56～57题共用题干）

患者，女，48岁。卵巢癌术后。近几日出现外阴瘙痒，白带增多伴血性，呈淡黄色。

56. 该患者最可能的诊断是（　　）

A. 慢性阴道炎

B. 外阴瘙痒症

C. 滴虫性阴道炎

D. 外阴阴道假丝酵母菌病

E. 老年性阴道炎

57. 该患者常用的药液是（　　）

A. 1%乳酸　　　B. 2%～4%碳酸氢钠

C. 0.1%苯扎溴铵　D. 0.1%呋喃西林

E. 0.9%氯化钠

（58～60题共用题干）

患者，女，23岁。因白带增多2个月，近日性交后出血2次就诊。妇科检查：宫颈中度糜烂，子宫颈腺囊肿，宫体大小正常，双附件未及肿物，无压痛，宫颈刮片巴氏Ⅱ级。

58. 此患者最适宜的治疗是（　　）

A. 子宫颈锥切术　　B. 局部药物治疗

C. 全身抗炎　　　　D. 物理治疗

E. 手术切除子宫

59. 上述治疗的最佳时机是（　　）

A. 月经来潮前3～7天

B. 月经来潮后3～7天

C. 月经干净后3～7天

D. 月经干净后1～2天

E. 月经期

60. 关于宫颈炎的护理措施，下述错误的是（　　）

A. 鼓励患者定期做妇科检查

B. 做宫颈刮片排除宫颈癌，减轻患者心理负担

C. 嘱患者保持外阴清洁

D. 治疗期间进行阴道冲洗

E. 两次月经干净后复查

（61～63题共用题干）

患者，女，28岁，已婚。3天前行人工流产术后出现下腹疼痛，伴有里急后重感。查体：腹部压痛、反跳痛，宫颈举痛。

61. 该患者最可能的诊断为（　　）

A. 异位妊娠　　　B. 急性盆腔炎

C. 急性宫颈炎　　D. 急性阑尾炎

E. 卵巢肿瘤蒂扭转

62. 上述疾病的主要治疗手段是（　　）

A. 后穹隆切开引流　B. 剖腹探查术

C. 抗生素治疗　　　D. 阴道灌洗

E. 手术切除

63. 该患者宜采取的体位是（　　）

A. 平卧位　　　B. 半卧位

C. 端坐位　　　D. 俯卧位

E. 膀胱截石位

第14章 女性生殖系统肿瘤患者的护理

内容提要

一、宫颈癌

(一) 概述

宫颈癌是最常见的妇科恶性肿瘤,年龄分布呈双峰状,为35~39岁和60~64岁。

(二) 病因

本病与女性早婚、早育、密产、多产、性生活紊乱、过早性生活;配偶为高危男子;HPV病毒感染;经济状况低下、种族和地理等因素有关。

(三) 发病机制和病理生理

1. 宫颈癌好发于子宫颈外口的鳞-柱上皮交界处,鳞癌最常见(80%~85%)。
2. 转移途径主要通过直接蔓延和淋巴转移,晚期可能发生血行转移。

(四) 临床表现

1. 症状
(1) 阴道流血:早期表现为接触性出血,可见性交后或妇科检查后出血。
(2) 阴道排液:白色或血性,稀薄如水样或米泔样,有腥臭味。
(3) 晚期癌症状:晚期患者可出现严重腰骶部或坐骨神经痛、下肢水肿,浸润膀胱、直肠可出现相应的症状。长期消耗出现恶病质。
2. 体征 晚期患者病灶有时浸润达盆壁,形成冰冻骨盆。

(五) 辅助检查

1. 宫颈刮片细胞学检查 常用于宫颈癌普查。
2. 宫颈和宫颈管活组织检查 是确诊宫颈癌最可靠的方法。

(六) 治疗要点

根据患者的临床分期、年龄和全身情况而定,以手术和放射治疗为主。

(七) 护理诊断/合作性问题

1. 恐惧 与担心危及生命有关。

2. 疼痛　与肿瘤晚期侵犯或压迫盆腔神经等有关。

3. 营养失调　与疾病消耗等有关。

4. 有感染的危险　与机体抵抗力低、出血、手术、放疗、化疗有关。

（八）护理措施

1. 心理支持。
2. 营养支持。
3. 手术前后护理　做好术前阴道准备，以及术后生命体征、伤口和引流管的观察。
4. 晚期宫颈癌的对症护理

（1）宫颈癌大出血：配合医生抢救，以明胶海绵及纱布条填塞阴道止血。

（2）有大量米汤样或恶臭脓样阴道排液：用 1∶5000 高锰酸钾溶液擦洗会阴和阴道。

（3）持续性腰骶部或腰腿痛者可适当选用止痛剂。

（4）有贫血、感染、消瘦、发热等应预防肺炎、压疮，按医嘱给予抗生素治疗。

（九）健康指导

1. 保持外生殖器卫生，积极防治阴道或子宫颈的炎症。
2. 预防病毒感染：注意锻炼身体，合理饮食，性生活卫生。
3. 定期开展宫颈癌普查、普治：每 1～2 年普查 1 次，30 岁以上妇女普查时应常规做宫颈刮片细胞学检查，做到早发现、早诊断和早治疗。
4. 随访指导

（1）随访时间：第 1 年内，出院后第 1 个月首次随访，以后每 2～3 个月复查 1 次。第 2 年每 3～6 个月复查 1 次。第 3～5 年，每半年复查 1 次。第 6 年开始，每年复查 1 次。如有不适随时就诊。

（2）随访内容：术后检查、血常规、X 线检查，术后半年内禁止性生活。

宫颈癌的辅助检查

刮片是首选，确诊靠活检。

二、子宫肌瘤

（一）概述

子宫肌瘤是子宫平滑肌组织增生而形成的女性生殖系统中最常见的良性肿瘤，多见于育龄期妇女。

（二）病因与分类

1. 子宫肌瘤的发生可能与雌激素水平过高或长期刺激有关。
2. 按肌瘤所在的部位分为宫体肌瘤（最常见）和宫颈肌瘤。
3. 按肌瘤与子宫肌层的位置分为肌壁间肌瘤（最常见）、浆膜下肌瘤和黏膜下肌瘤。

（三）病理生理

1. 子宫肌瘤为球形实质性肿瘤，表面光滑，表面有一层假包膜。
2. 肿瘤常见变性有玻璃样变、囊性变、红色变、肉瘤变及钙化。

（四）临床表现

1. 月经改变　为最常见症状，多见于黏膜下肌瘤，表现为经量增多，经期延长。
2. 下腹部包块　因偶然发现腹部有块状物而就诊。
3. 白带增多　肌壁间肌瘤使宫腔面积增大，腺体分泌物增多，致白带增多。
4. 腹痛、腰酸、下腹坠胀　浆膜下肌瘤发生蒂扭转时出现急性腹痛。
5. 压迫症状　压迫膀胱引起尿频、排尿障碍；压迫直肠引起便秘、排便困难。
6. 不孕或流产。
7. 继发性贫血。
8. 妇科检查时子宫不规则增大或均匀性增大，表面可有结节状突起，质硬。

（五）辅助检查

常用诊断检查方法首选 B 超检查，还可用宫腔镜、腹腔镜协助诊断。

（六）治疗要点

根据患者年龄、症状、肌瘤大小、生育要求而定，采用保守和手术治疗方法。

（七）护理诊断/合作性问题

1. 焦虑　与担心病情、手术、预后及知识缺乏有关。
2. 有感染的危险　与抵抗力降低、白带多、肌瘤靠近子宫颈外口致病菌易侵入有关。

（八）护理措施

1. 心理护理。
2. 营养支持。
3. 阴道流血　出血多者严密观察生命体征，遵医嘱予止血、补液、抗感染治疗。
4. 协助完成有关检查。
5. 用药护理　熟悉性激素、抗雌激素制剂和促性腺激素释放激素的使用方法及注意事项。
6. 腹部肿块　注意观察肿块大小和症状。

（九）健康指导

1. 预防措施　宣传月经的有关知识、正确使用雌激素和定期妇科检查等。
2. 出院指导　加强营养，适当活动，多休息，指导避孕措施。坚持按时药物治疗，按时随访。手术后 1 个月常规复查。

三、子宫内膜癌患者的护理

（一）概述

子宫内膜癌又称子宫体癌，发生于子宫内膜层，以腺癌为主，癌肿瘤的生长缓慢，发生转移也较晚。多见于58～61岁的妇女。

（二）病因

子宫内膜癌易发生于肥胖、高血压、糖尿病和未婚、不育、少育及绝经延迟的妇女。

（三）病理

病变多发生于子宫底部和双侧子宫部，大体有局限型和弥漫型。

（四）临床表现

1. 阴道流血　绝经后出现阴道流血为早期典型症状；未绝经者表现为月经紊乱。
2. 阴道排液　黄水样或血水样白带，合并感染则为脓血性，有恶臭味。
3. 晚期症状　表现为疼痛及恶病质等。
4. 妇科检查　早期无明显异常，随着病情发展，子宫增大、质地变软，绝经后子宫不萎缩。

（五）辅助检查

1. 分段诊断性刮宫　是确诊子宫内膜癌最可靠的方法。
2. 其他检查　B超检查用于与子宫肌瘤的鉴别，宫腔镜检可直视病变并取活检。

（六）治疗原则

1. 根据子宫大小，肌层是否被癌肿浸润，癌细胞分化及转移等情况决定治疗方案。
2. 治疗方法有手术治疗、放射治疗、药物治疗，根据病情单选或综合应用。

（七）护理诊断/合作性问题

1. 焦虑/恐惧　与担心危及生命、预后有关。
2. 营养失调　与疾病消耗等有关。
3. 有感染的危险　与抵抗力降低、阴道出血、手术、放疗、化疗有关。

（八）护理措施

1. 心理支持。
2. 治疗护理　对采用不同治疗方法的患者，实施相应的护理措施。

（九）健康指导

1. 中年妇女每年定期防癌检查一次。

2. 高危妇女应接受进一步防癌指导。
3. 医生指导下正确使用激素，并加强用药期间的监护和随访。
4. 围绝经期月经紊乱及绝经后不规则阴道流血者，需做诊断性刮宫。
5. 随访指导：术后 2 年内，每 3～6 个月 1 次；第 3～5 年，每 6～12 个月复查 1 次。患者有不适感觉，可随时就诊检查。

四、卵巢肿瘤

（一）概述

卵巢肿瘤可发生于任何年龄，是女性生殖器常见肿瘤。卵巢恶性肿瘤是女性生殖器三大恶性肿瘤之一。死亡率居妇科恶性肿瘤首位。

（二）病因、组织学分类

1. 可能与遗传、高胆固醇饮食及内分泌因素有关。
2. 组织学分类　上皮性肿瘤、性索间质肿瘤、生殖细胞瘤、脂质细胞瘤、性腺母细胞瘤、非卵巢特异性软组织肿瘤、未分类肿瘤、转移性瘤及瘤样病变。

（三）常见卵巢肿瘤的病变改变

1. 卵巢上皮性肿瘤　为最常见卵巢肿瘤。发病年龄为 30～60 岁，有良性、交界性及恶性之分。
（1）卵巢浆液性肿瘤：分浆液性囊腺瘤，为常见良性肿瘤；交界性浆液囊腺瘤；浆液性囊腺癌。
（2）卵巢黏液性肿瘤：分黏液性囊腺瘤；交界性黏液性囊腺瘤；黏液性囊腺癌。
2. 卵巢生殖肿瘤　发生于任何年龄，发病率仅次于卵巢上皮性肿瘤，居第二位。
（1）畸胎瘤：分成熟畸胎瘤和未成熟畸胎瘤。
（2）无性细胞瘤：为恶性，好发于 20～30 岁妇女。
（3）内胚窦瘤：罕见的恶性肿瘤，多见于儿童及妇女，产生甲胎蛋白（AFP）。
3. 卵巢性索间质肿瘤
（1）颗粒-间质细胞瘤：分颗粒细胞瘤及卵泡膜细胞瘤。卵泡膜细胞瘤为良性肿瘤，多发生于绝经后，具有内分泌功能，分泌雌激素，有女性化作用。颗粒细胞瘤是最常见的功能性肿瘤，属低度恶性肿瘤，能分泌雌激素。
（2）支持-间质细胞瘤：也称睾丸母细胞瘤，罕见，良性，具有男性化作用。
（3）纤维瘤：为较常见的良性肿瘤。偶见伴有胸腔积液、腹水现象，称梅格斯综合症。

（四）临床表现

1. 卵巢良、恶性肿瘤的区别　见表 14-1。
2. 并发症
（1）蒂扭转：卵巢肿瘤最常见的并发症，也是妇科常见的急腹症之一，主要表现为突然发生一侧下腹剧痛，确诊后立即手术切除。
（2）破裂：分为外伤性破裂和自发性破裂，破裂后引起剧烈腹痛及腹膜刺激征。

（3）感染：常见于肿瘤蒂扭转和破裂。

（4）恶变。

表 14-1 卵巢良、恶性肿瘤的区别

项目	卵巢良性肿瘤	卵巢恶性肿瘤
年龄	生育年龄	幼女、青少年、绝经后妇女
病史	病程长、逐渐长大	病程短，长大迅速
体征	单侧多、包膜完整、活动好；囊性、表面光滑，多无腹水	双侧多、固定，实性或囊实性，表面结节状，常伴腹水，多为血性
一般情况	良好，多无不适	晚期出现腹胀、腹痛、腹水、食欲缺乏、消瘦、发热，呈现恶病质
B 超	为液性暗区，有间隔光带，边缘清晰	液性暗区内杂乱光团、光点，肿块周界不清
肿瘤标志物	多阴性或低值	常阳性，高水平上升

（五）辅助检查

B 型超声检查是诊断卵巢肿瘤最主要的手段。

（六）治疗要点

1. 良性卵巢肿瘤　确诊后尽早手术。
2. 恶性卵巢肿瘤　以手术为主，辅以化疗或放疗。

（七）护理诊断/合作性问题

1. 焦虑/恐惧　与担心危及生命、预后有关。
2. 营养失调　与恶性肿瘤慢性消耗等有关。
3. 有感染的危险　与机体抵抗力低、手术等有关。

（八）护理措施

1. 心理支持。
2. 手术护理　除按妇科腹部手术患者的护理外，对手术范围大、术后恢复难的患者，存在疼痛剧烈且持续时间长及腹胀等患者，应密切观察并进行相应的处理。
3. 化疗护理　按化疗护理常规护理。
4. 放疗护理　按放疗护理常规护理。

（九）健康指导

1. 康复计划　患者配合。
2. 预防宣传　加强高危因素的预防，开展普查普治，做到"三早"。
3. 定期随访　术后 1 年内，每月 1 次；术后第 2 年，每 3 个月 1 次；术后第 3 年，每 6 个月 1 次；3 年以上者，每年 1 次。

五、妇科腹部手术患者的一般护理

（一）妇科腹部手术种类

1. 按急缓程度　分择期手术、限期手术和急诊手术。
2. 按手术范围　分剖腹探查术、附件切除术、全子宫切除术、子宫切除加附件切除术和剖宫产术。

（二）手术前准备

1. 心理护理　提供相关疾病知识。
2. 手术前指导　如做胸式呼吸和有效咳痰；在床上练习使用便器；翻身和起床。
3. 术前一天的准备

（1）备皮范围：上自剑突下，下至两侧大腿上 1/3 及外阴部的皮肤，两侧至腋中线，应特别注意脐窝部的清洁。

（2）术前各项检查。

（3）讨论术后可能出现的护理问题：如疼痛、排尿方式的改变、腹胀等，让患者有一定的心理准备。

（4）生命体征的观察。

（5）胃肠道准备：一般于手术前一日灌肠 2 次患者能大便 3 次以上即可。

1）术前一日进软饮食，于术前 8 小时禁食，术前 4 小时严格禁饮。

2）可能侵犯肠道手术：肠道准备从术前 3 日开始。术前 3 日进食无渣、半流质饮食。

（6）阴道准备：阴道冲洗，子宫颈做标记。

（7）膀胱准备：术前留置导尿管。

（8）床位准备：备好麻醉床及术后用品。

（9）其他：摘下义齿、首饰等；遵医嘱给予术前药物。

（三）手术日护理

1. 接待患者回病室。
2. 体位：全身麻醉者将头偏向一侧；硬膜外麻醉者，去枕平卧 6～8 小时；蛛网膜下隙麻醉者，应去枕平卧 12 小时。
3. 术后即时护理：测量生命体征；注意切口是否干燥、有无渗血等；留置尿管及腹腔、盆腔引流管是否通畅。

（四）手术后护理

1. 生命体征的观察。
2. 观察尿量　一般在术后留置尿管 12～48 小时。应特别注意观察尿量、质、色，以判断有无输尿管及膀胱的损伤。
3. 引流管的观察和护理

（1）保持引流管通畅，保持引流管适宜的长度。

（2）每日更换引流管严格无菌操作，冲洗会阴2次，测体温4次。

（3）每日记录引流液的量及性状：脓性且体温高，则考虑感染。

（4）24小时引流液小于10ml且体温正常，可考虑拔管。

4. 术后止痛　用止痛剂缓解伤口的疼痛。

5. 术后恶心、呕吐及腹胀的观察和护理　术后48小时恢复肠道功能。注意患者腹胀的程度、肛门排气时间。

6. 饮食护理　手术当天禁食；术后1~2天进流质，忌食牛奶，肛门排气以后改流质为半流质饮食，再逐步过渡到普食。

7. 术后7天拆线，年老、体弱或肥胖者伤口愈合难度大，应延长拆线时间或间断拆线。

8. 出院指导

（1）饮食指导。

（2）休息与活动。

（3）症状观察：注意伤口愈合情况。

（4）手术后禁性生活及盆浴1~3个月。出院后1个月至1个半月来医院复查。

练 习 题

一、专业实务

A_1型题

1. 子宫肌瘤临床分类标准为（　　）
   A. 按临床症状严重程度分类
   B. 按查体所见子宫肌瘤大小分类
   C. 按子宫肌瘤的数目分类
   D. 按子宫肌瘤与子宫内膜的关系分类
   E. 按肌瘤与子宫肌层的关系分类

2. 女性生殖器最常见的恶性肿瘤是（　　）
   A. 宫颈癌　　　B. 子宫内膜癌
   C. 输卵管癌　　D. 绒毛膜癌
   E. 卵巢癌

3. 恶性卵巢肿瘤的主要转移途径是（　　）
   A. 直接侵犯和腹腔种植
   B. 腹腔种植
   C. 淋巴转移
   D. 血行转移
   E. 血行与淋巴转移为主

4. 宫颈癌最重要的转移途径是（　　）
   A. 血行转移
   B. 淋巴转移和血行转移
   C. 直接蔓延和淋巴转移
   D. 播散种植
   E. 淋巴、血行转移为主

5. 子宫肌瘤发病可能的相关因素是（　　）
   A. 早婚早育，性生活紊乱
   B. 高血压、糖尿病、肥胖
   C. 体内雌激素水平过高
   D. 饮食环境
   E. 环境因素

6. 确定子宫内膜癌的最可靠依据是（　　）
   A. 症状
   B. 体征
   C. 宫颈刮片
   D. 分段诊断性刮宫组织病理学检查
   E. 经子宫颈取宫腔分泌物涂片找癌细胞

7. 子宫肌瘤患者出现月经改变为常见症状，与下述关系最大的是（　　）
   A. 子宫肌瘤的大小
   B. 子宫肌瘤的数目
   C. 子宫肌瘤生长的部位
   D. 子宫肌瘤伴变性

E. 子宫肌瘤伴感染

8. 筛查早期宫颈癌最常用的方法是（　　）
   A. 宫颈活体组织检查
   B. 阴道镜检查
   C. 宫腔镜检查
   D. 宫颈刮片细胞学检查
   E. 窥器检查

9. 子宫内膜异位症最常见的侵犯部位是（　　）
   A. 卵巢　　　　　B. 阴道后穹隆
   C. 子宫颈　　　　D. 盆腔腹膜
   E. 直肠子宫陷凹

A_2 型题

10. 患者，女，58岁。已绝经多年，几个月来常有少量不规则出血，来院检查诊断为子宫内膜癌。下述不是该病特点的是（　　）
    A. 生长缓慢　　　B. 转移较晚
    C. 绝经后妇女多见　D. 疼痛出现较早
    E. 预后较好

11. 患者，女，39岁。医生诊断为子宫肌瘤，护士告知可能与女性激素刺激子宫肌瘤细胞核分裂，促进肌瘤生长有关，此激素是（　　）
    A. 雌激素　　　　B. 孕激素
    C. 雄激素　　　　D. 肾上腺素
    E. 黄体生成素

12. 梁女士，50岁。绝经2年后出现阴道流血已近1个月。妇科检查：子宫颈光滑，子宫饱满，两侧附件未触及，为明确诊断宜选择（　　）
    A. 分段诊刮
    B. 盆腔检查
    C. 阴道后穹隆涂片细胞学检查
    D. 宫颈刮片细胞学检查
    E. 阴道检查后取宫颈活检

13. 王女士，30岁。阴道分泌物增多5个月，近1个月出现血性白带，检查宫颈糜烂、触之易出血，子宫正常大小，两侧附件正常。为确诊，首先要做的检查是（　　）
    A. 宫颈碘试验　　B. 诊断性刮宫
    C. 宫颈刮片　　　D. 宫腔镜检查
    E. 宫颈活检

14. 患者，女，57岁。绝经3年，阴道少量不规则出血2个月，经检查诊断为子宫内膜癌，下列哪项不是该病的特点（　　）
    A. 预后较好
    B. 常见于绝经后妇女
    C. 生长缓慢
    D. 血行转移是主要的转移途径
    E. 转移较晚

A_3/A_4 型题

（15～17题共用题干）

患者，女，47岁，已婚。近3个月性生活后有阴道流血，妇科检查初步考虑宫颈癌。

15. 为确定诊断，首选的辅助检查是（　　）
    A. 宫腔镜　　　　B. B超检查
    C. 宫颈活检　　　D. 阴道镜
    E. 腹部X线检查

16. 作为初步筛查，应采取的辅助检查是（　　）
    A. 白带检查　　　B. 宫颈刮片
    C. 诊断性刮宫　　D. 阴道镜检查
    E. 腹部X线检查

17. 患者的宫颈涂片细胞检查提示巴氏Ⅱ级是（　　）
    A. 炎症　　　　　B. 正常
    C. 高度可疑癌　　D. 癌
    E. 可疑癌

（18～20题共用题干）

患者，女，56岁。绝经8年出现阴道不规则流血。妇科检查：宫颈光滑，阴道黏膜菲薄，宫体稍大，质软，活动良，附件（－）。

18. 初步诊断宫体癌，最支持诊断的体征为（　　）
    A. 56岁
    B. 绝经后阴道不规则流血
    C. 宫体大
    D. 阴道黏膜菲薄
    E. 宫颈光滑

19. 为进一步确诊，需做的检查项目是（　　）
    A. 细致的双合诊　B. 宫颈细胞学检查
    C. 分段诊刮　　　D. 宫颈刮片
    E. 三合诊

20. 经检查确诊为宫体癌Ⅰ期，首选的治疗是（　　）
    A. 化学疗法
    B. 手术和放射疗法相结合
    C. 子宫全切术
    D. 放射疗法
    E. 孕激素疗法

二、实践能力

A_1 型题

21. 子宫内膜癌首选的治疗方法是（　　）
    A. 化疗　　　　B. 手术治疗
    C. 放射治疗　　D. 内分泌治疗
    E. 免疫治疗

22. 关于妇科下腹部手术术前护理的叙述错误的是（　　）
    A. 手术消毒范围上界至脐下，下界为耻骨联合，左右至腋中线
    B. 消毒从手术中心至两侧，再上下部
    C. 消毒液最后消毒脐孔及周围皮肤
    D. 术前一日肥皂水灌肠 1～2 次
    E. 术前一日进行皮肤准备

23. 卵巢肿瘤最常见的并发症是（　　）
    A. 囊肿破裂　　B. 感染
    C. 蒂扭转　　　D. 恶性变
    E. 肿瘤远处转移

24. 宫颈癌最早出现的临床症状为（　　）
    A. 阴道接触性出血
    B. 阴道多量出血
    C. 阴道排出脓性臭味白带
    D. 腰骶部剧痛
    E. 高热、尿频

25. 黏膜下肌瘤最常见的临床表现是（　　）
    A. 下腹包块
    B. 痛经
    C. 月经量增多或经期延长
    D. 白带过多
    E. 腰酸、下腹坠胀

26. 子宫肌瘤继发贫血最常见于（　　）
    A. 浆膜下子宫肌瘤　B. 黏膜下子宫肌瘤

    C. 肌瘤囊性变性　　D. 肌瘤红色变性
    E. 肌壁间子宫肌瘤

27. 宫颈癌根治术后可以拔除导尿管的时间是术后（　　）
    A. 1～2 天　　　B. 3～4 天
    C. 6～8 天　　　D. 10～14 天
    E. 2 周以后

A_2 型题

28. 患者，女，36 岁。诊断为卵巢肿瘤，拟定明天早上手术，今晚突发卵巢肿瘤蒂扭转，其最初典型临床表现是（　　）
    A. 突然发生一侧剧烈腹痛
    B. 可叩出移动性浊音
    C. 白细胞总数明显上升
    D. 频繁呕吐
    E. 发热达 39℃

29. 子宫肌瘤患者定于周四上午在连续硬膜外麻醉下行次全子宫切除术，周三需做的术前准备不包括（　　）
    A. 皮肤准备
    B. 测量生命体征
    C. 抽血做血型及交叉配血试验
    D. 心理护理
    E. 留置尿管

30. 患者，女，42 岁，已婚。因月经周期缩短、经期延长及经量增多 1 年就诊。查子宫颈光滑，宫体如孕 3 个月大，表面凹凸不平，质硬。恰当的处理办法是（　　）
    A. 随访观察　　B. 雄激素治疗
    C. 肌瘤剔除术　D. 次全子宫切除术
    E. 全子宫切除术

31. 患者，女，45 岁。接触性出血 20 天，白带为米汤样，有恶臭，宫颈Ⅱ度糜烂，有 4cm×3cm 的质地脆赘生物，易出血。子宫大小正常，触诊及双附件（－）。最可能的诊断是（　　）
    A. 宫颈息肉　　B. 宫颈糜烂
    C. 宫颈癌　　　D. 子宫颈结核
    E. 宫颈绒癌

32. 患者，女，60 岁。主诉绝经 10 年之后，重现

阴道流血。妇科检查：子宫稍大，较软，附件（一）。首要怀疑的疾病是（　）

A. 老年性阴道炎　B. 卵巢浆液性囊腺瘤

C. 宫颈糜烂　　　D. 子宫内膜癌

E. 子宫肌瘤

33. 患者，女，35岁。患"子宫肌瘤"入院，准备在硬膜外阻滞麻醉下做"次全子宫切除术"。在术前1天的准备中，不正确的是（　）

A. 皮肤准备

B. 晚饭减量，进软食，午夜后禁食

C. 睡前予肥皂水灌肠

D. 晚上可口服镇静安眠药

E. 阴道冲洗并在子宫颈、穹隆部涂1%甲紫

34. 患者，女，40岁。诊断为子宫黏膜下肌瘤继发贫血，血红蛋白60g/L，肌瘤未突出宫口。恰当的处理方法应为（　）

A. 观察随访

B. 大剂量雌激素

C. 大剂量孕激素

D. 子宫全切除术

E. 放射治疗

35. 某女士，34岁。一年来月经增多，有血块。近2个月伴头晕、眼花。妇科检查：子宫增大如孕3个月，质硬，表面不平，两侧附件正常。此患者可能患（　）

A. 慢性盆腔炎　B. 慢性宫颈炎

C. 子宫肌瘤　　D. 月经失调

E. 子宫内膜癌

36. 患者，女，59岁。绝经6年后出现阴道流血。妇科检查：右侧卵巢增大如鸭卵，子宫内膜病理检查呈腺瘤型增生，应考虑（　）

A. 宫颈癌　　　　B. 子宫内膜癌

C. 卵巢颗粒细胞瘤　D. 子宫肌瘤

E. 卵巢囊腺瘤

37. 一位子宫肌瘤患者行子宫全切术，护士为其进行健康指导，告知患者术后阴道残端肠线吸收可致阴道少量出血。此现象在术后几天出现（　）

A. 1～2天　　　B. 3～4天

C. 5～6天　　　D. 7～8天

E. 9～10天

38. 关于宫颈癌的健康教育内容，下列哪项是错误的（　）

A. 注意性生活卫生，预防病毒感染

B. 积极治疗阴道或子宫颈的炎症

C. 定期进行普查，每1～2年普查一次

D. 术后1年内第1个月进行第一次随访，以后每2～3个月复查一次

E. 术后3个月内禁止性生活

39. 预防宫颈癌的措施不正确的是（　）

A. 提倡晚婚晚育

B. 30岁以上妇女每3～5年复查1次

C. 积极治疗宫颈疾病

D. 重视接触性出血的症状

E. 积极开展性健康教育工作

40. 有关预防子宫内膜癌的健康教育，错误的是（　）

A. 超过50岁的妇女定期盆腔检查

B. 绝经后的妇女长期口服雌激素

C. 围绝经期前后的妇女出现异常阴道流血及时就诊

D. 积极控制肥胖，治疗高血压、糖尿病

E. 定期妇科检查

41. 妇女防癌普查最常用的方法是（　）

A. 阴道脱落细胞学检查

B. 宫颈刮片细胞学检查

C. 阴道镜检

D. 双合诊检查

E. B超

42. 患者，女，50岁。子宫肌瘤手术后，护士为其做出院指导时告知患者术后按时随访，首次随访时间是（　）

A. 术后2个月　　B. 术后1个月

C. 术后6个月　　D. 术后1年

E. 术后3个月

43. 患者，女，50岁。诊断为宫颈癌。准备手术，护士为其肠道准备改为无渣饮食，时间应为（　）

A. 术前3日　　　　B. 术前2日
C. 术前4日　　　　D. 术前5日
E. 术前7日

44. 一位卵巢癌患者，今日手术，术后需保留导尿管，护士正确的护理应为（　　）
    A. 2天擦洗尿道口及尿管1次
    B. 每天擦洗尿道口及尿管3次
    C. 每天擦洗尿道口及尿管2次
    D. 每天擦洗尿道口及尿管4次
    E. 隔天擦洗尿道口及尿管1次

45. 患者，女，50岁。体检时B超发现子宫黏膜下肌瘤，询问护士该肌瘤最常见的临床表现，护士告知（　　）
    A. 下腹部包块　　B. 不孕
    C. 腰酸　　　　　D. 月经量增多
    E. 白带增多

46. 患者，女，45岁，被诊断为宫颈癌。今日行手术，护士在做饮食指导时告知患者（　　）
    A. 手术当日流食，次日可以进半流食
    B. 手术当日禁食，次日可以进流食
    C. 手术当日及次日均禁食
    D. 手术当日禁食，次日可以进流食
    E. 手术后禁食3天，静脉补充能量

A_3/A_4型题

（47~49题共用题干）

患者，女，62岁。绝经12年，近3个月阴道出血2次，每次持续4天。妇科检查：外阴、阴道无萎缩，宫颈光滑，子宫前位，正常大小，右侧附件区有10cm×5cm×3cm的肿物，质地中等，光滑、实性，活动良好，无腹水，全身淋巴结无转移。

47. 最可能的诊断为（　　）
    A. 子宫内膜癌　　B. 卵巢颗粒细胞瘤
    C. 卵巢无性细胞瘤　D. 卵巢畸胎瘤
    E. 卵巢睾丸母细胞瘤

48. 最恰当的治疗为（　　）
    A. 全子宫加双附件加大网膜切除术
    B. 全子宫加双附件切除术
    C. 右侧附件切除术
    D. 放疗为主

E. 化疗加放疗

49. 辅助治疗应加用（　　）
    A. 化疗　　　　　B. 放疗
    C. 雌激素治疗　　D. 雄激素治疗
    E. 孕激素治疗

（50~51题共用题干）

患者，女，27岁，未婚。否认有性生活史，体检发现左侧卵巢囊肿4年，未予处理。早晨锻炼时突感左下腹剧烈疼痛，伴恶心和呕吐。

50. 该患者最可能的诊断是（　　）
    A. 卵巢囊肿蒂扭转　B. 异位妊娠
    C. 子宫破裂　　　　D. 卵巢囊肿恶变
    E. 急性阑尾炎

51. 目前该患者最合适的处理是（　　）
    A. 不予处理，观察病情
    B. 做胃镜明确诊断
    C. 若腹痛不缓解需行急诊剖腹探查
    D. 化疗
    E. 给予高蛋白、高维生素、易消化、清淡饮食

（52~54题共用题干）

颜女士，50岁。不规则阴道流血，性生活时亦容易出血，阴道排脓血性液半年。检查：子宫颈为菜花样组织，子宫增大，变软，活动差，考虑为宫颈癌。

52. 为确诊宫颈癌，应做（　　）
    A. 宫颈刮片细胞学检查
    B. 阴道镜检
    C. 分段诊刮
    D. 子宫颈和颈管活组织检查
    E. 碘试验

53. 宫颈癌最常见的早期症状是（　　）
    A. 接触性出血　　B. 阴道大出血
    C. 绝经后出血　　D. 血性白带
    E. 阴道水样排液

54. 下列护理措施中不正确的是（　　）
    A. 鼓励患者树立战胜疾病的信心
    B. 疼痛即给予止痛剂
    C. 补充营养，增强机体抵抗力
    D. 保持外阴清洁
    E. 高热可行物理降温

(55~56题共用题干)

患者,女,56岁。绝经5年,阴道排浆液血性分泌物伴臭味4个月。妇科检查:子宫颈正常大、光滑,子宫稍大稍软。

55. 为确诊选择的辅助检查方法是(　　)
 A. 阴道分泌物细胞学检查
 B. 宫颈刮片检查癌细胞
 C. 碘试验后行子宫镜检查
 D. 分段刮宫活组织检查
 E. 宫颈黏液检查

56. 本病例的治疗方针应是(　　)
 A. 手术治疗
 B. 放射治疗
 C. 化学药物治疗
 D. 手术及放射治疗
 E. 手术及化学药物治疗

(57~59题共用题干)

14岁少女,无意中扪及右下腹有一块状物。今晨排便后突然发生右下腹剧痛伴恶心、呕吐,体温37.3℃。检查:右下腹部确有一个压痛明显肿块,其下极压痛更甚。

57. 该患者最可能的临床诊断是(　　)
 A. 子宫浆膜下肌瘤扭转
 B. 盆腔炎包块
 C. 卵巢肿瘤合并感染
 D. 卵巢肿瘤蒂扭转
 E. 卵巢肿瘤破裂

58. 为确诊最有价值的辅助检查方法是(　　)
 A. 检查白细胞总数及分类
 B. 检测血中乳酸脱氢酶值
 C. 腹部摄X线片
 D. B超检查盆腹腔
 E. 血常规

59. 一经确诊,最恰当的处理是(　　)
 A. 大剂量抗生素治疗
 B. 抗结核和抗感染治疗
 C. 立即手术
 D. 先抗炎,待病情稳定行手术治疗
 E. 化学药物治疗

第15章 妊娠滋养细胞疾病患者的护理

内 容 提 要

一、葡萄胎患者的护理

（一）定义

葡萄胎是指妊娠后胎盘滋养细胞增生、绒毛水肿变性而形成相连成串的水疱状物，形如葡萄而得名，是一种良性滋养细胞疾病。

（二）病理特点

滋养细胞呈不同程度增生；绒毛间质水肿；间质血管稀少或消失。

（三）临床表现

1. 阴道流血：最常见症状。患者常于停经 2~4 个月后（平均为 12 周）发生不规则阴道流血，开始量少，渐增多，反复大量流血，或贫血及继发感染。
2. 腹痛：葡萄胎增大迅速，子宫急速膨胀，可引起下腹胀痛，或子宫收缩以排出宫腔内容物出现腹痛。
3. 子宫异常增大、变软。
4. 卵巢黄素化囊肿：一般无症状，发生急性蒂扭转时可有急性腹痛。
5. 妊娠呕吐及妊娠高血压综合征征象。
6. 甲状腺功能亢进现象：约 10% 患者出现轻度甲状腺功能亢进。清宫后症状消失。
7. 贫血与感染。

（四）辅助检查

辅助检查包括绒毛膜促性腺激素（HCG）测定和超声检查。

（五）治疗要点

1. 清除葡萄胎组织　一经确诊，立即清宫。
2. 子宫切除术　年龄超过 40 岁的患者，可直接切除子宫，保留附件。
3. 黄素化囊肿的处理　一般能自行消失，不需处理，但发生囊肿扭转应手术。
4. 预防性化疗

（1）年龄＞40 岁。
（2）葡萄胎清宫前 β-HCG 异常升高（＞100kU/L）。

（3）清宫后，HCG下降曲线不呈进行性下降，而是降至一定水平后持续不降，或始终处于高值。

（4）子宫明显大于孕月。

（5）黄素囊肿＞6cm。

（6）第二次清宫仍有滋养细胞高度增生。

（7）无条件随访。

（8）药物：氟尿嘧啶（5-FU）、更生霉素（KSM）单药化疗1～2个疗程。

（六）护理措施

1. 心理支持。
2. 严密观察病情：严密观察患者腹痛、阴道出血、生命体征及HCG等情况。
3. 预防感染：保持局部清洁干燥。
4. 生活护理。
5. 清宫术的护理

（1）术前：配血、开放静脉、准备好抢救措施。

（2）术中：观察患者反应，有无面色苍白、出冷汗、口唇发绀。

（3）术后：刮出物送病理检查，会阴部护理。

6. 预防性化疗的护理：按妇科肿瘤化疗患者护理。

（七）健康指导

1. 营养、休息、预防感染。
2. 刮宫术后1个月禁性生活；2年内避孕。
3. 做好随访：第一次刮宫后，每周查一次血、尿HCG（清晨血和尿标本），3个月后每半个月一次，再3个月后每月一次，然后半年一次，共2次。一共随访2年。

二、妊娠滋养细胞肿瘤患者的护理

（一）侵蚀性葡萄胎

1. 概述　侵蚀性葡萄胎又称恶性葡萄胎，指病变侵入子宫肌层或转移至近处或远处器官。

2. 病理生理　显微镜下可见葡萄胎组织的滋养细胞显著增生，有明显出血坏死，但仍有变性或完好的绒毛结构。

3. 临床表现

（1）病史：继发于良性葡萄胎，有葡萄胎病史，一般发生在葡萄胎清除术后6个月以内。

（2）原发灶表现：清宫后阴道持续不规则出血；子宫不能如期复旧；黄素囊肿持续存在。

（3）转移灶表现：最常见、最早的转移部位是肺，其次是阴道、宫旁，脑转移较少见。出现肺转移时，患者往往有咯血。

（二）绒毛膜癌

1. 概述　绒毛膜癌是一种高度恶性的滋养细胞肿瘤，可继发于葡萄胎、足月产、流产、异位妊娠；对化疗十分敏感，单纯化疗可达到治愈目的。

2. 病理生理　显微镜下可见滋养细胞极度不规则增生，周围大片出血、坏死，绒毛结构消失。

3. 临床表现

（1）阴道流血：绒毛膜癌最常见症状。

（2）腹痛：癌组织侵及子宫壁或子宫组织后可引起下腹胀痛。

（3）盆腔肿块：子宫内病灶、阔韧带血肿或卵巢黄素囊肿。

（4）转移灶表现：绒毛膜癌以血行转移为主，常见为肺，其次为阴道、脑、肝、肾，因转移部位不同而产生各种症状。

4. 辅助检查

（1）测定绒毛膜促性腺激素（HCG）。

（2）B超、X线、CT检查。

（3）组织学检查：标本见分化不良细胞滋养细胞和合体细胞、出血、坏死，未见绒毛。

5. 治疗要点　化疗为主，手术为辅。

6. 护理措施

（1）心理支持。

（2）严密观察病情：腹痛，阴道流血，转移症状，咯血等。

（3）配合治疗方案：手术前后护理。

（4）转移灶的护理

1）肺转移

A. 休息，吸氧，半坐卧位，有利呼吸及痰的排出。

B. 遵医嘱予镇静药物以减轻症状。

2）阴道转移

A. 减少局部刺激，禁做不必要的阴道检查。

B. 配血备用。

C. 大出血时，取长纱布条压迫。

D. 预防感染。

3）脑转移

A. 卧床休息，严密观察"一过性症状"。

B. 配合治疗（如用药、诊断检查）。

C. 预防并发症：跌倒、吸入性肺炎、压疮等。

D. 抽搐、昏迷患者的护理。

随　访

葡萄随访共2年，侵葡绒癌需5年。

HCG是关键，可别忘记需避孕。

三、化疗患者的护理

（一）常见的化疗不良反应

1. 造血功能障碍：最常见、最严重，表现为外周白细胞和血小板计数下降。

2. 消化道反应：恶心、呕吐、口腔溃疡。
3. 药物中毒性肝炎、肾功能损伤、皮疹、脱发等。

（二）化疗前准备

1. 护士的培训
（1）熟练掌握化疗的基础知识。
（2）护士操作应严格遵守无菌技术原则和"三查、七对"制度。
（3）做好化疗防护工作。
2. 患者的准备　心理准备；称体重，精确计算药物剂量。

（三）化疗中的护理

1. 严格"三查、七对"，正确溶解和稀释药物，现配现用。
2. 注意保护血管，穿刺应从远端开始，有计划地使用血管；熟练掌握静脉穿刺技术，提高成功率。
3. 加强巡视，保证化疗药物准确、按时输入。

（四）化疗不良反应的护理

1. 造血系统反应的护理
（1）白细胞减少的护理
1）保持环境清洁、空气清新：病房每天通风3次，每次30分钟；每天用0.5%过氧乙酸做空气喷雾消毒。
2）病情的观察：每天测体温2次；发热者，视病情每天测4~6次。
3）营养支持：进食高蛋白、高热量、高维生素饮食，提高机体抵抗力。
4）卫生指导：勤洗澡，保持皮肤清洁。注意保暖，勿着凉，预防感冒。
5）治疗中严格遵守无菌技术原则，避免医源性感染。
6）遵医嘱应用抗生素、升白细胞药物。
（2）血小板降低的护理
1）病情观察：注意患者血象变化。
2）根据病情，适当限制患者的活动，有出血倾向的患者，绝对卧床休息。
3）嘱患者用软毛刷刷牙，不用牙签剔牙，防止牙龈出血。
4）嘱患者改掉不良卫生习惯。
5）饮食指导：多喝水、吃新鲜水果及蔬菜；忌食辛辣、坚硬粗糙的食物。
6）医务人员治疗操作应动作轻柔，慎用止血带。
2. 消化不良反应的护理
（1）食欲缺乏、恶心、呕吐的护理
1）心理护理：鼓励患者克服暂时的困难，以顽强的毅力战胜疾病。
2）饮食指导：嘱患者少量多餐，提供适合患者口味、爽口的菜，以增加食欲。
3）患者出现恶心、呕吐，及时清理呕吐物，协助患者漱口，更换污染衣被。
4）详细记录患者的呕吐物，以利医生参考，及时补充水、电解质。

5）遵医嘱按时使用镇静、止吐药。

（2）口腔溃疡的护理

1）保持良好的口腔卫生，用生理盐水、硼酸水漱口。

2）患者口腔溃疡严重者，遵医嘱全身或局部用药。

3）口腔疼痛，影响进食时，可在饭前给予0.03%的丁卡因喷口腔，止痛后进食。

4）忌食辛辣、过冷或过热等刺激性食物，以清淡温热的半流质软食为宜。

（3）腹痛、腹泻的护理

1）观察并记录大便的次数、量及性状，观察腹泻时的伴随症状，有无脱水症。

2）化疗中出现腹泻，应停止化疗药，留取大便送细菌培养。

3）指导患者食用酸奶等含乳酸菌类饮料，减少蔬菜等粗纤维食物的摄入。

4）鼓励多饮水，遵医嘱使用止泻药及助消化药。

3. 皮肤、黏膜损害的护理。

4. 脱发的护理 帮助患者面对自身形象的改变，协助选择假发、帽子等装饰物。

5. 肾功能损害的护理

（1）化疗中应静脉给予大量液体，严格控制输液速度，鼓励患者多饮水。

（2）详细记录24小时尿量，以供医生参考，及时补充水、电解质。

（3）观察患者有无泌尿系统症状，出现问题及时通知医生。

（4）遵医嘱给予药物：如硫代硫酸钠、碳酸氢钠。

练习题

一、专业实务

A_1 型题

1. 鉴别侵蚀性葡萄胎和绒毛膜癌，下述正确的是（　　）

    A. 有黄素囊肿者为侵蚀性葡萄胎

    B. 子宫标本镜下未见绒毛结构，仅能见成团的滋养细胞者为绒毛膜癌

    C. 侵蚀性葡萄胎都有肺内转移，而绒毛膜癌无肺内转移

    D. 两者发病都可继发于足月产或流产后

    E. 葡萄胎清宫后间隔半年以上者为绒毛膜癌

2. 葡萄胎排出后随访时下述哪项是不需要的（　　）

    A. 阴道脱落细胞涂片检查

    B. 测尿中的HCG值

    C. 至少避孕2年

    D. 定期妇科检查

    E. 定期摄胸部X线片

3. 化疗患者，考虑停药的白细胞计数为（　　）

    A. 1.0×10^9/L   B. 2.0×10^9/L
    C. 3.0×10^9/L   D. 4.0×10^9/L
    E. 5.0×10^9/L

A_2 型题

4. 患者，女，27岁。停经3个月，不规则阴道流血10天，近日有恶心、频吐，宫底高度平脐，未闻及胎心。下列哪项检查有助于诊断（　　）

    A. 多普勒检测胎心

    B. 血HCG定量测定

    C. 妇科检查

    D. 腹部X线片

    E. B超检查

5. 患者，女，40岁。葡萄胎清宫术后1年，近来出现咳嗽，痰中带血，伴胸痛，该患者出现哪个部位的转移（　　）

    A. 肺   B. 脑   C. 阴道
    D. 肾   E. 肝

6. 患者，女，37岁，G_2P_0。因患葡萄胎住院治疗

第15章 妊娠滋养细胞疾病患者的护理

50天，经清宫后行各项必要化验，均在正常范围，出院后进一步检查正确的是（　　）
  A. 出现异常情况再随诊
  B. 定期做阴道细胞涂片检查
  C. 定期复查血HCG
  D. 定期做脑部CT检查
  E. 出院后休息半年可再继续妊娠

7. 患者，女，25岁。足月妊娠后出现咳嗽、咯血，确诊为绒毛膜癌，其病理检查（　　）
  A. 有绒毛结构　　B. 呈絮花状
  C. 有团块状结构　D. 无绒毛结构
  E. 滋养细胞增生

A_3/A_4 型题

（8~9题共用题干）
  王女士，28岁，G_1P_0。因患葡萄胎做清宫术，术后随访中HCG下降缓慢，始终未恢复正常。考虑为侵蚀性葡萄胎。

8. 侵蚀性葡萄胎发生时间为（　　）
  A. 葡萄胎清宫后半年内
  B. 葡萄胎清宫后1年内
  C. 葡萄胎清宫半年后
  D. 葡萄胎清宫1年后
  E. 葡萄胎清宫2年内

9. 最佳的处理是（　　）
  A. 再次清宫　　B. 子宫切除
  C. 化疗　　　　D. 继续严密观察
  E. 放疗+化疗

二、实践能力

A_1型题

10. 葡萄胎患者刮宫前，应准备好静脉通路并配血，其理由是（　　）
  A. 防止刮宫时大出血造成休克
  B. 刮宫中要给药
  C. 刮宫前需要输血
  D. 患者要求
  E. 医师建议

11. 在下列症状和体征中不属于葡萄胎临床表现的是（　　）
  A. 蛋白尿　　B. 子宫比正常妊娠月份大

  C. 停经后阴道流血
  D. 白带增多
  E. 卵巢黄素囊肿

12. 绒毛膜癌的治疗原则是（　　）
  A. 手术为主，化疗为辅
  B. 化疗为主，手术为辅
  C. 手术为主，放疗为辅
  D. 放疗为主，手术为辅
  E. 放疗为主，化疗为辅

13. 配合对葡萄胎患者行吸宫术，错误的护理是（　　）
  A. 在配血、输液下进行
  B. 充分扩张宫颈口
  C. 选用大号刮匙
  D. 常规使用缩宫素
  E. 子宫大于12孕周时，常需吸刮2次

14. 绒癌患者化疗期间出现化疗不良反应时不妥的护理措施是（　　）
  A. 严密观察患者的血象变化
  B. 严格遵守无菌操作原则进行各项治疗
  C. 出现口腔溃疡时应减少饮食、说话次数以减轻疼痛
  D. 患者出现腹泻时，立即停止化疗药的应用并留取大便送细菌培养
  E. 患者出现恶心、呕吐时，及时清理呕吐物

15. 绒毛膜癌患者化疗期间保护皮肤、黏膜的措施不妥的是（　　）
  A. 熟练掌握静脉穿刺技术，提高成功率
  B. 选择血管时从远端开始，有计划地穿刺
  C. 使用化疗药物时，应先确保静脉穿刺成功后再输注化疗药物
  D. 化疗药物如出现外渗应立即停止用药，局部采取封闭疗法
  E. 对血管刺激性强的化疗药物外渗时应给予热水袋局部热敷

16. 侵蚀性葡萄胎发生阴道转移时的主要体征为（　　）
  A. 阴道黏膜充血水肿
  B. 阴道黏膜散在出血点

C. 阴道黏膜溃疡

D. 阴道黏膜紫蓝色结节

E. 以上都不是

17. 化疗前需要准确测量患者体重的理由是（   ）

　　A. 精确计算输入量

　　B. 精确计算药物剂量

　　C. 精确计算患者饮食需要量

　　D. 精确计算补液量

　　E. 确定化疗的疗效

A_2 型题

18. 妊娠滋养细胞疾病患者刮出物送病理检查，见子宫肌壁内有水疱样组织，镜下见增生的滋养细胞呈团块状，但绒毛结构完整，该患者的诊断是（   ）

　　A. 葡萄胎　　　　B. 侵蚀性葡萄胎

　　C. 绒毛膜癌　　　D. 子宫内膜异位症

　　E. 子宫内膜炎

19. 冯女士，49岁。因绒毛膜癌肺转移行化疗，预防患者感染的护理错误的措施是（   ）

　　A. 依病情增加测体温的次数

　　B. 做好口腔护理

　　C. 关闭门窗，防止患者受凉

　　D. 保持皮肤清洁，防压疮

　　E. 白细胞计数降至 $1.0×10^9$/L 以下，限制探视

20. 患者，女，27岁。葡萄胎刮宫术后5个月，阴道流血不尽，时多时少，血HCG明显高于正常水平，胸部有片状阴影。最可能的诊断是（   ）

　　A. 再次葡萄胎　　B. 绒毛膜癌

　　C. 侵蚀性葡萄胎　D. 异位妊娠

　　E. 结核

21. 患者，女，26岁。停经9周，阴道不规则流血2周。经刮宫术2次，术后阴道继续出血20多天，突然下腹部剧痛，贫血，血压低，脉速，腹部叩诊移动性浊音阳性，子宫界线不清，双侧附件有拳头大小囊性包块，胸部X线片示双肺有多处小片状阴影。下列哪种可能性大（   ）

　　A. 输卵管妊娠破裂

　　B. 卵巢囊肿蒂扭转

　　C. 侵蚀性葡萄胎子宫穿孔

　　D. 卵巢肿瘤破裂

　　E. 黄体囊肿破裂

22. 患者，女，27岁。停经7周，阴道不规则流血10天。诊断为良性葡萄胎，下列哪项症状最不可能出现（   ）

　　A. 痰中带血

　　B. 贫血

　　C. 高血压、蛋白尿、水肿

　　D. 甲状腺功能亢进

　　E. 频繁呕吐

23. 患者，女，26岁。停经10周，阴道不规则出血15天，尿妊娠试验阳性，B超子宫腔内呈落雪状图像。下列哪项处理是错误的（   ）

　　A. 立即行清宫术

　　B. 必要时二次清宫

　　C. 应取近宫壁的刮出物送检

　　D. 术后进行预防性子宫切除

　　E. 术后随访2年

24. 患者，女，30岁。停经2个月，不规则阴道流血10天，近日有恶心、频繁呕吐，宫底高度平脐，未闻及胎心，B超子宫腔内呈落雪状图像。下列处理正确的是（   ）

　　A. 立即行清宫术，术前常规静脉滴注缩宫素

　　B. 清宫术后8周，妊娠试验阳性，排除早孕、黄素化囊肿，宫腔葡萄胎残留，示恶变可能

　　C. 清宫术后应口服避孕药

　　D. 清宫术后追踪观察到妊娠试验连续3次阴性

　　E. 术后常规化疗

25. 患者，女，27岁。患良性葡萄胎，行清宫术后随访的主要目的是（   ）

　　A. 了解腹痛情况

　　B. 及早发现恶变

　　C. 了解盆腔恢复情况

　　D. 及早发现妊娠

　　E. 指导避孕

26. 患者，女，27岁。停经3个月，阴道流血15天，宫底平脐，听不到胎心，扪不到胎体，本例患者确诊后应立即采取的措施是（   ）

　　A. 备血，立即行清宫术

B. 输血输液
C. 静脉滴注缩宫素
D. 子宫切除后化疗
E. 立即化疗

27. 患者，女，26岁。停经10周，阴道不规则阴道出血15天，诊断为良性葡萄胎，立即行清宫术，患者术后首选的避孕方法是（   ）
    A. 宫内节育器   B. 口服避孕药
    C. 阴茎套   D. 安全期避孕
    E. 皮下埋植

28. 患者，女，25岁。妊娠5个月引产后出现阴道流血、咳嗽、咯血，确诊为绒毛膜癌，对该患者饮食指导正确的是（   ）
    A. 进低脂肪、高维生素、易消化的饮食
    B. 进高蛋白、低维生素、易消化的饮食
    C. 进高热量、高维生素、一般饮食
    D. 进高蛋白、高维生素、易消化的饮食
    E. 进低蛋白、高维生素、易消化的饮食

A_3/A_4 型题

（29~30题共用题干）

患者，女，26岁。停经12周，阴道不规则流血10余天，量不多，呈暗红色，血中伴有小水疱样物。妇科检查：血压150/90mmHg，子宫前倾，如孕4个月大，两侧附件可触到鹅卵大、囊性、活动良好、表面光滑的肿物。

29. 本病例最可能的诊断是（   ）
    A. 双胎妊娠
    B. 妊娠合并子宫肌瘤
    C. 妊娠合并卵巢囊肿
    D. 先兆流产
    E. 葡萄胎

30. 如果该患者清宫后送检的组织显微镜检查：仅见滋养细胞增生，无绒毛结构。应考虑（   ）
    A. 流产   B. 葡萄胎
    C. 异位妊娠   D. 绒毛膜癌
    E. 侵蚀性葡萄胎

（31~34题共用题干）

患者，女，26岁。因停经2个月出现阴道流血就诊。妇科检查：宫颈口闭，子宫如孕4个月大，质软，尿妊娠试验阳性。考虑为葡萄胎。

31. 葡萄胎确诊后首选的处理方法是（   ）
    A. 化疗   B. 清宫
    C. 抗生素控制感染   D. 止血
    E. 放疗

32. 葡萄胎清除后，应对患者随访（   ）
    A. 1年   B. 2年
    C. 3年   D. 4年
    E. 5年

33. 最重要的随访内容是（   ）
    A. 盆腔检查   B. B超检查
    C. 血、尿HCG含量测定
    D. 血常规
    E. 胸部X线片

34. 葡萄胎清除术后采取的避孕措施为（   ）
    A. 宫内节育器   B. 口服紧急避孕药
    C. 安全期避孕   D. 药物避孕
    E. 安全套

（35~36题共用题干）

患者，女，28岁。停经3个月，不规则阴道流血10天，近日有恶心、频吐，宫底高度平脐，未闻胎心，妊娠试验（+），B超子宫腔内呈落雪状图像。

35. 最可能的诊断是（   ）
    A. 双胎妊娠先兆流产   B. 急性羊水过多
    C. 葡萄胎
    D. 子宫肌瘤合并妊娠
    E. 过期流产

36. 其处理哪项是正确的（   ）
    A. 常规输血
    B. 立即清宫
    C. 术前常规用缩宫素以减少出血
    D. 1周后行第二次刮宫
    E. 抗感染后治疗

第16章 月经失调妇女的护理

内 容 提 要

一、功能失调性子宫出血

功能失调性子宫出血简称功血，是常见的一种妇科疾病。它是由于神经内分泌系统调节紊乱引起的异常子宫出血，而全身及内外生殖器官均无明显的器质性病变。

（一）病因及发病机制

1. 病因　常见的致病因素有精神紧张、恐惧、环境、气候骤变、过度劳累及其他全身性疾病等。

2. 发病机制　各种因素影响下丘脑-垂体-卵巢轴之间的相互调节，使卵巢功能失调，引起月经紊乱。青春期无排卵性功血主要由于下丘脑-垂体-卵巢轴之间的调节功能尚未发育成熟，与卵巢间尚未建立稳定的协调关系；围绝经期则主要是卵巢功能衰退，剩余卵泡对垂体促性腺激素反应低下，不能发育成熟而无排卵。

3. 分类

（1）无排卵性功血：此型最为常见，多见于青春期及围绝经期妇女。

（2）有排卵性功血：多发生于育龄妇女，分为黄体功能不足和子宫内膜不规则脱落。

（二）临床表现

1. 无排卵性功血

（1）最常见的症状：不规则子宫出血，月经紊乱。

（2）主要表现：月经周期紊乱，经期长短不一，出血量时多时少。一般无腹痛。

2. 有排卵性功血

（1）黄体功能不全或过早萎缩者：月经周期可缩短至21天左右，因此月经频发。

（2）子宫内膜不规则脱落（黄体萎缩不全）：表现为出血期延长，常达9～10天，出血量多且淋漓不净。

（三）辅助检查

1. 妇科检查　生殖器官无器质性病变。

2. 基础体温测定

（1）基础体温测定是测定排卵的简单易行的方法。

（2）有排卵者基础体温呈双相型，无排卵者体温始终处于较低水平，呈单相型。

3. 诊断性刮宫（简称诊刮）　无排卵性功血经前诊刮，子宫内膜呈增生期变化；黄体功能不足经前诊刮，子宫内膜为分泌不良；子宫内膜不规则脱落月经期第 5 天刮宫，子宫内膜为增生期与分泌期并存。

4. 宫颈黏液结晶检查　宫颈黏液经前出现羊齿状结晶，提示无排卵。
5. 激素测定　经前测定血清孕酮值，如果在卵泡期水平则提示无排卵。
6. 宫腔镜检查及阴道脱落细胞涂片检查。

（四）治疗要点

1. 无排卵性功血
（1）支持治疗：加强营养，保证休息，预防感染，纠正贫血。
（2）药物
1）青春期及生育年龄期患者：以止血、调整周期、促进排卵为原则。雌孕激素序贯疗法即人工周期法，是调整月经周期的常用方法。
2）绝经过渡期妇女：以止血、调整周期、减少经量、防止子宫内膜病变为原则。
（3）手术治疗：如刮宫术、子宫内膜切除术、子宫切除术。
2. 有排卵性功血　以恢复卵巢功能为目标。
（1）促进卵泡发育，刺激黄体功能和黄体功能替代。常用药物有雌激素、人绒毛膜促性腺激素和黄体酮。
（2）调节下丘脑－垂体－卵巢轴的功能，促进黄体萎缩。常用药物有孕激素和人绒毛膜促性腺激素。

（五）护理诊断／合作性问题

1. 有感染的危险　与月经量过多、经期延长、贫血及自身抵抗力下降有关。
2. 焦虑　与反复不规则阴道流血、担心病情及预后有关。
3. 知识缺乏　缺乏有关性激素使用的相关知识。
4. 活动无耐力　与子宫不规律出血、月经过多、贫血有关。

（六）护理措施

1. 一般护理
（1）休息活动指导：提供心理支持。指导患者多卧床休息，避免过度疲劳。
（2）饮食指导：补充营养，鼓励进食高蛋白、高维生素及含铁多的食物，如瘦肉、猪肝、鸡蛋、红枣等。
2. 疾病护理
（1）正确合理使用性激素：运用性激素一般治疗 6～8 小时可止血。注意观察性激素的不良反应。
（2）预防感染
1）做好会阴护理，保持局部清洁，勤换会阴垫和内裤。
2）禁用未经严格消毒的器械或手套进入阴道检查或治疗。
3）出血期间禁止盆浴，告诫患者禁止性生活。
（3）大出血患者的护理

1）体位：绝对卧床休息，取平卧位。

2）做好病情观察：①观察休克相关的症状体征，做好记录。②观察感染相关的症状体征，做好记录。

3）做好吸氧、输血及输液的准备。

4）配合医生止血，如刮宫术。

5）协助生活护理。

无排卵性功血

青春更年周期乱，经期经量不相同。

单相体温羊齿晶，诊刮宫膜无分泌。

激素止血或刮宫，止血药物宫缩剂。

克罗米芬促排卵，雌孕序贯调周期。

二、闭 经

（一）概述

1. 概念

（1）原发性闭经：凡年龄大于16周岁，女性第二性征已发育仍无月经来潮者或年龄大于14周岁尚无女性第二性征发育，且无月经来潮者为原发性闭经。较少见。

（2）继发性闭经：以往曾建立正常月经周期，但以后因某种病理原因而月经停止6个月或按原来月经周期停经3个周期以上者为继发性闭经，较多见。

2. 病因及发病机制

（1）下丘脑性闭经是最常见的一类闭经。

（2）垂体性闭经：常见的原因有垂体肿瘤、席汉综合征等。

（3）卵巢性闭经。

（4）子宫性闭经。

（二）辅助检查

辅助检查包括子宫功能、卵巢功能、垂体功能检查，还有染色体检查。

（三）治疗要点

1. 改善全身状况及心态。
2. 积极治疗诱发闭经的原发病。
3. 激素治疗。
4. 手术治疗。

（四）护理措施

1. 心理护理。
2. 做好用药指导。

3. 解释检查的目的及注意事项,取得患者配合。

三、痛　　经

(一) 概述

1. 概念　凡在行经前后或月经期出现下腹疼痛、坠胀,伴腰酸或其他不适,程度较重以致影响工作和生活质量称痛经。
2. 病因
(1) 子宫收缩异常:子宫收缩不协调造成子宫血流减少,缺血引起痛经。
(2) 前列腺素合成和释放异常:原发性痛经与月经时子宫内膜合成和释放前列腺素增加有关。故无排卵性功血患者一般不发生痛经。
(3) 血管紧张素和缩宫素的作用:经期血管紧张素增高可使子宫过度收缩和缺血。
(4) 恐惧、焦虑、精神过度紧张、寒冷刺激、经期剧烈活动等可引起痛经。

(二) 临床表现

(1) 症状
1) 下腹疼痛是主要症状,呈阵发性、痉挛性疼痛。
2) 最早出现在经前12小时,第1日疼痛最剧烈,持续2～3日缓解。
3) 原发性痛经常见于青少年期,多在初潮后1～2年内发病。
(2) 妇科检查无异常发现。

(三) 辅助检查

1. 超声波检查:排除继发性痛经。
2. 腹腔镜、宫腔镜检查。

(四) 治疗要点

1. 重视心理治疗,避免精神刺激或过度疲乏。
2. 对症治疗为主。
3. 病因治疗:可口服避孕药及前列腺素合成酶抑制剂缓解疼痛。

(五) 护理诊断/合作性问题

1. 疼痛　与月经期子宫痉挛性收缩有关。
2. 恐惧/焦虑　与长期痛经所致的精神过度紧张有关。
3. 睡眠形态紊乱　与经期疼痛有关。

(六) 护理措施

1. 一般护理
(1) 为患者提供心理支持。
(2) 介绍月经期的生理卫生知识,嘱患者注意合理休息和保证充足的睡眠,鼓励摄取足够的营养。

2. 疾病护理

（1）症状重者按医嘱给予止痛药、镇静剂，但是经常服用止痛剂的患者，应注意观察有无药物依赖症状。

（2）避孕药治疗适合于要求避孕的痛经妇女。

（3）腹部热敷和饮用热的饮料可缓解疼痛。

四、围绝经期综合征

（一）概述

1. 概念

（1）是指从接近绝经，出现与绝经有关的内分泌、生物学和临床特征起至最后一次月经后1年内的时间，即绝经过渡期至绝经后1年。

（2）绝经是指月经完全停止1年以上。

2. 病因及发病机制

（1）围绝经期最早的变化是卵巢功能衰退，导致雌激素水平下降。

（2）卵巢切除、放疗、遗传、精神类型与围绝经期发病有关。

（二）临床表现

1. 月经紊乱　是常见症状。主要表现为月经频发、稀发、不规则子宫出血和闭经。

2. 血管舒缩症状　潮热，夜间或应激状态易促发。

3. 心血管症状　绝经后易发生动脉粥样硬化、心肌梗死、高血压和脑出血。

4. 泌尿生殖道症状　阴道干燥、弹性减退、外阴瘙痒、性交疼痛；反复出现膀胱炎、尿失禁。

5. 骨质疏松　易发生骨折。

6. 精神神经症状　情绪不稳定，表现为抑郁、激动易怒，记忆力减退等。

（三）辅助检查

1. 妇科检查　阴道黏膜充血、萎缩，分泌物减少；子宫颈、子宫及卵巢萎缩。

2. 实验室检查　性激素检查、心电图检查，超声波，骨密度，血生化等检查。

（四）治疗要点

1. 一般治疗

（1）重视精神心理治疗。

（2）预防骨质疏松：补充钙剂、维生素D、降钙素。

（3）对症治疗：镇静剂用于改善睡眠；谷维素调节自主神经功能等。

2. 雌激素替代治疗

（1）适用于预防及控制围绝经期的各种症状。

（2）禁忌证：不明原因的出血、肝胆疾病、血栓性疾病等。

（3）雌激素替代治疗可增加子宫内膜癌的危险性。

（五）护理诊断 / 合作性问题

1. 焦虑　与内分泌改变、治疗效果不佳、家庭社会环境改变有关。
2. 有感染的危险　与绝经期阴道、膀胱黏膜变薄有关。

（六）护理措施

1. 一般护理
（1）提供心理护理。
（2）提供饮食指导。
2. 疾病护理
（1）指导正确用药：讲解激素治疗的注意事项。
（2）围绝经期异常阴道出血的妇女应取子宫内膜活检排除恶性病变。

围绝经期综合征

潮热多汗易激动，阴道干燥性交痛。

经乱压高骨折易，可服激素与钙剂。

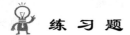

一、专业实务

A_1 型题

1. 功血是指（　　）
   A. 生育年龄的异常子宫出血
   B. 青春期或围绝经期的异常子宫出血
   C. 生殖器无明显器质性病变的异常子宫出血
   D. 伴有轻度子宫内膜非特异性炎症的子宫出血
   E. 以上都不是

2. 最常见的功血类型是（　　）
   A. 黄体功能不全　　B. 子宫内膜脱落不全
   C. 排卵期出血　　　D. 排卵型月经过多
   E. 无排卵性功血

3. 导致功能失调性子宫出血的病因不包括（　　）
   A. 精神紧张　　　　B. 营养不良
   C. 子宫肌瘤　　　　D. 过度劳累
   E. 气候骤变

4. 原发性闭经是指（　　）
   A. 妇女年满 15 岁，月经未来潮者
   B. 妇女年满 17 岁，月经尚未来潮者
   C. 妇女年满 18 岁，月经尚未来潮者
   D. 妇女年满 19 岁，月经尚未来潮者
   E. 妇女年满 16 岁，月经尚未来潮者

5. 闭经的病因，最常见的是（　　）
   A. 子宫性闭经　　B. 卵巢性闭经
   C. 垂体性闭经　　D. 下丘脑性闭经
   E. 其他原因

6. 有关原发性痛经，错误的说法是（　　）
   A. 多见于未婚或未孕妇女
   B. 月经来潮前数小时即可出现
   C. 生殖器官多有器质性病变
   D. 伴有面色苍白出冷汗
   E. 常发生在有排卵的月经周期

7. 女性围绝经期出现一系列性激素减少所致症状的原因是（　　）
   A. 下丘脑功能衰退　　B. 垂体功能衰退
   C. 卵巢功能衰退　　　D. 子宫功能衰退
   E. 肾上腺功能衰退

8. 绝经是指（　　）
   A. 月经完全停止 1 个月以上
   B. 月经完全停止 1 年以上

C. 月经完全停止 3 个月以上

D. 月经完全停止半年以上

E. 月经完全停止 2 年以上

A_2 型题

9. 患者，女，20 岁，未婚。18 岁初潮，月经周期不规则，2~3 个月来潮一次，每次经期达 10 余日，量多，无痛经。医生诊断为无排卵性功血，该少女发生此病的机制可能是（　　）

A. 子宫器质性病变

B. 黄体功能不足

C. 卵巢功能衰退

D. 下丘脑-垂体-卵巢轴尚未发育成熟

E. 闭经

10. 王女士，27 岁。月经频发，经血量正常。因婚后 4 年未孕来就诊。妇科检查：子宫后倾，正常大小，双附件无异常，基础体温呈双相型，为进一步明确诊断，建议患者进行诊断性刮宫的时间是（　　）

A. 月经期第 6 天　　B. 月经期第 5 天

C. 月经前　　D. 月经期第 7 天

E. 随时进行

11. 小罗，17 岁，未婚女性。主诉经期腹痛剧烈，于月经来潮时需服镇痛剂并卧床休息。平时周期规律，基础体温呈双相型。肛查：子宫前倾前屈，稍小，硬度正常，无压痛，两侧附件正常，分泌物为白色。本病的影响因素中错误的是（　　）

A. 精神紧张　　B. 经期剧烈运动

C. 寒冷刺激　　D. 遗传因素

E. 子宫内膜异位症

12. 刘女士，50 岁。近 1 年来月经不规律，月经量增多，经期延长，妇科检查无异常发现，血红蛋白 90g/L，应做下列哪一项处理（　　）

A. 生殖激素测定　　B. B 超检查

C. 诊断性刮宫　　D. 药物调整月经周期

E. 雄激素止血

13. 患者，女，30 岁。第一胎产后出血达 800ml，产后无乳汁分泌。现产后 11 个月尚未见月经来潮，自觉畏寒、周身无力，毛发脱落明显。本例属于（　　）

A. 子宫性闭经　　B. 卵巢性闭经

C. 垂体性闭经　　D. 下丘脑性闭经

E. 原发性闭经

14. 患者，女，48 岁。近半年来月经紊乱，经量时多时少，医生初步诊断为无排卵性功血，以下何种辅助检查可以确诊（　　）

A. 经前宫颈黏液见椭圆形细胞

B. 基础体温呈双相型

C. B 型超声检查可见子宫内膜增厚

D. 经前期诊断性刮宫，病理检查显示增生期子宫内膜

E. 经前期妇科检查，子宫增大、变软

15. 周女士，30 岁。结婚 4 年未孕，月经稀发，测基础体温呈单相型，在月经来潮前 5 天取宫颈黏液检查，结果应是（　　）

A. 典型羊齿状结晶　　B. 无结晶形成

C. 典型椭圆体　　D. 不典型椭圆体

E. 非典型羊齿状结晶与椭圆体共存

16. 李某，女，35 岁。近半年来月经频发，初步诊断为黄体功能不全，经前一天诊刮子宫内膜的变化是（　　）

A. 增生期子宫内膜

B. 分泌期子宫内膜

C. 子宫内膜增生过长

D. 萎缩型子宫内膜

E. 子宫内膜呈现分泌不足

17. 田某，女，38 岁。近一年来经期延长，经量增大且淋漓不尽，初步诊断为子宫内膜不规则脱落，经期第 5 天诊刮，子宫内膜的变化是（　　）

A. 增生期子宫内膜

B. 子宫内膜增生过长

C. 分泌期子宫内膜

D. 增生与分泌期内膜同时存在

E. 萎缩型子宫内膜

18. 患者，女，38 岁。继发不孕，自然流产 2 次，月经 $\frac{4~5 天}{20~30 天}$，经量正常，无痛经。妇科检查无异常，应首先做下列哪项检查协助诊断（　　）

A. 宫颈黏液检查　B. 血 LH、FSH 测定
C. B 超检查　　　D. 腹腔镜检查
E. 基础体温测定

19. 患者，女，36 岁。继发不孕，欲测定有无排卵，下列哪项结果表示其卵巢有排卵（　　）
    A. 双相型体温
    B. 宫颈黏液呈现羊齿状结晶
    C. 阴道脱落细胞涂片可见大量角化现象
    D. 增生期子宫内膜
    E. 体内雌激素水平含量高

20. 患者，女，18 岁。近半年来出现月经紊乱，经期长短不一，经量时多时少，无腹痛，初步诊断为无排卵性功血，下列哪项结果表示卵巢无排卵（　　）
    A. 阴道脱落细胞受孕激素影响
    B. 宫颈黏液呈现羊齿状结晶
    C. 分泌期子宫内膜
    D. 体内孕激素含量呈高值
    E. 双相型体温

二、实践能力

A₁ 型题

21. 青春期无排卵性功血的治疗原则是（　　）
    A. 止血、减少月经量
    B. 减少月经量、调整周期
    C. 调整垂体和性腺功能
    D. 止血、调整周期、促排卵
    E. 止血、防止子宫内膜病变

22. 青春期功血止血最有效的药物是（　　）
    A. 雌激素
    B. 孕激素
    C. 绒毛膜促性腺激素
    D. 雄激素
    E. 前列腺素

23. 不属于无排卵性功血特点的为（　　）
    A. 多见于育龄妇女　B. 月经周期紊乱
    C. 经期长短不一　　D. 出血量多少不等
    E. 出血多者伴贫血

24. 无排卵性功血的临床表现不包括（　　）
    A. 不规则子宫出血

B. 贫血
C. 基础体温呈单相型
D. 经前宫颈黏液出现羊齿植物叶状结晶
E. 痛经

25. 关于性激素治疗的护理叙述错误的是（　　）
    A. 严格遵照医嘱按时按量给药
    B. 指导患者正确服药
    C. 需注意肝功能监测
    D. 青春期妇女可以应用雄激素
    E. 围绝经期妇女应慎用雌激素

26. 关于闭经患者护理措施的叙述错误的是（　　）
    A. 加强营养，增强体质
    B. 保持心情舒畅，正确对待疾病
    C. 指导合理用药
    D. 坚持轻微体育运动
    E. 坚持剧烈长跑运动

27. 原发性痛经的临床特点不包括（　　）
    A. 以下腹疼痛多见
    B. 见于青少年女性
    C. 呈阵发性痉挛性疼痛
    D. 腹部热敷可以缓解疼痛
    E. 经期结束前疼痛最剧烈

28. 围绝经期常见的症状是（　　）
    A. 潮热　　　　　B. 骨质疏松
    C. 尿失禁　　　　D. 激动易怒
    E. 月经紊乱

29. 围绝经期常见的临床表现不包括（　　）
    A. 潮热　　　　　B. 骨质疏松
    C. 阴道分泌物增多　D. 激动易怒
    E. 月经紊乱

30. 针对围绝经期女性患者，下列护理措施中不妥的是（　　）
    A. 告知患者围绝经期是女性正常的生理阶段，消除患者顾虑
    B. 围绝经期女性易出现骨质疏松症，告诉患者减少户外活动以防骨折发生
    C. 指导患者饮食上注意多吃含蛋白质和钙质的食物，必要时补充钙剂
    D. 指导正确服用激素

E. 有异常阴道出血时鼓励就诊,以排除恶性病变

A_2 型题

31. 患者,女,48岁。近一年来月经不规律,经量增多,经期延长。妇科检查无异常发现,血红蛋白 80g/L,应予下列哪一项处理( )
    A. 生殖激素测定　　B. B 超检查
    C. 诊断性刮宫　　　D. 药物调整月经周期
    E. 雄激素止血

32. 患者为围绝经期妇女,近一年来月经不规律,月经量增多,经期延长,阴道不规则流血。妇科检查:子宫不大,首先考虑( )
    A. 子宫黏膜下肌瘤　B. 子宫内膜炎
    C. 有排卵性功血　　D. 无排卵性功血
    E. 盆腔炎

33. 林某,女,39岁,G_3P_1。自然流产后出现月经不规律,$\frac{8\sim10 天}{26^+ 天}$,基础体温呈双相型,月经第5天刮宫,内膜活检可见部分分泌期子宫内膜,应诊断为( )
    A. 无排卵型月经
    B. 黄体功能不全
    C. 子宫内膜脱落不全
    D. 正常月经
    E. 不全流产

34. 谢某,女,26岁。月经频发,经血量正常。因婚后3年未孕来就诊。妇科检查:子宫后倾,正常大小,双附件无异常,基础体温呈双相型,最可能的诊断是( )
    A. 无排卵型功血　　B. 排卵期出血
    C. 黄体功能不全　　D. 子宫内膜脱落不全
    E. 子宫内膜炎

35. 罗某,女,24岁。结婚3年不孕,月经周期为24天,经期正常,经量多,测基础体温曲线高温相为8天,本例考虑为( )
    A. 无排卵型功能失调性子宫出血
    B. 黄体功能不全
    C. 子宫内膜脱落不全
    D. 属正常月经周期

E. 排卵型月经过多

36. 罗女士,18岁。自月经初潮后月经一直不规律,医生考虑为"无排卵性功血",根据月经史,下列哪种情况符合其诊断( )
    A. 周期正常,月经中期少量出血
    B. 周期正常,经期延长,经血量多
    C. 周期正常,经血量多
    D. 周期紊乱,经期长短不一,经血量时多时少
    E. 周期缩短,经血量稀少

37. 李某,女,35岁。患有功血,因月经过多导致贫血,以下护理错误的是( )
    A. 加强营养饮食　　B. 保证充足的睡眠
    C. 加强外阴护理　　D. 高热量饮食
    E. 大量快速输血

38. 患者,女,18岁。月经紊乱,经量增多,诊断为功血。下述患者护理措施中错误的是( )
    A. 加强营养　　　　B. 加强剧烈运动
    C. 预防感染　　　　D. 指导性激素的应用
    E. 指导患者复诊

39. 患者,女,17岁,未婚。主诉:经期腹痛剧烈,于月经来潮时需服镇痛剂并卧床休息。平时周期规律,基础体温呈双相型。肛查:子宫前倾前屈,稍小,硬度正常,无压痛,两侧附件正常,分泌物为白色。本病最可能的诊断是( )
    A. 子宫内膜炎　　　B. 子宫腺肌病
    C. 输卵管炎　　　　D. 子宫肌瘤
    E. 痛经

40. 李女士,49岁,自述近年月经周期不定,行经2~3天干净,量极少,自感阵发性潮热,心悸,出汗,时有眩晕。妇科检查:子宫稍小,余无特殊。护士应向其宣教哪项疾病的知识( )
    A. 无排卵性功血　　B. 围绝经期综合征
    C. 黄体萎缩延迟　　D. 黄体发育不全
    E. 神经衰弱

41. 某妇女,51岁,月经紊乱2年。一年前曾因大量阴道流血住院1周,此次阴道流血近20天,经诊刮子宫内膜为不典型增生过长,最有

可能的诊断是（　　）

A. 围绝经期综合征

B. 黄体功能不足

C. 子宫内膜不规则脱落

D. 子宫肌瘤

E. 无排卵性功血

42. 肖女士诊断为功血，在对其护理措施中下列哪项不恰当（　　）

A. 加强外阴护理清洁

B. 保证充足的睡眠

C. 多吃高蛋白、高维生素及含铁丰富的食物

D. 盆浴

E. 禁止使用未消毒器械做阴道检查

A_3/A_4 型题

（43～45题共用题干）

少女小鱼，14岁。月经周期25～45天，经期7～15天，量多。贫血貌，基础体温呈单相型，无内外生殖器官器质性疾病。

43. 小鱼应考虑为（　　）

A. 先兆流产　　　B. 卵巢性闭经

C. 异位妊娠　　　D. 无排卵型功血

E. 黄体萎缩不全所致的出血

44. 该患者合适的治疗是（　　）

A. 诊断性刮宫　　B. 子宫切除

C. 静脉用止血药　D. 雌孕激素序贯疗法

E. 大剂量孕激素

45. 护理人员进行健康指导时，不妥的说法是（　　）

A. 勤换内裤，保持外阴清洁干燥

B. 多卧床休息

C. 进食高蛋白、高维生素、富含铁剂的食物

D. 严格遵医嘱服药，不得擅自停药

E. 用药期间出现阴道流血是正常现象，无需处理

（46～48题共用题干）

谢女士，38岁，结婚10年不孕，月经一直不规律，临床考虑为无排卵型功血。

46. 根据月经史，下列哪种情况符合其诊断（　　）

A. 周期紊乱，经期长短不一，经血量时多时少

B. 周期正常，经期延长，经血量多

C. 周期正常，经血量多

D. 周期正常，月经中期少量出血

E. 周期缩短，经血量稀少

47. 下列何种辅助检查结果可确定诊断（　　）

A. 基础体温呈双相型

B. 经前宫颈黏液可见椭圆形细胞

C. B超可见子宫内膜增厚

D. 经前期诊刮，病理示增生期子宫内膜

E. 经前期妇科检查，子宫增大变软

48. 采取何种治疗方法可达到治疗目的（　　）

A. 诊断性刮宫术　　B. 药物刮宫术

C. 雌激素　　　　　D. 氯米芬

E. 大量止血药物

第17章 妇科其他疾病妇女的护理

内 容 提 要

一、子宫内膜异位症和子宫腺肌病

（一）概述

1. 定义　指具有生长功能的子宫内膜组织出现在子宫腔以外部位。
2. 部位　盆腔脏器和腹膜多见，以卵巢最常见。

（二）病理改变

1. 异位子宫内膜随卵巢激素的变化而发生周期性出血，导致纤维组织增生、粘连。
2. 卵巢内异位内膜因反复出血形成囊肿，内含暗褐色陈旧血，称卵巢巧克力囊肿。

（三）临床表现

1. 症状
（1）痛经：继发性痛经，进行性加重是典型症状。经期第一天最剧烈。
（2）不孕：约40%患者不孕。
（3）自然流产率增加。
（4）月经异常：可有经量增多、经期延长或经前、经后少量出血。
（5）性交痛。
2. 体征
（1）子宫多后倾固定，盆腔触痛性结节；附件处不活动囊性包块，有轻压痛。
（2）病变累及直肠、阴道，可在阴道后穹隆触及隆起的紫蓝色斑点或结节。

（四）辅助检查

1. B超检查　有助于明确病变部位。
2. 腹腔镜检查　是目前诊断子宫内膜异位症的最佳方法。

（五）治疗要点

根据患者的年龄、症状、病变部位、分期、病变的活动性、有无生育要求等综合考虑选择治疗方法。主要有期待疗法（每3~6个月随访一次，适用于症状轻、有生育要求的患者）、药物治疗、手术治疗和介入治疗。

（六）护理措施

1. 心理护理。
2. 手术护理　手术的患者术前进行皮肤准备、阴道准备、肠道准备、饮食准备、配血。术后按妇科手术护理常规护理。
3. 生活护理　术后加强巡视，及时满足患者所需。

（七）健康指导

1. 有规律的体育锻炼，可降低雌激素水平，降低发病危险性。
2. 月经期避免剧烈运动、性交、妇科检查、盆腔手术操作。
3. 避免多次的宫腔手术操作。
4. 培养良好的生活习惯，禁止酗酒。
5. 药物治疗期间，定期复查肝功能，坚持按医嘱用药。

子宫内膜异位症

继发痛经是异位，腹腔镜检为最佳。

二、不　孕　症

（一）定义

生育年龄妇女，未避孕，婚后有正常性生活，同居 2 年而未怀孕，称为原发性不孕。曾有过妊娠，而后未避孕连续 2 年不孕者称继发性不孕。

（二）病因及发病机制

夫妇任何一方或双方，有全身性或性器官疾病者，均能导致不孕。

1. 女性不孕因素

（1）输卵管因素：占女性不孕因素的 1/3。

（2）排卵障碍：占不孕因素的 25%。

（3）子宫因素。

（4）子宫颈因素。

（5）外阴、阴道因素。

2. 男性不育因素

（1）精子的数量、结构和功能异常。

（2）输精管道阻塞及精子运送受阻。

（3）免疫因素：男性体内产生对抗自身精子的抗体即抗精子抗体而致不育。

（4）性功能异常。

3. 男女双方因素

（1）缺乏性生活的基础知识及精神因素。

(2）免疫因素。

（三）辅助检查

通过检查找出不孕原因是诊断不孕的关键。

1. 男方检查

（1）全身及外生殖器检查。

（2）精液常规检查：正常精液量为 2~6ml，pH 为 7.0~7.8，在室温中放置 5~30 分钟内完全液化，精子密度为（20~200）$\times 10^9$/L，精子活率＞50%，正常精子占 66%~88%。

2. 女方检查

（1）全身检查及妇科检查。

（2）卵巢功能检查：包括排卵监测及黄体功能检查。

（3）输卵管通畅检查。

（4）宫腔镜及腹腔镜检查。

（5）性交后精子穿透力试验：上述检查未见异常时进行性交后试验。每高倍视野内有 20 个活动精子为正常。

（四）治疗要点

针对不孕症的病因进行处理，根据具体情况选择辅助生殖技术。

（五）护理措施

1. 向妇女解释诊断性检查可能引起的不适。
2. 指导服药：教会妇女在月经周期的正确时间服药；及时报告用药的副反应，指导妇女在妊娠后立即停药。
3. 教会妇女提高妊娠的技巧。
4. 讲解人工辅助生殖技术的内容和方法。

三、子宫脱垂

（一）概述

子宫从正常位置沿阴道下降或脱出，当子宫颈外口达坐骨棘水平以下，甚至子宫全部脱出阴道口以外，称子宫脱垂。子宫脱垂常伴阴道前后壁膨出。

（二）病因

1. 分娩损伤：是最主要的发病因素。
2. 产后过早从事重体力劳动。
3. 长期腹压增加。
4. 盆底组织松弛。

（三）临床表现

1. 症状 轻度患者一般无自觉症状。Ⅱ、Ⅲ度患者主诉有外阴"肿物"脱出，行动不便。

2. 体征　子宫脱垂的分度，以患者平卧用力向下屏气时子宫下降的程度，分为三度。

Ⅰ度：子宫颈下垂距处女膜<4cm，但未脱出阴道口外。

轻型：子宫颈外口距处女膜缘<4cm，未达处女膜缘。

重型：子宫颈已达处女膜缘，阴道口可见子宫颈。

Ⅱ度：子宫颈及部分子宫体已脱出阴道口外。

轻型：子宫颈脱出阴道口，宫体仍在阴道内。

重型：部分宫体脱出阴道口。

Ⅲ度：子宫颈及子宫体全部脱出阴道口外。

（四）治疗要点

加强盆底肌肉和筋膜张力，促进盆底功能恢复，积极治疗使腹压增高的咳嗽、便秘等慢性疾病。

1. 非手术治疗　包括使用子宫托及盆底肌肉（肛提肌）锻炼。另外应改善全身情况。
2. 手术治疗　适用于保守治疗无效，子宫脱垂Ⅱ度、Ⅲ度，合并直肠阴道膨出者。

（五）护理措施

1. 心理护理　讲解疾病知识和预后，协助患者早日康复。
2. 日常护理

（1）及早就医，及时将脱出物回纳，避免过久的摩擦。病情重，不能回纳者需卧床休息，减少下地活动次数、时间。

（2）保持外阴部的清洁、干燥，每日使用流动的清水进行外阴冲洗，禁止使用酸性或碱性等刺激性药液。若出现溃疡需遵医嘱于冲洗后涂抹溃疡油；有感染时，需遵医嘱使用抗生素。

（3）冲洗后嘱患者更换干净的棉制紧内裤，或用清洁的卫生带、"丁"字带有效地支托下垂的子宫，避免或减少摩擦。

（4）使用纸垫时需选择吸水性、透气性均佳的用品。

（5）进食高蛋白、高维生素的饮食，促进溃疡面愈合，增加机体抵抗力。

3. 子宫托的使用　选择合适的型号，详细学会放置的方法，保持子宫托及阴道的清洁。子宫托应每天早上放入阴道，睡前取出消毒后备用。上托后，分别于第1、3、6个月到医院检查1次，以后每3~4个月到医院检查1次。
4. 手术前护理　同妇科外阴、阴道手术护理。
5. 术后注意事项　术后要坚持做肛提肌的锻炼，使松弛的盆底组织逐渐恢复张力。术后一般休息3个月，出院后第1、3个月进行复查。

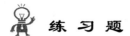

练 习 题

专业实务

A_1型题

1. 子宫内膜异位最常发生的部位是（　　）

A. 子宫颈　　B. 腹腔
C. 卵巢　　　D. 肠壁
E. 腹膜

2. 子宫内膜异位症最常见症状之一是（　　）
   A. 月经量多　　B. 痛经
   C. 不育　　　　D. 痛性结节
   E. 巧克力囊肿
3. 关于子宫脱垂的病因最常见的是（　　）
   A. 盆底组织发育不全
   B. 与长期咳嗽、便秘有关
   C. 盆腔内巨大肿瘤或大量腹水
   D. 产伤
   E. 多次流产
4. 子宫脱垂Ⅱ度重型是指（　　）
   A. 子宫颈外口下降至处女膜缘内不足 4cm
   B. 子宫颈外口脱出阴道口外
   C. 子宫颈及部分子宫体脱出阴道口外
   D. 子宫颈及全部子宫体脱出阴道口外
   E. 以上都不是
5. 关于子宫内膜异位症下列正确的是（　　）
   A. 输卵管间质部最多见
   B. 与遗传无关
   C. 绝经后临床症状明显改善
   D. 不影响生育能力
   E. 主要症状为闭经

第18章 妇产科常见局部护理技术及常用诊疗技术护理

内 容 提 要

一、会阴擦洗/冲洗

（一）目的

清除会阴部分泌物，保持会阴及肛门部清洁，促进舒适和会阴伤口愈合；防止生殖系统、泌尿系统逆行感染；会阴擦洗适用于长期卧床、妇科腹部手术留置导尿管的患者，会阴、阴道手术后或产后1周内的患者。

（二）物品准备

会阴擦洗用物包括：药液（0.05%氯己定溶液，0.02%碘伏溶液等）；会阴擦洗盘（无菌碗内盛棉球数个、无菌镊子2把、干纱布2块、无菌干棉球2~3个、弯盘1个、一次性垫巾、一次性手套）。会阴冲洗时备冲洗壶和便盆。

（三）操作方法

1. 将用物带至床旁，告知患者目的、方法，以取得配合。
2. 嘱患者排空膀胱。
3. 遮挡患者，护士戴一次性手套，铺一次性臀垫巾于患者臀下。
4. 协助患者屈膝仰卧位，脱去一侧裤腿，暴露会阴部。
5. 擦洗

（1）夹取数个大棉球放入治疗碗内，倒入适量的擦洗液，用镊子取浸透药液的大棉球，进行擦洗。

（2）擦洗顺序：第一遍自上而下，自外向内，初步清除会阴部的分泌物和血迹。第二遍以伤口为中心，自内向外，自上而下。最后擦洗肛门及肛门周围。

（3）一个棉球限用一次，可根据患者情况增加擦洗次数，直至擦洗干净，最后用干棉球或纱布擦干。

（4）如需进行冲洗者，需另备冲洗壶和便盆，调节好冲洗液的温度。冲洗时用无菌纱布堵住阴道口，以免污水进入阴道，引起逆行感染。

6. 擦洗完毕，撤去用物，协助患者穿好裤子，采取舒适卧位。
7. 清理用物，脱手套，洗手。

（四）护理要点

1. 擦洗动作轻稳，擦洗顺序清楚。

2. 擦洗时观察会阴部及会阴伤口周围组织有无红肿、分泌物及其性质和伤口愈合情况。
3. 对有留置尿管者,应注意尿管是否通畅,避免脱落或打结。
4. 注意最后擦洗有伤口感染的患者,以避免交叉感染。
5. 擦洗溶液温度适中,冬天注意保暖。

二、阴道灌洗

(一)目的

阴道灌洗可促进阴道血液循环,减少阴道分泌物,缓解局部充血,达到控制和治疗炎症的目的。

(二)物品准备

1. 灌洗溶液 常用的有0.05%氯己定溶液、0.2%~0.5%碘伏溶液、1%乳酸溶液、0.5%乙酸溶液、2%~4%碳酸氢钠溶液、0.9%氯化钠溶液等。
2. 灌洗装置 灌洗筒连接130cm长的橡胶管、灌洗头。
3. 灌洗包 内装长柄卵圆钳2把、干纱球2个、小碗1个、阴道窥器1个。

(三)操作方法

1. 向患者解释方法、目的等以取得配合,屏风遮挡患者。
2. 嘱患者脱去一侧裤腿,取膀胱截石位。
3. 需要配制灌洗溶液500~1000ml,将灌洗筒挂于离床面适当位置处,排去管内空气,试溶液温度适当后备用。
4. 进行阴道灌洗:先用灌洗液冲洗外阴部,然后用左手将小阴唇分开,将灌洗头沿阴道纵侧壁的方向缓缓插入至阴道后穹隆部。边冲洗边将灌洗头围绕子宫颈轻轻地上下左右移动;或用阴道窥器暴露子宫颈后再冲洗,冲洗时不断地转动阴道窥器,使整个阴道穹隆及阴道侧壁冲洗干净。
5. 当灌洗液剩下约100ml时,拔出灌洗头,再冲洗外阴部,然后扶患者坐于便盆上,使阴道内残留液体流出。
6. 撤去便盆,擦干外阴,协助患者穿好裤子,整理用物。
7. 脱手套,洗手。

(四)护理要点

1. 灌洗溶液温度40℃左右,以患者感到舒适为准。
2. 灌洗筒与床沿的距离不超过70cm,以免压力过大,使液体或污物进入子宫腔或灌洗液与局部作用时间不足。
3. 灌洗头不宜过深,避免损伤局部组织。
4. 产后10天或妇产科手术后2周患者,若合并阴道分泌物浑浊、有臭味、阴道伤口愈合不良、黏膜感染坏死等,可行低位阴道灌洗,灌洗筒高度不超过30cm。
5. 月经期、妊娠期、产后或人流术后子宫内口未闭、阴道出血者禁行阴道灌洗。未婚妇女可用导尿管进行阴道灌洗,不能使用阴道窥器。

三、会阴湿热敷

（一）目的

会阴热敷可促进血液循环，增加局部白细胞的吞噬作用和组织活力，有助于局限脓肿，刺激局部组织的生长和修复。因而，会阴热敷常用于会阴水肿、血肿、伤口硬结及早期感染等患者。热敷还可以缓解局部疼痛，使患者感到舒适。

（二）物品准备

1. 会阴擦洗盘。
2. 棉垫、干纱布、凡士林、一次性垫巾、一次性手套，煮沸的50%硫酸镁溶液，内有纱布若干。

（三）操作方法

1. 携用物至床旁，向患者解释热敷的目的、方法和要求。
2. 戴一次性手套，按会阴擦洗方法，清洁会阴后擦干。
3. 热敷部位先涂上一薄层凡士林软膏，盖上纱布，再将热敷溶液中的纱布轻轻敷上，外面盖上大棉垫。
4. 每3～5分钟更换敷料一次，也可在棉垫外放热水袋，以延长更换敷料的时间。
5. 每次热敷时间为15～30分钟，2～3次/天。
6. 热敷完毕后，更换会阴垫。整理床铺，清理用物，脱手套，洗手。

（四）护理要点

1. 热敷的温度一般为41～48℃，热敷过程中应注意观察局部有无发红，以防烫伤。
2. 注意观察患者的全身反应，对休克、虚脱、昏迷和感觉迟钝者应警惕烫伤及其他并发症。
3. 热敷面积一般为病损范围的2倍。

四、阴道、子宫颈上药

（一）目的

阴道、子宫颈上药可治疗各种阴道炎、宫颈炎及术后阴道残端炎症等。

（二）物品准备

阴道灌洗用物1套，干棉球、长棉签、药品及一次性手套一双。

（三）操作方法

上药前应先做阴道冲洗或灌洗，拭去子宫颈黏液或炎性分泌物，使药物直接接触炎性组织。根据病情及药物的不同性状采用以下方法。

1. 阴道后穹隆塞药 常用于滴虫性阴道炎、阴道假丝酵母菌病、老年性阴道炎及慢性宫颈炎等患者的治疗。常用药物有甲硝唑丸剂和栓剂等。可教会患者自行放置，于临睡前洗净双手或戴无菌手套，用示指将药物沿阴道后壁向后推进，直至示指完全进入为止。

2. 喷雾器上药 阴道用的各种粉剂，如磺胺嘧啶、土霉素、呋喃西林等药物，可用喷雾器将药物均匀地喷在炎症组织表面。

3. 子宫颈棉球上药 适用于急性或亚急性炎症伴有出血者。常用药物有抗生素药液和止血粉等。先将带尾线的大棉球蘸上药液和药粉，再将棉球置于子宫颈处，将棉球尾线留于阴道外，并用胶布固定于阴阜侧上方。嘱患者放药12～24小时后牵引棉球尾线自行取出棉球。

4. 局部用药 包括非腐蚀性药物和腐蚀性药物，常用于治疗宫颈炎和阴道炎患者。

（1）非腐蚀性药物

1) 新霉素、氯霉素等抗炎药可用于急性或亚急性宫颈炎、阴道炎。

2) 1% 甲紫或大蒜液棉球用长棉棒涂擦阴道壁，适用于阴道假丝酵母菌病的患者。每天1次，7～10天为一个疗程。

（2）腐蚀性药物

1) 20%～50% 硝酸银溶液：用于治疗慢性宫颈炎颗粒增生型患者。将长棉签蘸少许药液涂于子宫颈糜烂面，并插入宫颈管内口0.5cm，然后用0.9% 氯化钠溶液棉球洗去表面残留的药液，最后用干棉球吸干。每周1次，2～4次为一个疗程。

2) 20% 或 100% 铬酸溶液：适应证同硝酸银局部上药。用长棉签蘸铬酸涂于宫颈糜烂面，如糜烂面乳头较大的可反复涂药数次，使局部呈黄褐色，再用长棉签蘸药液插入宫颈管内约0.5cm，并保留1分钟。每20～30天上药一次，直至糜烂面乳头完全光滑为止。

（四）护理要点

1. 上非腐蚀性药物时，应转动阴道窥器，使阴道四壁均能涂上药物。

2. 应用腐蚀性药物时，要注意保护好阴道壁及正常的组织。上药前应将干纱布或干棉球垫于阴道后壁及阴道后穹隆，以免药物下流灼伤正常组织。药物涂好后用干棉球吸干，应立即如数取出所垫纱布或棉球。

3. 经期或子宫出血者不宜阴道给药。

4. 上药期间禁止性生活。

5. 给未婚妇女上药时不用阴道窥器，用长棉签涂抹或用手指将药片推入阴道。

6. 子宫颈棉球上药者，放药完毕切嘱患者按时取出阴道内的棉球。

附件歌诀

擦洗、消毒顺序不相同：擦洗由外后至内，消毒由内后至外。

五、阴道及子宫颈细胞学检查的护理配合

（一）概述

阴道及子宫颈细胞学检查是一种简便、经济、对患者无痛苦的检测方法。

（二）适应证

1. 协助诊断阴道、子宫颈、宫腔、输卵管等部位的肿瘤。

2. 卵巢功能检查、月经紊乱、异常闭经。

3. 宫颈炎症。

4. 宫颈癌筛选。

（三）禁忌证

月经期和生殖器官急性炎症期禁做阴道及子宫颈细胞学检查。

（四）物品准备

清洁玻片、阴道窥器、长棉签、装固定液的小瓶、宫颈刮片、一次性手套。

（五）操作方法

根据不同的目的，采用不同的涂片方法。

1. 阴道涂片

（1）阴道侧壁刮片法：用于已婚妇女，取材时动作轻柔，以免将深层细胞混入而影响诊断。

（2）棉签采取法：用于幼女及未婚者。

2. 宫颈刮片法　为早期发现宫颈癌的重要方法。

3. 宫颈管吸引涂片法　先将宫颈表面分泌物拭净，用吸管轻轻放入宫颈管内，吸取宫颈管分泌物，制成涂片。

4. 宫腔吸引涂片　疑有宫腔恶性病变者，可采用宫腔吸片。

（六）检验结果及临床意义

1. 测定雌激素对阴道上皮的影响程度　如果卵巢功能低落时出现底层细胞，轻度低落者底层细胞占20%以下；中度低落者底层细胞占20%～40%；高度低落者则占40%以上。

2. 子宫颈细胞学诊断标准及临床意义

（1）Ⅰ级：正常的阴道涂片细胞形态及核浆比例正常。

（2）Ⅱ级：炎症细胞核普遍增大。

（3）Ⅲ级：可疑癌细胞核增大（核异质）。

（4）Ⅳ级：高度可疑癌细胞具有恶性改变。

（5）Ⅴ级：癌细胞。

目前，子宫颈细胞学诊断已由巴氏诊断标准发展为Bethesda系统（TBS），这种描述性诊断方法对镜下所见进行具体描述，使结果更为客观。

六、子宫颈及宫颈管活组织检查的护理配合

（一）概述

子宫颈活体组织检查简称宫颈活检，是确诊子宫颈病变性质的一种临床上常用的方法。

（二）适应证

1. 子宫颈涂片检查结果疑有宫颈癌时（通常在巴氏Ⅲ级及以上时）或肉眼观察有可疑病灶。

2. 有接触性阴道出血或绝经后出血者。

3. 重度子宫颈糜烂、乳头状增生伴有出血或久治不愈的宫颈炎症者。

4. 不易与宫颈癌鉴别的慢性特异性子宫颈炎症，如子宫颈结核、尖锐湿疣等。

（三）操作方法

1. 钳取法。
2. 锥形切除术。

（四）护理要点

1. 术前准备
(1) 讲解手术的目的、过程以取得配合。
(2) 月经期或近月经期不宜进行活检。
(3) 生殖器急性炎症者，治愈后方可活检。
2. 术中配合　注明钳取部位，确定病变所在；标本瓶注明标记、取材部位；陪伴患者，给患者心理支持。
3. 术后健康指导
(1) 24小时后取出带尾棉球或带尾纱布卷，如出血多，应及时就诊。
(2) 术后保持外阴清洁，避免性生活和盆浴1个月，防止感染。

七、诊断性刮宫术的护理配合

（一）概述

诊断性刮宫是刮取子宫内膜组织做病理学检查，以明确诊断、指导治疗，又可以治疗疾病。

（二）适应证

1. 月经失调。
2. 子宫异常出血。
3. 不孕症。
4. 不全流产、过期流产、葡萄胎等导致子宫长时间出血者。

（三）操作方法

1. 评估患者全身情况，测量生命体征，询问阴道出血的时间和量。
2. 向患者说明诊断性刮宫的目的和意义，手术的步骤、方法、时间及配合要点。
3. 嘱患者排空膀胱，取膀胱截石位，常规消毒外阴和阴道，铺无菌巾。
4. 术者进行双合诊检查，了解子宫的屈向、大小及附件的情况。
5. 暴露子宫颈，清除阴道分泌物，重新消毒子宫颈及宫颈管，用子宫颈钳夹住子宫颈下唇，固定子宫颈，用探针探查宫腔。
6. 按子宫的屈向，用子宫颈扩张器逐号扩张子宫颈管，直至能进入中号刮匙。
7. 将刮匙顺子宫屈向送入至子宫底部，从子宫前壁、侧壁、后壁、底部依次刮取组织。
8. 不同的刮宫目的，刮宫的部位和侧重点应不同
(1) 功能失调性子宫出血者，应将肥厚的内膜全面、彻底刮干净。
(2) 闭经怀疑为结核性子宫内膜炎者，应注意刮取两侧子宫角部组织。

（3）分段诊刮：先用小刮匙刮取子宫颈内组织，然后再刮取子宫腔组织，将刮取组织分别送检。

（4）因不孕症进行诊刮，应选择月经来临前或月经潮12小时内。

（5）子宫异常出血怀疑癌变者，随时可行诊刮，刮宫时应小心轻刮，若刮取物经肉眼检查高度疑为癌组织时，只要刮出部分组织够病理检查即可，不必全面刮宫，以防子宫穿孔、出血或癌组织扩散。若未见明显癌组织，则应全面刮宫，防止漏诊。

9. 将刮出物放入盛有固定液的标本瓶中送病理检查。

（四）术后注意事项

1. 术后严密观察患者有无腹痛和阴道出血情况，1小时后方可离院。
2. 嘱患者注意保持外阴清洁、禁止性生活和盆浴2周，1周后来医院复查并了解病理检查结果。

八、输卵管通畅检查的护理配合

（一）概述

输卵管通畅术是测定输卵管是否通畅的方法，主要有输卵管通气术、通液术及造影术。

（二）适应证

1. 原发或继发不孕症，男方精液正常，疑有输卵管阻塞者。
2. 检验或评价各种绝育手术、输卵管再通术或输卵管成形手术效果。
3. 对轻度粘连的输卵管有通畅作用。

（三）禁忌证

1. 生殖器官急性炎症或慢性盆腔炎急性或亚急性发作者。
2. 月经期或有不规则阴道流血者。
3. 有严重心、肺疾病患者。
4. 碘过敏者不能做输卵管造影术。

（四）护理要点

1. 术前准备

（1）手术时间一般选在月经干净后3~7天进行。

（2）器械必须严格消毒。检查用物是否完备，各种导管是否通畅。通水所用的0.9%氯化钠溶液适当加温，使其接近体温。

（3）对输卵管碘油造影术者，术前应做碘过敏试验。

（4）术前向患者解释通畅术的目的、步骤及配合要求，以取得合作。

2. 术中护理

（1）在通畅术过程中，子宫颈导管必须紧贴子宫颈，以免漏气、漏液。通气、通液时，速度以60ml/min为宜，每加压10mmHg应稍停，而且最高压力不可超过200mmHg，以免输卵管损伤、破裂甚至引起内出血。

（2）畅通过程中随时了解患者的感受，观察患者下腹部疼痛的性质、程度，如有异常应及时处理。

(3) 对通气术需要重复试验者,应先放出气体,休息片刻再进行,一般重复不超过 2 次。

(4) 在碘油造影过程中注意观察患者有无过敏症状。

3. 术后护理

(1) 对通气术者,由于气体对膈肌的刺激,患者可出现胸闷、呼吸困难等,严重者可出现休克。所以,术后应嘱患者取头低臀高位,使腹部气体趋向盆腔,减轻刺激后症状可缓解。

(2) 手术后按医嘱使用抗生素。

(3) 通畅术后 2 周内禁止性生活和盆浴。

九、阴道镜检查的护理配合

内镜检查已成为目前妇产科临床诊断与治疗的常用技术。临床上常用的内镜检查有阴道镜、宫腔镜和腹腔镜。

阴道镜检查:

1. 概述 阴道镜检查是利用阴道镜将子宫颈的阴道部黏膜放大 10~40 倍,来观察子宫颈异常上皮细胞、异形血管及早期癌变,以便准确选择可疑部位做宫颈活体组织检查。

2. 适应证

(1) 肉眼观察阴道壁有可疑癌变者。

(2) 子宫颈脱落细胞检查巴氏Ⅲ级以上或肉眼观察可疑癌变者。

3. 注意事项

(1) 在检查前 24 小时内不应有性生活,以及阴道检查、冲洗等操作。

(2) 使用阴道窥器时不蘸润滑剂,以免影响观察。

(3) 术后嘱患者休息,如有标本做好标记,及时送检。

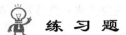

练 习 题

专业实务

A₁ 型题

1. 会阴热敷的温度一般为(   )

    A. 30~35℃   B. 35~38℃

    C. 35~41℃   D. 41~48℃

    E. 45~58℃

2. 会阴擦洗时不正确的做法是(   )

    A. 擦洗溶液可选择 1:5000 高锰酸钾溶液或 0.02% 碘伏溶液

    B. 屏风遮挡患者以保护隐私

    C. 第一遍擦洗顺序是自上而下、由外向内,初步清除会阴部的分泌物和血迹

    D. 第二遍擦洗顺序是自上而下、由内向外,最后擦净伤口

    E. 每擦洗一个患者后护理人员应清洁双手,防止交叉感染

3. 子宫切除术后阴道伤口愈合不良,行阴道灌洗时灌洗筒距床面高度一般不超过(   )

    A. 30cm   B. 40cm

    C. 50cm   D. 60cm

    E. 70cm

4. 会阴湿热敷时不妥的做法是(   )

    A. 可选择 50% 硫酸镁作为湿敷溶液

    B. 湿热敷溶液的温度一般选择 60℃左右

    C. 每次热敷时间为 15~30 分钟,2~3 次/天

    D. 热敷面积一般为病损范围的 2 倍

    E. 热敷过程中应注意观察局部有无发红,以防烫伤

5. 会阴局部进行热敷,每次热敷时间为(   )

    A. 3~5 分钟   B. 6~10 分钟

C. <20分钟 D. 20~30分钟
E. >30分钟

6. 阴道冲洗不用于（ ）
   A. 阴道手术前准备 B. 念珠菌性阴道炎
   C. 滴虫性阴道炎   D. 慢性宫颈炎
   E. 产后3天内

7. 关于阴道上药的叙述不正确的是（ ）
   A. 月经期禁做
   B. 上药期间禁止性生活
   C. 药物应均匀涂抹于患处
   D. 应用腐蚀性药物应注意保护正常组织
   E. 子宫颈棉球上药后嘱患者48小时取出棉球

8. 护理外阴阴道假丝酵母菌病的患者，采用碳酸氢钠溶液阴道灌洗时，配置的合适浓度为（ ）
   A. 8%   B. 7%
   C. 6%   D. 5%
   E. 4%

9. 阴道灌洗液的最佳温度是（ ）
   A. 38~40℃ B. 36~37℃
   C. 34~35℃ D. 41~42℃
   E. 43~45℃

10. 确诊宫颈癌最可靠的辅助检查方法是（ ）
    A. 宫颈刮片细胞学检查
    B. 碘试验
    C. 子宫颈和宫颈管活组织检查
    D. 阴道镜检查
    E. B型超声

11. 目前诊断子宫内膜异位症的最佳方法是（ ）
    A. 双合诊检查 B. 阴道B超
    C. 腹腔镜检查 D. 分段诊断性刮宫
    E. 盆腔X线摄片

12. 阴道及子宫颈细胞学检查的禁忌证是（ ）
    A. 异常闭经   B. 宫颈炎症
    C. 宫颈癌筛选 D. 宫腔占位病变
    E. 月经期

A₂型题

13. 某已婚妇女自诉：白带增多，呈泡沫状，灰黄色，质稀薄，有腥臭味，外阴瘙痒伴灼热感10天。检查：阴道黏膜充血（+++），有散在红色斑点。给此位患者做阴道灌洗选择的溶液应为（ ）
    A. 0.5%乙酸
    B. 1:5000高锰酸钾
    C. 1:2000苯扎溴铵
    D. 4%碳酸氢钠
    E. 1:1000呋喃西林

14. 某已婚妇女，42岁。因宫颈癌需做广泛子宫切除和盆腔淋巴结清扫术，该患者进行阴道冲洗，其液体和浓度正确的是（ ）
    A. 1:500高锰酸钾溶液
    B. 1:100苯扎溴铵溶液
    C. 0.2%氯己定溶液
    D. 1:5000苯扎溴铵溶液
    E. 1:500苯扎溴铵溶液

15. 某女，因外阴炎行会阴坐浴，护士指导其会阴坐浴常用的药物是（ ）
    A. 50%硫酸镁溶液
    B. 0.1%苯扎溴铵溶液
    C. 1%乳酸溶液
    D. 0.1%~0.2%聚维酮碘溶液
    E. 1:5000高锰酸钾溶液

A₃/A₄型题

（16~17题共用题干）

王某，27岁，分娩时第二产程延长，行会阴侧切术后2周，切口红肿，阴道分泌物浑浊、有臭味。遵医嘱给予抗生素治疗，每日2次阴道灌洗。

16. 下列哪项不是阴道灌洗液常选用的溶液（ ）
    A. 1:5000高锰酸钾 B. 1%乳酸
    C. 0.1%苯扎溴铵
    D. 20%温肥皂水
    E. 0.25%碘伏溶液

17. 下列哪项不是阴道灌洗的护理措施（ ）
    A. 灌洗筒距床面不超过70cm
    B. 灌洗溶液温度40℃左右
    C. 操作动作轻柔，以免损伤阴道和子宫颈组织
    D. 灌洗时压力不可过大，以免灌洗液或污物进入宫腔引起逆行感染
    E. 产后阴道分泌物多时随时灌洗

第19章 计划生育与妇女保健

内容提要

计 划 生 育

一、避孕方法及护理

避孕是用药物、器具等方法使妇女暂时不受孕。常用的避孕方法有：工具避孕和药物避孕。

（一）工具避孕

工具避孕是利用器具阻止精子和卵子相结合或通过改变宫腔内环境达到避孕的目的。

1. 宫内节育器（IUD） 宫内节育器避孕是目前我国育龄妇女的主要避孕措施，具有安全、有效、简便、经济、可逆的特点。

（1）种类

1）惰性宫内节育器（第一代IUD）：由惰性材料制成。

2）活性宫内节育器（第二代IUD）：内含活性物质，可提高避孕效果并减轻不良反应。

（2）宫内节育器放置术

1）适应证：凡育龄妇女要求放置而无禁忌证者均可放置。

2）禁忌证：①月经过多过频；②生殖道急、慢性炎症；③生殖器官肿瘤；④宫颈口松弛、子宫脱垂Ⅱ度以上者；⑤子宫畸形；⑥严重全身性疾病；⑦宫腔深度>10cm或<6cm者。

3）放置时间：①月经干净后3～7天；②产后42天，子宫复旧正常大小，剖宫产术后半年；③人工流产术后宫腔<10cm；④哺乳期排除早孕者。

4）节育器大小的选择："T"形节育器宫腔深度>7cm者用28号，<7cm者用26号；"V"形节育器宫腔深度>6.6cm者用大型，宫腔深度<6.5cm者用小型。

5）术前准备：①手术器械；②敷料；③护士应向受术者介绍避孕机制、手术简要过程及术中配合要求，解除其思想顾虑；④受术者测试体温正常、排尿、签手术同意书。

6）术后健康指导：①术后休息3天，1周内避免重体力劳动，禁止性生活和盆浴2周；②3个月内每次行经或排便时注意有无节育器脱出；③放置后1、3、6、12个月各复查一次，以后每年一次；④保持外阴清洁、干燥，术后可能有少量阴道流血及腹部轻微不适，如有发热、腹痛、阴道流血较多或有异味分泌物等应随时就诊。

（3）宫内节育器取出术

1）适应证：①绝经1年后；②放置期限已满需更换者；③不良反应严重，经治疗无效或出现并发症者；④带器妊娠者；⑤计划再生者；⑥改用其他避孕措施或绝育者；⑦确诊节育器嵌顿或移位者。

2）取出时间：①月经干净后3～7天；②阴道出血多者随时取出；③带器妊娠者于人工流产同时取出。

3）护理要点：术后休息1天，2周内禁止性生活和盆浴，保持外阴清洁。

（4）宫内节育器的不良反应及护理

1）出血：表现为月经量过多、经期延长或不规则出血，告知患者休息，补充铁剂，严格遵医嘱用药，治疗无效者协助更换节育器或改用其他避孕方法。

2）腰酸腹坠：表现为腰酸和下腹坠胀。轻者不需处理，重者嘱患者休息，给予解痉药，无效者更换合适的节育器。

（5）宫内节育器的并发症及护理

1）感染：遵医嘱给予抗生素治疗并取出节育器。

2）节育器嵌顿、异位：确诊后应立即取出。

3）子宫穿孔：确诊后需住院治疗。

2. 阴茎套 也称避孕套，为男性避孕工具，使精液不能进入阴道而达到避孕的目的，既可避孕，又能防止性病传播。

（二）药物避孕

国内应用的避孕药为人工合成的甾体激素避孕药，具有安全、有效、经济、简便等优点，是育龄妇女采取的主要避孕措施之一。

1. 作用机制

（1）抑制排卵。

（2）干扰受精和受精卵的着床。

（3）改变子宫内膜的形态与功能。

（4）改变输卵管的功能。

2. 适应证 凡要求避孕的健康育龄妇女，无禁忌证者均可选用。

3. 禁忌证

（1）急、慢性肝炎，肾炎，严重心血管疾病者。

（2）血液病或血栓性疾病。

（3）内分泌疾病如糖尿病、甲状腺功能亢进者。

（4）子宫肌瘤、乳房肿块、癌前病变、恶性肿瘤患者。

（5）月经稀少、闭经或年龄>45岁者。

（6）哺乳期妇女。

（7）产后未满6个月或月经未来潮者。

（8）精神障碍患者生活不能自理者。

4. 用药注意事项

（1）服用短效口服避孕药时不能间断，若漏服必须在12小时内补服。

（2）停用长效避孕药时，应在停药后改用短效口服避孕药3个月以免引起月经紊乱。

5. 药物不良反应

（1）类早孕反应：轻者一般无需处理，坚持服药数月后可自行消失，重者可予口服维生素B_6、甲氧氯普胺等。

（2）月经改变：月经规则、经期缩短、经量减少、痛经症状减轻或消失，但也可发生闭经、突破性出血。

（3）体重增加、色素沉着：一般无需处理，如症状显著者改用其他避孕措施。

6. 其他避孕方法

（1）紧急避孕

1）适应证：无防护性生活、避孕失败者或遭到性强暴后3~5日内，为防止非意愿性妊娠的发生而采取的避孕方法。

2）方法：①带铜宫内节育器（放置时间为无防护性性生活后3~5日内）；②紧急避孕药物（一般应在无防护性生活后3日内口服紧急避孕药）。

（2）安全期避孕：又称自然避孕法。排卵期前后4~5天内为易受孕期，其余时间则不易受孕，被视为安全期。

（3）免疫避孕法：利用机体自身免疫机制达到避孕的目的。

二、终止妊娠的方法及护理

（一）早期妊娠终止的方法及护理

妊娠早期采用人工方法终止妊娠称为早期终止妊娠，亦称人工流产。它是避孕失败的补救措施，不是避孕的方法，可分为手术流产（人工流产术）和药物流产两种方式。

1. 人工流产术

（1）适应证：妊娠14周内自愿要求终止妊娠而无禁忌证者；各种疾病不宜妊娠者。

（2）禁忌证

1）各种疾病的急性期。

2）生殖器官急性炎症者。

3）全身情况不良，不能耐受手术者。

4）术前相隔4小时测体温2次≥37.5℃者。

（3）术前准备

1）人工流产负压吸引术：适用于孕10周以内者。

2）人工流产钳刮术：适用于孕11~14周者。

（4）护理要点

1）简单介绍手术过程及术中配合要求，解除其思想顾虑。

2）遵医嘱给予药物治疗，严密观察受术者一般情况。

3）术后嘱其在观察室休息1~2小时，注意观察腹痛及阴道流血情况。

4）嘱受术者术后保持外阴清洁，1个月内禁止性生活和盆浴。

5）吸宫术后休息2周；钳刮术后休息2~4周；1个月后随访；有腹痛或出血多者，应随时就诊。

6）指导合理避孕。

7）告知受术者术后阴道出血量多、时间长、腹痛、发热等随时就诊。

2. 药物流产 也称药物抗早孕，适用于妊娠7周内者。目前米非司酮与前列腺素配伍为最佳方案。

1）适应证：妊娠7周内，B超确定为宫内妊娠，自愿采用药物流产而无禁忌证的健康妇女。

2）禁忌证：严重心、肝、肾疾病患者，肾上腺疾病、糖尿病、青光眼、胃肠功能紊乱及其他内分泌疾病。

3）注意事项：药物流产有产后出血时间过长和出血量多等不良反应，用药后应遵医嘱定时复查。若流产失败，应及时行人工流产终止；不全流产者，出血量多时需急诊刮宫，并给予抗生素预防感染。

（二）中期妊娠终止方法及护理

用人工方法终止中期妊娠的方法称为中期妊娠引产。在妊娠13～14周期间常用钳刮术，妊娠15～24周常用引产术，包括依沙吖啶引产和水囊引产两大类。

1. 依沙吖啶引产

（1）作用机制：依沙吖啶是一种强力杀菌剂，可使胎盘组织变性、坏死而增加前列腺素合成，并损害胎儿主要生命器官，使胎儿中毒死亡。

（2）适应证

1）妊娠13周至不足28周要求终止而无禁忌证者。

2）因患严重疾病不宜继续妊娠者。

3）孕早期接触导致胎儿致畸因素，检查发现胚胎异常者。

（3）禁忌证

1）严重的全身性疾病。

2）各种急性感染性疾病、慢性疾病急性发作期及生殖器官急性炎症。

3）对依沙吖啶过敏者。

4）术前24小时内相隔4小时测体温2次超过37.5℃。

5）前置胎盘。

6）局部皮肤感染者。

（4）术前准备

1）用物准备。

2）孕妇准备：①严格掌握适应证及禁忌证；②协助完成各项常规辅助检查；③术前3日禁止性生活，每日冲洗阴道1次；④排空膀胱。

（5）术中注意事项

1）给药量：一般剂量为50～100mg，不要超过100mg。

2）宫腔内羊膜腔外注药，必须稀释，浓度不能超过0.4%。

3）穿刺针如向外溢血或抽出血液时应向深部进针或向后退针。

4）严格无菌操作。

（6）护理要点

1）心理护理。

2）穿刺过程中，注意观察孕妇有无呼吸困难、发绀等羊水栓塞症状。

3）用药后应定时测量生命体征。

4）引产期间，孕妇应尽量卧床休息，防止突然破水。

5）按正常分娩接生，产后仔细检查。

6）用药 5 日后仍未临产者即为引产失败，协商再次给药或用其他方法。

（7）健康指导

1）产后立刻采取退奶措施。

2）术后 6 周内禁止性生活及盆浴，并为其提供避孕指导。

2. 水囊引产

（1）作用机制：将消毒后的水囊置于子宫壁和胎膜之间，囊内注入一定量的 0.9% 氯化钠溶液，使子宫膨胀，宫内压力增高，激发宫缩，促使妊娠物排出，成功率为 90%。

（2）适应证

1）中期妊娠要求终止而无禁忌证者。

2）因患各种疾病不宜妊娠者。

（3）禁忌证：同依沙吖啶引产，还包括子宫瘢痕、子宫颈或子宫发育不良、前置胎盘者。

（4）术前准备：受术者的准备、器械、敷料准备同依沙吖啶宫腔内注入引产。

（5）操作步骤

1）孕妇排尿后取膀胱截石位，常规消毒、铺巾。

2）暴露子宫颈，消毒子宫颈、阴道，并用扩宫器扩张子宫颈达 8～10 号。

3）用敷料镊将水囊送入子宫腔，直到整个水囊全部放入。

4）缓慢注入氯化钠溶液并加入数滴亚甲蓝以利识别羊水或注射液，折叠导尿管，扎紧后放入阴道穹隆部。

5）取水囊：放置水囊出现规律宫缩时即取出水囊。一般无论有无宫缩，水囊放置时间最长不应超过 48 小时。

（6）注意事项

1）放置时不得触碰阴道壁，放置后尽量卧床休息。

2）水囊引产失败后，取出水囊，休息 72 小时，改用其他方法终止妊娠。

3）如有体温超过 38℃、畏寒等不适，立即取出水囊，遵医嘱给予足量抗生素。

三、女性绝育方法及护理

绝育是用手术或药物的方法使妇女达到永久不生育的目的。女性绝育的主要方法是输卵管绝育术，可选经腹输卵管绝育术或经腹腔镜输卵管绝育术。

（一）经腹输卵管绝育术

1. 适应证

（1）已婚妇女，夫妇双方同意，要求手术而无禁忌证者。

（2）患有严重的全身性疾病不宜生育者。

（3）患有严重的遗传性疾病及精神分裂症不允许生育者。

2. 禁忌证

（1）各种疾病的急性期、全身健康情况不良不能胜任手术者。

（2）腹部皮肤感染、内外生殖器炎症。

（3）患有严重的神经衰弱或神经官能症者。

（4）24 小时内 2 次体温达到或超过 37.5℃者。

3. 手术时间

（1）非孕妇女最好选择在月经干净后3～7天。

（2）人工流产、中期妊娠引产、宫内节育器取出术可立即或在48小时内施行手术。

（3）自然流产正常月经来潮1次后，足月顺产后24小时内，剖宫产术、剖宫取胎术同时。

（4）哺乳期或闭经妇女应排除早孕后，再行手术。

（5）某些非感染性妇科手术的同时，如一次附件切除术可同时结扎对侧输卵管。

4. 术前准备

（1）进行全面身心评估，协助医生完成各项常规辅助检查。

（2）详细询问病史，严格掌握手术适应证及禁忌证。

（3）排空膀胱，测生命体征。

（4）按妇科腹部手术要求准备皮肤，做普鲁卡因皮试。

（5）术前一餐禁食。

5. 护理措施

（1）协助医师选择恰当的手术时间，做好术前准备。

（2）术后嘱其平卧位休息，密切观察血压、脉搏、腹痛情况及有无内出血征象。

（3）注意观察伤口有无渗血，保持伤口敷料清洁、干燥，以免感染。

（4）术后进半流质饮食，排气后方可正常进食。

6. 健康指导

（1）鼓励患者术后卧床4～6小时后可起床活动，促进身体康复。

（2）出院后休息3～4周，1个月内禁止性生活，术后1个月复查。

（二）经腹腔镜输卵管绝育术

1. 适应证　同经腹输卵管绝育术。

2. 禁忌证　患有腹腔粘连、心肺功能不全、膈疝者，其他同经腹输卵管绝育术。

3. 手术时间　月经干净后3～7日内，人工流产术后24小时内，正常分娩48小时内，闭经者排除妊娠后。

4. 术前准备　术前晚行肥皂水灌肠，术前6小时禁饮食，受术者排空膀胱后进入手术室，取头低仰卧位。其余同经腹输卵管绝育术。

5. 术后护理　术后静卧4～6小时后下床活动，严密观察受术者体温、血压、脉搏、腹痛情况以及有无腹腔内出血或脏器损伤的征象。

经腹腔镜行输卵管结扎术简单易行、安全、效果好。

终止妊娠的方法

7周以内用药流，小于10周负压吸引术，11～14周钳刮术，15～24周中引术。

妇 女 保 健

（一）妇女保健工作的目的和意义

1. 目的　通过积极的普查、普治、预防保健和监护，降低孕产妇及围生儿的死亡率，提高出生人口质量,降低妇科患病率和伤残率,控制遗传病的发生及性传播疾病的传播,提高妇女的生存和生活质量。

2. 意义

(1)是我国人口卫生事业的一个重要组成部分。

(2)宗旨是维护和促进妇女的身心健康。

(3)采取以群体为服务对象,以保健为中心,以临床为基础,预防与医疗相结合的方法。

(4)维护后代健康和家庭幸福,提高民族素质,并促进计划生育国策的贯彻和落实。

(二)妇女病普查普治及劳动保护

1. 妇女病普查普治

(1)目的:定期普查,做到三早(早发现、早诊断、早治疗),提高妇女的生活质量。

(2)时间:已婚育龄妇女,每1~2年普查一次,重点为常见病和良恶性肿瘤;老年妇女,每年普查一次,以防癌为重点。

(3)防癌普查最常用的方法:宫颈刮片细胞学检查。

2. 劳动保护

(1)月经期:避免高空、低温、冷水和国家规定的第三级体力劳动强度的劳动。

(2)孕期:怀孕后的女职工在劳动时间进行产前检查,应当算作劳动时间;不得在正常劳动日以外延长劳动时间;怀孕满7个月后不得上夜班;在劳动时间内应适当安排一定的休息时间。

(3)产褥期:产假为98日,其中产前休假15日,难产者增加产假15日,多胎生育的每多生一个婴儿增加产假15日。

(4)哺乳期:哺乳时间为1年,每班劳动时间内给予2次哺乳时间,每次30分钟;哺乳期内不得安排夜班劳动和加班。

(5)围绝经期:围绝经期女职工应该得到社会广泛的体谅和关怀。经医疗保健机构诊断为围绝经期综合征者,经治疗效果不佳,已不适应现任工作时,应暂时安排其他适宜的工作。

(6)其他:妇女应遵守国家计划生育法规,但也有不育的自由;各单位对妇女应定期进行以防癌为主的妇女病普查、普治;女职工的劳动负荷,一般单人不得超过25kg,两人抬运总重量不得超过50kg。

练 习 题

一、专业实务

A_1 型题

1. 下列避孕原理为抑制排卵的是( )

    A. 药物避孕   B. 安全期避孕

    C. 避孕套   D. 宫内节育器

    E. 阴道隔膜

2. 我国现阶段已婚女性最常用的避孕方法是( )

    A. 宫内节育器   B. 避孕套

    C. 口服避孕药   D. 阴道隔膜

    E. 缓释系统避孕药

3. 在下列避孕方法中,失败率较高的是( )

    A. 避孕套   B. 阴道隔膜

    C. 安全期避孕   D. 宫内节育器

    E. 避孕药

4. 有关宫内节育器的避孕原理叙述正确的是( )

    A. 抑制卵巢排卵

    B. 阻止精子进入宫腔及输卵管

    C. 干扰受精卵着床

D. 干扰下丘脑-垂体-卵巢轴

E. 改变宫腔黏液性状

5. 关于避孕原理叙述错误的是（　　）

A. 药物避孕可阻碍受精，不会抑制排卵

B. 经阴道给药的外用避孕药杀伤精子

C. IUD干扰受精卵着床

D. 避孕套阻止精子和卵子相遇

E. 结扎输卵管使精子和卵子不能相遇

6. 我国控制人口增长的主要措施有（　　）

A. 人工流产

B. 以避孕为主的节育

C. 以避孕为主的绝育

D. 药物避孕

E. 引产

7. 下列妊娠周数，可选用人工流产吸宫术终止妊娠的是（　　）

A. 9周　　　　　B. 11周

C. 14周　　　　D. 15周

E. 24周

8. 关于宫内节育器放置的描述错误的是（　　）

A. 术前体温<37.5℃

B. 哺乳期结束时放置

C. 人工流产术后即可放置

D. 剖宫产术后半年放置

E. 产后42日放置

9. 最适宜放置宫内节育器的时间是（　　）

A. 月经干净后10～14天

B. 人工流产术后立即放置

C. 产后一般满30天

D. 剖宫产后2个月

E. 哺乳期随时都可以放置

10. 下列情况首选取出宫内节育器的是（　　）

A. 绝经半年者　　B. 阴道炎

C. 带器妊娠　　　D. 节育器无移位者

E. 轻微下腹坠胀

11. 避孕及防止性传播疾病最好的措施是（　　）

A. 皮下埋植药物

B. IUD

C. 阴道隔膜加杀精药

D. 安全期避孕法

E. 避孕套加避孕药膏

12. 劳动保护法规定，女性哺乳期的哺乳时间为（　　）

A. 4个月　　　　B. 6个月

C. 8个月　　　　D. 10个月

E. 12个月

13. 以下哪项不是妇女普查普治的意义（　　）

A. 制订治疗措施　B. 降低发病率

C. 提高治愈率　　D. 维护妇女健康

E. 制订预防措施

14. 最常用的妇女健康状况指标有（　　）

A. 产前检查率

B. 剖宫产率

C. 孕产妇死亡率，围生儿死亡率

D. 产后检查率

E. 产后出血防治率

A_2型题

15. 张女士，G_1P_1，准备行宫内节育器放置术进行避孕，下列哪一项不是放置宫内节育器的禁忌证（　　）

A. 轻度贫血　　　B. 急性盆腔炎

C. 月经过频　　　D. 生殖道肿瘤

E. 宫颈口过松

16. 张女士，G_3P_2，现妊娠20周。来院要求终止妊娠，下列最适宜的方法是（　　）

A. 负压吸宫术　　B. 口服药物流产

C. 静脉滴注缩宫素

D. 乳酸依沙吖啶羊膜腔内注射

E. 水囊引产

17. 某女性，36岁，G_3P_2，今来院要求做绝育手术，下列最适宜的方法是（　　）

A. 药物避孕　　　B. 宫内节育器

C. 输卵管结扎术　D. 免疫避孕

E. 输精管结扎术

18. 李女士，G_2P_2。2年前顺产一男婴，今来咨询实施输卵管结扎术的最佳时间，以下正确的是（　　）

A. 月经来潮之前3～7日

B. 月经来潮第 3～7 日
C. 月经干净后 3～7 日
D. 人工流产术后 3～7 日
E. 正常分娩后 3～7 日

19. 李某，32 岁，孕 5 个月来院检查。下列有关妊娠期健康教育的叙述正确的是（   ）
    A. 孕妇应保证每日有 1 小时以上的睡眠时间
    B. 孕妇睡眠时应取右侧卧位
    C. 孕妇应避免家务劳动
    D. 孕妇每日应有 1 小时左右的午休时间
    E. 孕妇应勤洗澡，为防止摔伤应盆浴

20. 某单位组织妇女普查，在下列检查方法中，妇科防癌普查最常用的方法是（   ）
    A. 双合诊
    B. 阴道分泌物悬滴检查
    C. B 超
    D. 阴道镜检查
    E. 宫颈刮片检查

21. 赵女士，G_2P_1，足月产后 3 个月。下列有关哺乳期妇女保健的陈述不妥的是（   ）
    A. 哺乳时限为 1 年
    B. 每班工作有两次哺乳时间
    C. 单胎每次哺乳时间为 1 小时
    D. 未满周岁婴儿的女工不安排夜班
    E. 未满周岁婴儿的女工不安排加班

A_3/A_4 型题

（22～23 题共用题干）

李女士，G_2P_2，正常分娩后 2 小时。

22. 其向护士咨询输卵管结扎术的时间，护士回答正确的是（   ）
    A. 产后 24 小时内
    B. 产后 48 小时内
    C. 产后 3 日
    D. 产后 7 日
    E. 产后 42 日

23. 下列哪项不是输卵管结扎术的禁忌证（   ）
    A. 各种疾病的急性期
    B. 全身健康情况不良不能胜任手术者
    C. 腹部皮肤感染或内外生殖器炎症者

D. 患有严重的神经症
E. 24 小时内 1 次体温达 37.5℃ 或以上者

（24～25 题共用题干）

李某，妊娠 35 日，因身体原因想终止妊娠。

24. 目前最适宜的方法是（   ）
    A. 负压吸宫术   B. 药物流产
    C. 静脉滴注缩宫素   D. 依沙吖啶引产
    E. 钳刮术

25. 目前药物流产的最佳方案是（   ）
    A. 米非司酮与米索前列醇配伍
    B. 雌孕激素联合治疗
    C. 雌孕激素序贯治疗
    D. 大剂量孕激素疗法
    E. 米非司酮顿服法

二、实践能力

A_1 型题

26. 以下与放置宫内节育器无关的症状为（   ）
    A. 子宫内膜炎   B. 腰酸腹坠
    C. 经期延长   D. 体重增加
    E. 子宫穿孔

27. 对于放置宫内节育器术中及术后的处理应除外（   ）
    A. 术中随时观察受术者的情况
    B. 嘱受术者如有出血多、腹痛、发热等情况随时就诊
    C. 1 周内禁止性生活
    D. 术后 1 周内避免重体力劳动
    E. 术后 2 周内禁盆浴

28. 宫内节育器放置术后不正确的健康指导内容是（   ）
    A. 术后保持外阴清洁
    B. 术后出现腹痛、发热是正常现象，无需处理
    C. 术后 1 周内避免重体力劳动
    D. 术后 2 周内禁止性生活
    E. 术后 3 个月内行经期或大便时注意有无节育器脱落

29. 关于吸宫术后注意事项的叙述不正确的是（   ）

A. 术毕，应在休息室休息1~2小时
B. 1周或阴道流血未尽前禁止盆浴
C. 1个月内禁止性交
D. 保持外阴清洁
E. 持续阴道流血10天以上，须及时复诊

30. 放置宫内节育器后禁止性生活的时间为（ ）
    A. 1周   B. 2周
    C. 1个月   D. 3个月
    E. 6个月

31. 关于短效口服避孕药的用法叙述正确的是（ ）
    A. 自月经周期的第4天起每晚1片
    B. 自月经周期的第5天起每晚1片
    C. 自月经周期的第5天起每晚2片
    D. 连服1个月不能间断
    E. 若漏服1片于次晨补服2片

32. 葡萄胎清宫术后采取的避孕措施为（ ）
    A. 宫内节育器   B. 口服紧急避孕药
    C. 安全期避孕   D. 药物避孕
    E. 安全套

A₂型题

33. 患者，女，30岁。因工作忙漏服口服避孕药，补服时间为（ ）
    A. 2小时内   B. 4小时内
    C. 8小时内   D. 12小时内
    E. 24小时内

34. 何女士，46岁，近来月经紊乱，咨询避孕措施，应指导其选用（ ）
    A. 宫内节育器   B. 口服避孕药
    C. 阴茎套   D. 安全期避孕
    E. 注射避孕针

35. 某产妇，31岁，剖宫产术后3个月，母乳喂养。社区护士家访时，产妇希望了解避孕方式的相关知识，该护士介绍目前最适宜的避孕方法是（ ）
    A. 宫内节育器   B. 安全期避孕
    C. 短效口服避孕药 D. 绝育手术
    E. 避孕套

36. 患者，女，28岁，G₂P₂。现有2个子女。顺产后4个月，哺乳期，进行计划生育措施指导不正确的是（ ）
    A. 药物避孕   B. 宫内节育器避孕
    C. 阴茎套避孕   D. 输卵管结扎术
    E. 哺乳期虽闭经仍有妊娠可能

37. 赵女士，急性病毒性肝炎患者，今天来咨询避孕方法，作为护士，你应建议其最好选择下列哪种避孕方法（ ）
    A. 安全期避孕
    B. 使用避孕套
    C. 放置宫内节育器
    D. 口服短效避孕药
    E. 体外排精法

38. 患者，女，25岁，已婚未孕。来社区中心咨询可采用的避孕方法，社区护士向其指导的内容应除外（ ）
    A. 应用阴茎套   B. 应用阴道隔膜
    C. 安全期避孕   D. 长效避孕药
    E. 进行输卵管结扎

39. 赵某人工流产术后12日仍有较多量阴道流血，应首先考虑是（ ）
    A. 子宫穿孔   B. 子宫复旧不良
    C. 吸宫不全   D. 子宫内膜炎
    E. 盆腔炎

40. 李女士自诉长期痛经，护士建议她采用的最佳避孕方法是（ ）
    A. 安全期避孕法   B. 口服避孕药
    C. 输卵管结扎术   D. 避孕套
    E. 阴道隔膜

41. 患者，女，21岁。妊娠45天，拟行吸宫术，护士向该女士进行术后宣教中正确的是（ ）
    A. 阴道流血期间每天坐浴
    B. 有腹痛或出血多者，应随时就诊
    C. 休息1个月
    D. 1周内禁止盆浴
    E. 2周内禁止性生活

A₃/A₄型题

（42~43题共用题干）
患者，女，30岁。因放置IUD后月经过多欲改用短效口服避孕药物避孕。

42. 下述哪种情况适合选择短效口服避孕药物（　　）
    A. 有严重全身性疾病
    B. 子宫肌瘤
    C. 严重精神病
    D. 月经稀少
    E. 月经过多
43. 关于服药过程中的注意事项下述不正确的是（　　）
    A. 妥善保管药物，防止儿童误服
    B. 药物受潮后不宜使用
    C. 按时服药，漏服后及时补服
    D. 如计划再生育，停药后即可再孕
    E. 停用长效避孕药后需改服短效避孕药3个月

（44~45题共用题干）

患者，女，27岁。G_2P_1，孕9周。今来医院行人工流产术。

44. 关于人工流产术，正确的说法是（　　）
    A. 妊娠10周以内行钳刮术
    B. 妊娠14周以内行吸宫术
    C. 子宫过软者，术前应肌内注射麦角新碱
    D. 术后应检查吸出物中有无妊娠物，并注意数量是否与妊娠月份相符
    E. 吸宫过程出血多时，应及时增大负压迅速吸刮
45. 关于术后护理措施以下选项中错误的是（　　）
    A. 术后1个月内禁止盆浴
    B. 保持外阴清洁
    C. 术后6个月内禁止性生活
    D. 术后休息1~2小时，无异常即可离院
    E. 若有明显腹痛持续10天以上，应随时到医院就诊

（46~47题共用题干）

患者，女，30岁。因停经50日行人工流产术，术中患者突然出现面色苍白，出汗，心动过缓，血压下降。

46. 最可能的原因是（　　）
    A. 羊水栓塞　　B. 人工流产综合反应
    C. 子宫穿孔　　D. 吸宫不全
    E. 休克

47. 下述护理措施不正确的是（　　）
    A. 暂停手术
    B. 静脉注射阿托品0.5~1mg
    C. 吸宫时负压不超过500mmHg
    D. 安慰患者，缓解紧张情绪
    E. 尽快吸出宫内妊娠产物

（48~49题共用题干）

患者，女，30岁，已婚。生育史：1-0-1-1，宫内节育器避孕，因停经45天，阴道少量流血1日伴下腹隐痛8小时就诊。体检：意识清，心肺（－），生命体征正常，尿妊娠试验弱阳性。

48. 为确定诊断，除了妇科检查之外，此时最有价值的辅助检查方法是（　　）
    A. 血常规
    B. 摄腹部X线片
    C. 阴道后穹隆穿刺
    D. B型超声
    E. 腹腔镜检查
49. 若确定是宫内妊娠，最合适的处理措施是（　　）
    A. 黄体酮保胎治疗
    B. 药物流产
    C. 取环后行人工流产负压吸引术
    D. 水囊引产术
    E. 取环后继续保胎治疗

（50~51题共用题干）

李丽，32岁，职工，3天前顺产一男婴，今天出院。

50. 出院前，向护士咨询产假应该休息多少天（　　）
    A. 30天　　B. 60天
    C. 90天　　D. 120天
    E. 150天
51. 下列有关产后宣传教育的说法错误的是（　　）
    A. 产后满3个月可到计生部门放置宫内节育器
    B. 哺乳期为6个月
    C. 产褥期间避免重体力劳动
    D. 婴儿未满1周岁不用上夜班
    E. 应定期进行以防癌为主的妇女病普查、普治

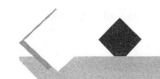

参考答案

第1章 女性生殖系统解剖及生理

1~5	BDEBA	6~10	ACEDA	11~15	CDBDA	16~20	DEDEA
21~25	BEEBC	26~30	ABAAC	31~35	DBAEA	36~40	EDBAC
41~45	CBBDA	46~50	CCDBA	51~53	DBA		

第2章 正常妊娠期妇女的护理

1~5	CCAAD	6~10	BABBD	11~15	DDDAA	16~20	BADDD
21~25	ACEDA	26~30	CBDAB	31~35	DEBDE	36~40	DEDBA
41~45	EBBCD	46~50	EBDDA	51~55	AEBDA	56~60	CABDB
61~65	CBBBC	66~70	CDABB	71~75	CAACD	76~80	EDCDA
81~85	CEBBE	86~90	BCCCA	91~95	CECDC	96~100	DCDAA
101~105	CDEBC	106~110	CCDEC				

第3章 正常分娩期妇女的护理

1~5	EECBA	6~10	CBCCC	11~15	BCCCC	16~20	AABBB
21~25	BEBBB	26~30	ACBAE	31~35	EDCDA	36~40	BEBEE
41~45	CEACD	46~50	ABDCA				

第4章 正常产褥期母婴的护理

| 1~5 | BBEBE | 6~10 | DECDC | 11~15 | ECAEE | 16~20 | ADBDE |
| 21~25 | ABCAD | 26~28 | CCC | | | | |

第5章 异常妊娠孕妇的护理

1~5	BBECD	6~10	CDABD	11~15	ECACB	16~20	CCAAC
21~25	EBCAA	26~30	DDDBD	31~35	ACDCA	36~40	ACEEC
41~45	CCEBD	46~50	ADBAB	51~55	AEEDB	56~60	CCCBC
61~65	CBBCB	66~70	BBDCE	71~75	EAADA	76~80	ACEAA
81~85	DACBC	86~90	AECCB	91~95	DCBAD	96~100	ACDAC

第6章 妊娠合并症孕妇的护理

| 1~5 | BECCE | 6~10 | ACACD | 11~15 | CBCAE | 16~20 | CCBCE |
| 21~25 | DEDCC | 26~30 | BBECA | 31~35 | CCCDA | 36 | C |

第7章 异常分娩妇女的护理

| 1~5 | ABADB | 6~10 | BCEDE | 11~15 | CBECE | 16~20 | CEDCB |
| 21~25 | DCCCD | 26~30 | EECEA | 31~35 | EAADD | 36~39 | DBDE |

第8章 分娩期并发症产妇的护理

| 1~5 | AEBCB | 6~10 | BABBB | 11~15 | BEBAE | 16~20 | CDEBE |

21～25 AEDDC   26～30 BACAE   31～35 BBBBC   36～40 DBEBA
41 E

第9章　胎儿及新生儿异常的护理

1～5   CDBCB   6～10   ACBCB   11～15 EAABA   16～20 CADDE
21～25 BACCE   26～30 DECAB   31～32 AE

第10章　异常产褥妇女的护理

1～5   BCBCE   6～10   ADBEA   11～12 DB

第11章　产科助产手术妇女的护理

1～5   BCDAE   6～7   DB

第12章　妇产科疾病护理病历

1～5   DEBCD   6～10   CCECD   11 B

第13章　女性生殖系统炎症患者的护理

1～5   DCBBE   6～10   BBEEE   11～15 ABBEA   16～20 DADDB
21～25 DADAB   26～30 BECAE   31～35 EAACD   36～40 BECAB
41～45 EEDCB   46～50 EBEAE   51～55 BEDEA   56～60 EADCD
61～63 BCB

第14章　女性生殖系统肿瘤患者的护理

1～5   EAACC   6～10   DCDAD   11～15 BAEDC   16～20 BABCC
21～25 BACAC   26～30 BDAED   31～35 CDEDC   36～40 BDEBB
41～45 BBCCD   46～50 BBAAA   51～55 CDABD   56～59 DDDC

第15章　妊娠滋养细胞疾病患者的护理

1～5   EACEA   6～10   CDACA   11～15 DBDDE   16～20 DBBCC
21～25 CADBB   26～30 ACDED   31～35 BBCEC   36 B

第16章　月经失调妇女的护理

1～5   CECCC   6～10   CCBDC   11～15 ECCDA   16～20 EDEAB
21～25 DAAED   26～30 EEECB   31～35 CDCCB   36～40 DEBEB
41～45 EDDDE   46～48 ADD

第17章　妇科其他疾病妇女的护理

1～5   CBDCC

第18章　妇产科常见局部护理技术及常用诊疗技术护理

1～5   DDABD   6～10   EEEAC   11～15 CEACE   16～17 DE

第19章　计划生育与妇女保健

1～5   AACCA   6～10   BABBC   11～15 EEACA   16～20 DCCDE
21～25 CAEBA   26～30 DCBBB   31～35 BEDBE   36～40 ABECB
41～45 BEDDC   46～50 BEDCC   51 B